骨科疾病

诊治与康复训练

GUKE JIBING ZHENZHI YU KANGFU XUNLIAN

主编 顾光学 等

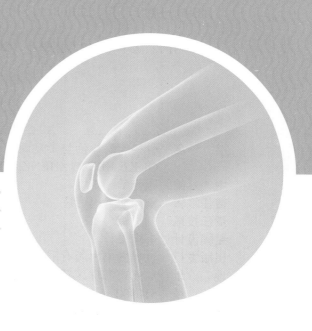

 中国出版集团有限公司

 世界图书出版公司
广州·上海·西安·北京

图书在版编目（CIP）数据

骨科疾病诊治与康复训练 / 顾光学等主编 . —广州：
世界图书出版广东有限公司，2023.9
ISBN 978-7-5232-0789-5

Ⅰ . ①骨…　Ⅱ . ①顾…　Ⅲ . ①骨疾病—诊疗
②骨疾病—康复　Ⅳ . ①R68

中国国家版本馆CIP数据核字（2023）第179662号

书　　名	骨科疾病诊治与康复训练 GUKE JIBING ZHENZHI YU KANGFU XUNLIAN
主　　编	顾光学　等
责任编辑	刘　旭　冯彦庄
责任技编	刘上锦
装帧设计	书窗设计
出版发行	世界图书出版有限公司　世界图书出版广东有限公司
地　　址	广州市海珠区新港西路大江冲25号
邮　　编	510300
电　　话	（020）84460408
网　　址	http://www.gdst.com.cn/
邮　　箱	wpc_gdst@163.com
经　　销	新华书店
印　　刷	佛山家联印刷有限公司
开　　本	787 mm×1 092 mm　1/16
印　　张	20.25
字　　数	470千字
版　　次	2023年9月第1版　2023年9月第1次印刷
国际书号	ISBN 978-7-5232-0789-5
定　　价	88.00元

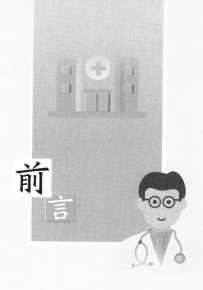

前言

骨科学既是一门专业性很强的古老学科，又是一门与其他学科有许多交叉且领域广泛的学科。近年来，骨科学取得了飞速的发展，不仅疾病的构成发生了变化，而且许多新的诊疗思维也融入这个领域，这就对广大临床医务工作者的水平有了更高的要求。为了满足当下需求，编者总结多年临床经验，在参阅了大量相关专业文献的基础上，编写了本书。

本书先介绍了骨科常见临床检查方法和常规检查技术，然后介绍了上肢创伤、下肢创伤、脊柱损伤、脊柱退行性疾病、骨关节脱位等内容。全书内容丰富，资料新颖，紧密结合临床实际，科学性与实用性强，可供骨外科医生与相关学科临床医师参考使用。

在编写过程中，虽力求做到写作方式和文笔风格的一致，但由于各位作者编书风格有所差异，疏漏或不足之处在所难免，希望诸位同道不惜批评指正，以期再版时予以改进、提高，使之逐步完善。

编　者

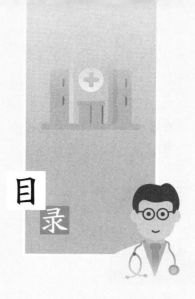

目录

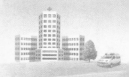

第一章

骨科常用临床检查方法

第一节 骨骼的发育与骨龄测评

骨骼的发育包括骨化与生长，在胚胎期即开始进行。骨化有两种形式：一种为膜化骨，包括颅盖诸骨和面骨。膜化骨是间充质细胞演变为成纤维细胞，形成结缔组织膜，在膜的一定部位开始化骨，成为骨化中心，再逐步扩大，完成骨的发育。另一种为软骨内化骨，躯干及四肢骨和颅底骨与筛骨均属软骨内化骨。软骨内化骨是由间充质细胞演变为软骨，已具有成年骨的形态，即软骨雏形，为软骨原基。在软骨原基中心的软骨细胞肥大，基质钙化，软骨膜血管侵入软骨细胞囊中，由成骨细胞的成骨活动而成骨，形成原始骨化中心。以后，还出现继发骨化中心。骨化中心不断扩大，最后全部骨化，而完成骨骼的发育。长骨干骺端的软骨次级骨化中心按一定顺序及骨解剖部位有规律地出现。骨化中心出现可反映长骨的生长成熟程度。用X线检查测定不同年龄儿童长骨干骺端骨化中心的出现时间、数目、形态的变化，并将其标准化，即为骨龄。

一、骨骼的发育及影响骨骼发育的因素

（一）骨骼的发育

1 头颅骨

婴儿出生时颅骨缝稍有分开，于3～4月龄时闭合。出生时后囟很小或已闭合，至迟6～8周龄闭合。前囟出生时1～2 cm，以后随颅骨的生长而增大，6月龄左右逐渐骨化而变小，在1～1.5岁闭合。

颅骨随脑发育而长大，且生长先于面部骨骼（包括鼻骨、下颌骨）。1～2岁后牙齿萌出，频频出现咀嚼动作，面骨开始加速生长发育，鼻、面骨变长，下颌骨向前凸出，下颌角倾斜度减小，额面比例发生变化，颅面骨由婴儿期的圆胖脸形变为儿童期的脸形。

2 脊柱

脊柱的增长反映脊椎骨的生长。出生后第一年脊柱生长快于四肢，以后四肢生长快于脊柱。出生时脊柱无弯曲，仅呈轻微后凸，3个月左右抬头动作的出现使颈椎前凸；6个月后能坐，出现胸椎后凸；1岁左右开始行走，出现腰椎前凸。这样的脊椎自然弯曲至6～7岁才为韧带所固定。生理弯曲的形成与直立姿势有关，是人类的特征，有加强脊柱弹性的作用。椎间盘的继续形成是青春后期躯干继续增长的主要原因。

3 长骨

从胎儿到成人期逐渐完成。长骨的生长主要由长骨干骺端的软骨骨化，骨膜下成骨，使长骨增长、增粗，当骨骺与骨干融合时，标志着长骨停止生长。随年龄的增加，长骨干骺端的软骨次级骨化中心按一定顺序及骨解剖部位有规律地出现。骨化中心出现可反映长骨的生长成熟程度。出生时腕部尚无骨化中心，股骨远端及胫骨近端已出现骨化中心。

（二）影响骨骼发育的因素

影响骨骼生长发育的因素多种多样，如家庭遗传和激素、细胞因子等的影响；除此之外，地理气候条件、生理条件、卫生条件、营养状况及伤病等对骨的生长发育也有一定的影响。

1 激素

（1）甲状腺素及甲状旁腺素：甲状腺素对骨骼有直接作用，使骨吸收和骨形成均增强，而以骨吸收更为明显。血清总三碘甲腺原氨酸（T_3）和血清总甲状腺素（T_4）增加钙、磷的转换率，促进其从尿和粪便排泄。甲状旁腺素主要调节钙磷代谢，使血钙增高，血磷降低，维持组织液中的钙离子于恒定水平。甲状旁腺素对骨组织的作用是激活骨细胞、破骨细胞和成骨细胞，加强骨更新或骨改建过程。

（2）降钙素：降钙素的主要作用是通过抑制骨吸收降低血钙，维持钙平衡。降钙素对破骨细胞的骨吸收呈直接抑制作用，而对骨形成则无明显影响。

（3）生长激素：生长激素能促进蛋白质合成和软骨及骨的生成，从而促进全身生长发育。

（4）雌激素：雌激素能刺激成骨细胞合成骨基质，若水平下降，则成骨细胞活性减弱，骨形成减少。正常时，雌激素可拮抗PTH的骨吸收作用，降低骨组织对PTH骨吸收作用的敏感性。绝经后雌激素的减少可使骨组织对其敏感性增加，骨盐溶解增加，若不给予雌激素替代治疗，则常发生骨质疏松。

（5）糖皮质激素：糖皮质激素对骨和矿物质代谢有明显作用。体内此激素过多（如库欣综合征或长期使用糖皮质激素者）可引起骨质疏松，可能与其增加骨吸收和减少骨形成有关。

2 维生素

（1）维生素A：维生素A对成骨细胞及破骨细胞的功能有协调作用，从而保持骨的生成和改建正常进行。维生素A严重缺乏，可使骨的改建与生长失调，导致骨骼畸形生长。如果影响了颅骨的生长，使颅骨不能适应脑的发育，就可造成中枢神经系统损害。

（2）维生素D：维生素D可促进肠道对钙、磷的吸收及肾小管对钙、磷的重吸收，从而提高血液中钙和磷的浓度，有利于钙化和骨盐形成。如果体内缺乏维生素D，血钙、血磷浓度就会降低，此时成骨细胞虽然能够生成纤维和有机基质，但由于骨盐的沉着障碍，类骨质不能变为骨组织，即骨化障碍，从而出现一系列临床表现：儿童易患佝偻病，成人则可发生骨软化症。

二、骨龄测评

骨龄，即骨骼年龄。在人类的生长期内，从婴幼儿到成年人，骨骼的形态、大小都会有所变化。而这种变化可以通过X射线来观察。骨龄的相关数据是根据同年龄段、同种族儿童的平均数据综合而成的。结合儿童目前的身高及骨龄，可以了解其发育情况，预测未来的身高。另外，骨龄的测定还对一些儿科内分泌疾病的诊断有很大帮助。

骨龄和儿童身高之间有着密切的关系。各年龄阶段的身高和成年后的身高具有高度的相关性，因此，根据当前的骨龄，就可以预测出还可能长多高。预测时，先要考虑儿童当前的身高和骨龄，女孩还要考虑是否已经月经初潮。然后采用不同的预测公式计算成年后身高。由于影响身高的因素很多，这些预测方法虽有一定的科学依据，但身高预测的误差总是不可避免的。

骨龄鉴定在某些内分泌疾病、营养代谢障碍性疾病和生长发育障碍等疾病的X线诊断中起重要的作用。骨龄的异常，常常是儿科某些内分泌疾病所表现的一个方面。许多疾病将影响骨骼发育，或使其提前或使其落后，如肾上腺皮质增生症或肿瘤、性早熟、甲状腺功能亢进、卵巢颗粒细胞瘤等将导致骨龄提前；而卵巢发育不全、软骨发育不全、生长激素缺乏、甲状腺功能减退等将导致骨龄明显落后。

骨龄测评的方法

测定骨龄的方法有简单计数法、图谱法、评分法和计算机骨龄评分系统等，最常用的是手腕部骨发育标准图谱（G-P图谱法）和骨发育成熟度评价标准（TW2/TW3）评分法。预测成年身高包括B-P法、RWT法、TW2法等。G-P图谱法主要依据儿童和青少年手腕部骨化中心和骨核的出现、闭合时间，建立骨龄标准图谱。评价时将待测X线片与图谱逐个对照，取最相近者为其骨龄；若介于两个相邻年龄图谱之间，则取均值来估算。

各国或地区相继建立了各自的标准图谱，包括我国的顾氏图谱。1～9岁手腕部骨化中心的数目大约为其岁数+1，10岁时出全，共10个。

生物年龄（骨龄）—生活年龄的差值在 ±1岁以内的称为发育正常。

生物年龄（骨龄）—生活年龄的差值＞1岁的称为发育提前。

生物年龄（骨龄）—生活年龄的差值＜-1岁的称为发育落后。

腕骨化骨核出现早，出现时间也有次序。头状骨、钩状骨、三角状骨、月状骨、舟状骨、大多角骨、小多角骨、豆状骨出现顺序分别为1、2、3、4、5、6、7、10岁，故常用作评估骨发育的指标。

第二节　骨关节检查法

一、基本检查方法

骨科基本检查方法包括视诊、触诊、叩诊、听诊、动诊和量诊等，其中视诊、触诊、动诊是每次检查都需要做到的，其余各项则根据患者具体情况按需进行。

（一）视诊

1 一般检查

从各个侧面和不同体位仔细观察躯干及四肢的姿势，轴线及步态有无异常。

（1）体位和姿势：体位是指患者身体在卧位时所处的状态。临床上常见的有自动体位、被动体位和强迫体位等。姿势是就举止状态而言的，主要靠骨骼结构和各部分肌肉的紧张度来维持。

（2）步态：行走时所表现的姿势。步态的观察对疾病诊断有重要帮助。

2 局部情况

（1）皮肤有无发红、发绀、色素沉着、发亮或静脉曲张等，局部有无包块。

（2）软组织有无肿胀或瘀血，肌肉有无萎缩及纤维颤动。

（3）瘢痕、创面、窦道、分泌物及其性状。

（4）伤口的形状及深度，有无异物残留及活动性出血。

（5）有无畸形，如肢体长度、粗细或成角畸形。

（6）局部包扎和固定情况。

（二）触诊

（1）局部温度和湿度。

（2）注意局部有无包块，若有包块存在，应明确包块的部位、大小、活动度、硬度、有无波动感及与周围组织的关系等。

（3）应明确压痛的部位、深度、范围、性质及程度等。一般由外周健康组织向压痛点中心区逐渐移动，动作由浅入深、先轻后重，避免暴力操作。

（4）了解有无异常活动及骨擦感。

（三）叩诊

1 轴向叩击痛

当怀疑存在骨与关节疾病时可沿肢体轴向用拳头叩击肢体远端，如在相应部位出现疼痛即为阳性，多见于骨、关节急性损伤或炎症病例。

② 脊柱间接叩击痛

患者取坐位，检查者一手置于患者头顶，另一手半握拳叩击置于患者头顶的手，有脊柱病变者可在相应部位出现疼痛。若患者出现上肢放射痛，提示颈神经根受压。

③ 棘突叩击痛

检查脊柱时常用叩诊锤或手指叩击相应的棘突，如有骨折或炎性病变常出现叩击痛。

④ 神经干叩击征（Tinel征）

叩击已损伤神经的近端时末梢出现疼痛，并向远端推移，表示神经再生现象。

（四）听诊

① 骨摩擦音

骨折患者常可闻及骨摩擦音。

② 关节弹响

当关节活动时听到异常响声并伴有相应的临床症状时，多有病理意义，如弹响髋、肩峰下滑囊炎和膝关节半月板损伤等情况。

③ 骨传导音

用手指或叩诊锤叩击两侧肢体远端对称的骨隆起处，将听诊器听筒放在肢体近端对称的骨隆起处，双侧对比判断骨传导音的强弱，若有骨折则骨传导音减弱。

（五）动诊

一般包括检查主动活动、被动活动和异常活动情况。

① 主动活动

（1）肌力检查。

（2）关节主动活动功能检查：各关节活动方式和范围各不相同，正常人可因年龄、性别等因素而有所不同。

② 被动活动

（1）和主动活动方向相同的被动活动。

（2）非主动活动方向的被动活动：包括沿肢体轴位的牵拉、挤压活动及侧方牵引活动等。

③ 异常活动

（1）关节强直：活动功能完全丧失。

（2）关节活动范围减小：见于肌肉痉挛或关节周围的软组织痉挛。

（3）关节活动范围超常：见于关节囊破坏，关节囊及支持带过度松弛或断裂。

（4）假关节活动：见于肢体骨折不愈或骨缺损。

(六)量诊

测量肢体的角度、长度及周径的方法称为量诊。肢体测量是骨科临床检查法中的重要内容，目的是了解人体各部位的尺寸或角度，以便对人体的结构规律、病理变化进行数量上的分析。

二、骨科各部分检查

(一)常用颈部骨关节检查

❶ 颈椎间孔挤压试验

患者取坐位，检查者双手手指互相嵌夹相扣，以手掌面压于患者头顶部或者前额部，两前臂掌侧夹于患者头两侧保护，不使头颈歪斜，同时向患侧或健侧屈曲颈椎，也可以前屈后伸。若出现颈部或上肢放射痛加重，即为阳性，多见于神经根型颈椎病或颈椎间盘突出症。该试验是使椎间孔变窄，从而加重对颈神经根的刺激，故出现疼痛或放射痛。

❷ 侧屈椎间孔挤压试验（spurling test）

患者取坐位，头稍后仰并向患侧屈曲，下颌转向健侧，检查者双手放在患者头顶向下挤压。如引起颈部疼痛，并向患侧手部放射即为阳性。最常见于 C_5 椎间盘突出症，此时疼痛向拇指、手及前臂放射。

❸ 后仰椎间孔挤压试验（Jackson test）

患者取坐位，头稍后仰，检查者双手交叉放在患者头顶上，再向下方挤压。如引起颈部疼痛，并向患侧上肢放射，即为阳性。阳性结果见于颈椎病。

❹ 颈椎间孔分离试验

检查者一手托住患者颏下部，另一手托住枕部，然后逐渐向上牵引头部，如患者感到颈部和上肢的疼痛减轻，即为阳性。该试验可以拉开狭窄的椎间孔，减少颈椎小关节周围关节囊的压力，缓解肌肉痉挛，减少神经根的挤压和刺激，从而减轻疼痛。

❺ 椎动脉扭曲试验

用于检查椎动脉型颈椎病。患者坐位、头颈放松，检查者站在患者身后，双手抱住患者头枕两侧，将患者头向后仰的同时转向一侧，若出现眩晕，则为阳性。

❻ 头顶部叩击试验

患者端坐，检查者一手平按患者头顶，用另一手握拳叩击按在患者头顶的手掌背。如果患者感觉颈部疼痛不适或上肢串痛、麻木，为阳性。

❼ 屈颈试验

用于检查脊髓型颈椎病。患者平卧，上肢置于躯干两侧，下肢伸直，令患者抬头屈颈。若出现上下肢放射性麻木，则为阳性。

（二）常用上肢骨关节检查

① Dugas征

患者能用手摸到对侧肩部，且肘部能够贴到胸壁为阴性；若不能为阳性，表明肩关节有脱位。

② Speeds征和Yergason征

即肱二头肌长腱阻抗试验。前者为前臂旋后，前屈肩90°，伸肘位，阻抗位屈肘，出现肩痛为阳性；后者为屈肘90°，阻抗屈肘时肩痛为阳性，提示肱二头肌腱鞘炎。

③ Impingement征

即前屈上举征。医师以手下压患侧肩胛骨并于中立位前举、上举，肩袖的大结节附着点撞击肩峰的前缘。肩痛为阳性，见于撞击综合征。

④ 前屈内旋试验

将患肩前屈90°，屈肘90°用力内旋肩，使肩袖病变撞击喙峰韧带。若产生肩痛为阳性，见于撞击综合征。

⑤ 惧痛试验 (apprehension test)

患者放在外展外旋（投掷）位，医师推肱骨头向前与前关节囊相压撞，后者有病变时剧痛，突感无力，不能活动，提示肩关节前方不稳。

⑥ 肩关节稳定试验

弯腰垂臂位或仰卧位，被动向前方推压肱骨头或向后推肱骨头或向下牵拉肱骨头，可试出肩前方不稳、后方不稳或下方不稳。

⑦ 肘三角

正常的肘关节在完全伸直时，肱骨外上髁、内上髁和尺骨鹰嘴在一条直线上。肘关节屈曲90°时，三个骨突形成一个等腰三角形，称为"肘三角"。肘关节脱位时，此三角点关系改变。用于肘关节脱位的检查和肘关节脱位与肱骨髁上骨折的鉴别。

⑧ 腕伸肌紧张试验

患者肘关节伸直，前臂旋前位，作腕关节的被动屈曲，引起肱骨外上髁处疼痛者为阳性，见于肱骨外上髁炎。

⑨ 握拳尺偏试验（Finkelstein征）

患者拇指屈曲握拳，将拇指握于掌心内，然后使腕关节被动尺偏。引起桡骨茎突处明显疼痛为阳性征，见于桡骨茎突狭窄性腱鞘炎。

⑩ 腕三角软骨挤压试验

腕关节位于中立位，然后使腕关节被动向尺侧偏斜并纵向挤压。若出现下尺桡关节疼痛为阳性，见于腕三角软骨损伤、尺骨茎突骨折。

11 屈腕试验

医师手握患者腕部，拇指按压在腕横纹处，同时嘱患腕屈曲。若患手麻痛加重，并放射到中指示指，即为阳性，表示患腕管综合征。

(三) 常见腰部骨关节检查

1 直腿抬高试验

患者仰卧位，两下肢伸直靠拢，检查者用一手握患者踝部，另一手扶膝保持下肢伸直，逐渐抬高患者下肢。正常者可以抬高70°～90°而无任何不适感觉；若小于以上角度即感该下肢有传导性疼痛或麻木者为阳性，多见于坐骨神经痛和腰椎间盘突出症患者。

2 直腿抬高加强试验（足背屈试验）

将患者下肢直腿抬高到开始产生疼痛的高度，检查者用一手固定此下肢保持膝伸直，另一手背伸患者踝关节。放射痛加重者为直腿抬高踝背伸试验（亦称"加强试验"）阳性。该试验用以鉴别是神经受压还是下肢肌肉等原因引起的抬腿疼痛。

3 股神经牵拉试验

对高位腰椎间盘突出有意义。患者俯卧，患侧膝关节屈曲，上提小腿，使髋关节处于过伸位，出现大腿前方痛者即为阳性。在$L_{2\sim3}$和$L_{3\sim4}$椎间盘突出为阳性，而$L_{4\sim5}$和$L_5\sim S_1$椎间盘突出此试验为阴性。

4 拾物试验

让小儿站立，嘱其拾起地上物品。正常小儿可以两膝微屈，弯腰拾物；若腰部有病变，可见屈髋屈膝，腰部挺直，一手扶膝下蹲，另一手拾地上的物品，此为该试验阳性。常用于检查儿童脊柱前屈功能有无障碍。

5 俯卧背伸试验

患儿俯卧。双下肢并拢，医师双手提起双足，使腰部过伸。正常者脊柱呈弧形后伸状态；如有病变则大腿和骨盆与腹壁同时离开床面，脊柱呈强直状态。

6 肖伯试验（Schober test）

令患者直立，在背部正中线髂嵴水平作一标记为0，向下5 cm作标记，向上10 cm再作另一标记，然后令患者弯腰（双膝保持直立）测量两个标记间距离，若增加少于4 cm即为阳性。阳性说明腰椎活动度降低，见于强直性脊柱炎中晚期。

7 骶髂关节扭转试验（Gaenslen征）

仰卧，患者双手抱住健侧髋、膝，使之屈曲，患侧大腿垂于床沿外，检查者一手按住健膝，另一手压患膝，使大腿后伸扭转骶髂关节。骶髂关节痛者为阳性。

8 骨盆分离或挤压试验

患者仰卧，检查者双手将两侧髂嵴用力向外下方挤压，称骨盆分离试验。反之，双手将两髂骨翼向中心相对挤压，称为骨盆挤压试验。能诱发疼痛者为阳性，提示骨盆环骨折。

（四）常见髋部骨关节检查

① 髋关节屈曲挛缩试验（Thomas征）

患者仰卧，将健侧髋膝关节尽量屈曲，大腿贴近腹壁，使腰部接触床面，以消除腰前凸增加的代偿作用。再让其伸直患侧下肢，若患肢随之翘起而不能伸直平放于床面，即为阳性，说明该髋关节有屈曲挛缩畸形，并记录其屈曲畸形角度。

② 髋关节过伸试验

又称腰大肌挛缩试验。患者俯卧位，患侧膝关节屈曲90°，医师一手握其踝部将下肢提起，使髋关节过伸。若骨盆亦随之抬起，即为阳性，说明髋关节不能过伸。腰大肌脓肿及早期髋关节结核可有此体征。

③ 单腿独立试验（Trendelenburg征）

此试验是检查髋关节承重功能。先让患者健侧下肢单腿独立，患侧腿抬起，患侧臀皱襞（骨盆）上升为阴性。再让患侧下肢单腿独立，健侧腿抬高，若可见健侧臀皱襞（骨盆）下降，为阳性，表明持重侧的髋关节不稳或臀中、小肌无力。任何使臀中肌无力的疾病均可出现阳性征。

④ 下肢短缩试验（Allis征）

患者仰卧，双侧髋、膝关节屈曲，足跟平放于床面上，正常两侧膝顶点等高。若一侧较另一侧低，即为阳性，表明股骨或胫腓骨短缩或髋关节脱位。

⑤ 望远镜试验

又称套叠征。患者仰卧位，医师一手固定骨盆，另一手握患侧腘窝部，使髋关节稍屈曲，将大腿纵向上下推拉。若患肢有上下移动感，即为阳性，表明髋关节不稳或有脱位。常用于小儿髋关节先天性脱位的检查。

⑥ 蛙式试验

患儿仰卧，将双侧髋膝关节屈曲90°，再作双髋外展外旋动作，呈蛙式位。若一侧或双侧大腿不能平落于床面，即为阳性，表明髋关节外展受限。用于小儿先天性髋脱位的检查。

（五）常见膝部骨关节检查

① 浮髌试验

患肢伸直，医师一手虎口对着髌骨上方，手掌压在髌上囊，使液体流入关节腔，另一手示指以垂直方向按压髌骨。若感觉髌骨浮动，并有撞击股骨髁部的感觉，即为阳性，表明关节内有积液。

② 抽屉试验

又称推拉试验。患者仰卧，屈膝90°，足平放于床上，医师坐于患肢足前方，双手握住小腿作前后推拉动作。向前活动度增大表明前交叉韧带损伤，向后活动度增大表明后交叉韧带损伤，可作两侧对比检查。

③ 挺髌试验

患侧下肢伸直，医师用拇、示指将髌骨向远端推压，嘱患者用力收缩股四头肌。若引起髌骨部疼痛，为阳性。常见于髌骨软骨软化症。

④ 回旋挤压试验（McMurray-Fouche试验）

患者仰卧，患腿屈曲，医师一手按在膝上部，另一手握住踝部，使膝关节极度屈曲，然后作小腿外展、内旋，同时伸直膝关节。若有弹响和疼痛，为阳性，表明外侧半月板损伤。反之，小腿内收、外旋同时伸直膝关节出现弹响和疼痛，表明内侧半月板损伤。

⑤ 研磨提拉试验（Apley征）

患者仰卧，膝关节屈曲90°，医师用小腿压在患者大腿下端后侧作固定，在双手握住足跟沿小腿纵轴方向施加压力的同时作小腿的外展外旋或内收内旋活动。若有疼痛或有弹响，即为阳性，表明外侧或内侧的半月板损伤；提起小腿作外展外旋或内收内旋活动而引起疼痛，表示外侧副韧带或内侧副韧带损伤。

⑥ 侧卧屈伸试验

又称重力试验。患者侧卧，被检查肢体在上，医师托住患者的大腿，让其膝关节作伸屈活动。若出现弹响，表明内侧半月板损伤；若膝关节外侧疼痛，表示外侧副韧带损伤。同样的方法，被检查肢体在下作伸屈活动，出现弹响为外侧半月板损伤，出现膝关节内侧疼痛为内侧副韧带损伤。

⑦ 侧副韧带损伤试验

又称为膝关节分离试验、侧位运动试验。患者伸膝，并固定大腿，检查者用一只手握踝部，另一手扶膝部，做侧位运动检查内侧或外侧副韧带。若有损伤，检查牵扯韧带时，可以引起疼痛或异常活动。

⑧ 髌骨研磨试验

挤压髌骨，或者上下左右滑动髌骨时有粗糙感和摩擦音，并伴有疼痛不适，或者一手尽量将髌骨推向一侧，另一手直接按压髌骨，髌骨后出现疼痛。此两种情况均为阳性。用于检查髌骨软化症。

⑨ 膝过伸试验

患者仰卧，膝关节伸直平放。医师一手握伤肢踝部，另一手按压膝部，使膝关节过伸。若髌下脂肪垫处有疼痛，即为阳性。用于检查髌下脂肪垫有无损伤。

⑩ 髌腱松弛压痛试验

患者仰卧，膝伸直。医师一手拇指放在内膝眼或外膝眼处，另一手掌根放在前一拇指指背上，放松股四头肌（髌腱松弛），逐渐用力向下压拇指，压处有明显疼痛感。再令患者收缩股四头肌，重复以上动作，且压力相等，若出现疼痛减轻，为阳性。用于检查髌下脂肪垫有无损伤。

第三节　神经功能检查

　　神经功能检查作为骨科体格检查的重要部分，对骨科疾病的诊断及治疗有着重要意义，在神经源性疾病和肌源性病变的诊断，以及对神经病变的定位等方面也具有重要价值。神经功能检查主要从感觉检查、运动系统检查、反射检查，以及自主神经检查几个方面进行。

一、感觉检查

　　人体皮肤感觉由脊髓发出神经纤维支配，呈阶段性分布。检查时应该在安静温暖的条件下进行，并在检查前向患者说明检查目的及检查方法，取得配合。感觉检查主要包括浅感觉（触觉、痛觉及温度觉）、深感觉及复合感觉。

（一）浅感觉

包括皮肤、黏膜的触觉，痛觉，及温度觉。

❶ 触觉

用棉絮轻触皮肤或黏膜，自躯干到四肢上端逐次向下，询问患者有无感觉及敏感程度有无区别，对异常区域作出标记。

❷ 痛觉

用锐针针刺皮肤，询问患者有无痛感及疼痛程度，要求用力适当。检查时应自上而下，从一侧至另一侧，从无痛觉区域移向正常区域，不应遗留空白。检查完毕后记录检查结果。

❸ 温度觉

分别用盛有冷（5~10℃）、热（40~45℃）水的试管轻触皮肤，询问患者感觉并记录。检查时应注意两侧对称部位的比较。

（二）深感觉

主要为关节觉。轻轻掰动患者的手指或足趾，做被动伸、屈动作，询问患者是否觉察及其移动方向；或让患者闭目，然后将其肢体放在某位置上，询问患者是否明确肢体所处位置。

（三）复合感觉

包括皮肤定位觉、两点分辨率、实体辨别觉及体表图形觉等，是大脑综合、分析、判断的结果。也称为皮质感觉。

二、运动系统检查

运动系统检查主要包括肌容量、肌张力、肌力及共济运动检查等。

(一)肌容量

观察肌肉有无萎缩及肥大，测量肢体周径，判断肌肉营养情况。

(二)肌张力

指静息状态下肌肉紧张度。检查方法：嘱患者肌肉放松，用手触摸肌肉硬度，并测定其被动运动时的阻力及关节运动幅度。还可叩击肌腱听声音，声音高者肌张力高，声音低者肌张力低。

检查结果意义如下：

1 肌张力增加

触摸肌肉时有坚实感，被动检查时阻力增加。可表现为：

（1）痉挛性：在被动运动开始时阻力增大，终末时突感减弱，即折刀现象，见于锥体束损害者。

（2）强直性：指一组拮抗肌的张力增加，做被动运动时，伸肌和屈肌肌力同等增加，即铅管样强直，见于锥体外系损害者。如在强直性肌张力增加的基础上又伴有震颤，做被动运动时可出现齿轮顿挫样感觉，称为"齿轮样强直"。

2 肌张力减弱

触诊肌肉松软，被动运动时肌张力减低，可表现为关节过伸，见于周围神经、脊髓灰质前角病变。

(三)肌力

即肌肉主动收缩的力量。

(四)共济运动检查

当脊髓后索、小脑等器官发生病变时可出现共济失调。常用检查方法包括指鼻试验、快速轮替试验、跟膝胫试验和Romberg征。

三、反射检查

反射检查比较客观，但仍须患者合作，肢体放松，保持对称和适当位置。叩诊锤叩击力量要均匀适当。检查时可用与患者谈话或嘱患者阅读，咳嗽或两手勾住用力牵拉等方法，使其精神放松，以利反射的引出。

（一）腱反射

刺激肌腱、骨膜引起的肌肉收缩反应，因反射弧通过深感觉感受器，又称深反射或本体反射。腱反射的活跃程度以"+"号表示，正常为"++"，减低为"+"，消失为"0"，活跃为"+++"，亢进或出现阵挛为"++++"。

❶ 肱二头肌肌腱反射（颈5~6，肌皮神经）

前臂半屈，叩击置于肱二头肌肌腱上的拇指，引起前臂屈曲，同时感到肱二头肌肌腱收缩。

❷ 肱三头肌肌腱反射（颈6~7，桡神经）

前臂半屈并旋前，托住肘部，叩击鹰嘴突上方肱三头肌肌腱，引起前臂伸展。

❸ 桡骨膜反射（颈5~8，桡神经）

前臂半屈，叩击桡骨茎突，引起前臂屈曲、旋前和手指屈曲。

❹ 膝腱反射（腰2~4，股神经）

坐位，两小腿自然悬垂或足着地，或仰卧，膝稍屈，以手托腘窝，叩击髌骨下缘股四头肌肌腱，引起小腿伸直。

❺ 跟腱反射（骶1~2，胫神经）

仰卧，膝半屈，两腿分开，以手轻掰足使其稍背屈，叩击跟腱引起跖屈。

❻ 阵挛

当深反射高度亢进时，如突然牵拉引出该反射的肌腱不放松，使之持续紧张，则出现该牵拉部位的持续性、节律性收缩，称阵挛，主要见于上运动神经元性瘫痪。

（1）踝阵挛：仰卧、托腘窝使膝髋稍屈，另手握足底突然背屈并不再松手，引起足踝节律性伸屈不止。

（2）髌阵挛：仰卧，下肢伸直，以拇、示指置髌骨上缘，突然用力向下推并不再松手，引起髌骨节律性上下运动不止。

（二）浅反射

为刺激皮肤、黏膜引起的肌肉收缩反应。

❶ 腹壁反射（肋间神经，上：胸7、8；中：胸9、10；下：胸11、12）

仰卧，以棉签或叩诊锤柄自外向内轻划上、中、下腹壁皮肤，引起同侧腹壁肌肉收缩。

❷ 提睾反射（生殖股神经，腰1、2）

以叩诊锤柄由上向下轻划股上部内侧皮肤，引起同侧睾丸上提。

（三）病理反射

当上运动神经元受损后，被锥体束抑制的屈曲性防御反射变得易化或被释放，称为病理反射。严重时，各种刺激均可加以引出，甚至出现所谓的"自发性"病理反射。

❶ Babinski 征

用叩诊锤柄端等物由后向前划足底外缘直到拇趾基部，阳性者拇趾背屈，余各趾呈扇形分开，膝、髋关节屈曲。刺激过重或足底感觉过敏时亦可出现肢体回缩的假阳性反应。此征也可用下列方法引出：

（1）Oppenheim 征：以拇、示指沿胫骨自上向下划。

（2）Chaddock 征：由后向前划足背外侧缘。

（3）Gordon 征：用力挤压腓肠肌。

❷ Hoffmann 征

为上肢的病理反射。检查时左手握患者手腕，右手示、中指夹住患者中指，将腕稍背屈，各指半屈放松，以拇指急速轻弹中指指甲。引起拇指及其余各指屈曲者为阳性。此征可见于 10% ~ 20% 的正常人，故一侧阳性者始有意义。

（四）脑膜刺激征

为脑脊膜和神经根受刺激性损害时，因有关肌群反射性痉挛而产生的体征。

❶ 颈强直

颈前屈时有抵抗，头仍可后仰或旋转。

❷ Kernig 征

仰卧，屈曲膝、髋关节呈直角，再伸小腿。因屈肌痉挛使伸膝受限，小于130°并有疼痛及阻力者为阳性。

❸ Brudzinski 征

（1）颈征：仰卧，屈颈时引起双下肢屈曲者为阳性。

（2）下肢征：仰卧，伸直抬起一侧下肢时，对侧下肢屈曲为阳性。

脑膜刺激征主要见于脑膜炎、蛛网膜下腔出血、颅内压增高和脑膜转移瘤等。颈征亦可见于后颅凹、环枕部或高颈段肿瘤。

四、自主神经检查

（一）皮肤颜色和温度

观察肤色，触摸其温度，注意有无水肿，以了解血管功能。血管功能的刺激症状为血管收缩，皮肤发白、发凉；毁坏症状为血管扩张，皮肤发红、发热，之后因血流受阻而发绀、发凉，并可有水肿。

（二）皮肤划痕试验

用骨针在皮肤上稍稍用力划过，血管受刺激数秒后收缩，出现白色条纹，继以血管扩张变为稍宽之红色条纹，持续10余分钟，为正常反应。若红条纹宽达数厘米且持续时间较长至呈现白色隆起（皮肤划痕症），则表明有皮肤血管功能失调。交感神经损害时，其支配体表区内少汗或无汗；刺激性病变则多汗。

（三）毛发指甲营养状况

注意皮肤质地是否正常，有无粗糙、发亮、变薄、增厚、脱落溃疡或压疮等；毛发有无稀少、脱落；指甲有无起纹、枯脆、裂痕等。周围神经、脊髓侧角和脊髓横贯性病变损害自主神经通路时，均可产生皮肤、毛发、指甲的营养改变。

（四）膀胱和直肠功能

了解排尿有无费力、急迫和尿意，有无尿潴留和残留尿以及每次排尿的尿量。了解有无大便失禁或便秘。

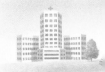

第二章

骨科常规检查技术

第一节　骨与关节X线检查

骨组织密度高，与周围软组织间有良好的自然对比，骨本身的皮质骨、松质骨和骨髓腔之间也有足够的对比度，因此，X线检查可以清晰显示骨关节的病变，以及病变的范围和程度，甚至做出定性诊断。此外，X线检查方法由于简单、费用低廉，至今仍是骨与关节病变的首选检查方法。然而，不少骨关节疾病，如感染性和肿瘤性疾病的早期，X线改变较病理改变和临床表现晚或X线改变不明显，初次检查结果可能为阴性，需要定期复查或进一步行CT、MRI检查。X线检查是二维影像，其穿透路径上各种结构影像相互重叠，也可使某些结构的影像（如颅底、上胸椎）因遮盖抵消而难以或不能显示。X线检查对各种软组织的密度分辨力较差，对于软组织病变或骨骼疾病对周围软组织的浸润多不能准确显示。

一、X线检查方法

（一）摄影体位

正位及侧位是骨关节系统最常用的摄影体位。四肢长骨、关节和脊柱应拍摄正侧位像，脊柱还可根据诊断的需要加摄双侧斜位、过伸过屈位像。手足短骨应该摄正斜位像，肋骨骨折应加摄斜位像，髌骨或跟骨骨折应加摄轴位像。

（二）摄片范围

四肢长骨摄片应至少包括邻近的一个关节，脊柱摄片时要包括相邻的脊椎节段。两侧对称的骨关节，若患侧X线征象不是很明确，可加摄对侧，有利于对照观察。

二、正常X线表现

（一）成人管状骨

成人管状骨分为骨干和骨端。

❶ 骨干

（1）骨皮质：为密质骨，X线上表现为均匀致密影，在骨干中部最厚，向两端逐渐变薄。骨皮质外缘光整，仅在肌腱韧带附着处隆起或凹凸不平。

（2）骨膜：骨皮质外面（关节囊内部分除外）和内面均覆有骨膜，前者为骨外膜，后者为骨内膜，正常骨膜在X线上不显影，如出现骨膜则为病理现象。

（3）骨松质：由骨小梁和其间的骨髓构成，X线上表现为致密网格影。骨小梁的粗细、数量和排列因人和部位而异。在压力作用下，一部分骨小梁排列与压力方向一致，一部分与张力方向一致。

（4）骨髓腔：常因骨皮质和骨小梁的遮盖而显示不清，在骨干中段可显示为边界不清、无结构的半透明区。

❷ 骨端

横径大于骨干，骨皮质一般较薄且多光滑锐利，其内可见清晰的骨小梁。

（二）儿童管状骨

儿童管状骨两端有未完全骨化的髓软骨，将管状骨分为骨干、干骺端、髓板和骨骺等部分。

❶ 骨干

表现与成人相似，较成人细小，随年龄增长而逐渐粗大。

❷ 干骺端

为骨干两端增宽的部分，主要由松质骨组成，是骨骼生长最活跃的部位。X线上骨小梁彼此连接和交叉形成海绵状结构影，干骺端骺侧可见一横行致密带，为先期钙化带。

❸ 骨骺

为未完成发育的管状骨末端。在胎儿及幼儿期为软骨，即骺软骨，X线上不能显示；儿童发育期，骺软骨中心开始出现二次骨化中心，表现为小点状致密影，单发或多发；随年龄增长，二次骨化中心逐渐增大，边缘由不规则逐渐变得光整，最后与干骺端融合。

❹ 骺板或骺线

为干骺端与骨骺之间软骨的投影，呈横行透亮带，称为骺板；随年龄增长逐渐变窄，呈线状透亮影，称为骺线；最终骨骺与干骺端融合，骺线消失，完成骨发育，原骺线所在的部位有时可见横贯骨干的不规则线样致密影，为骺板遗迹。

（三）关节

活动关节在X线上可见关节间隙、骨性关节面、关节囊、韧带和关节内外脂肪层。

❶ 关节间隙

X线上两个骨端骨性关节面之间的透亮间隙，是关节软骨、关节盘和真正的关节腔的投影。

❷ 骨性关节面

表现为边缘锐利光滑的线样致密影，通常凹侧关节面较厚。

❸ 关节囊

一般在X线上不能显影，有时在关节囊外脂肪层的衬托下或关节肿胀时可见其边缘。

❹ 韧带

某些大关节，如膝、髋和踝关节周围的韧带，在脂肪的衬托下可显示。其他关节的韧带，除非发生钙化，一般不能显示。

⑤ 关节内外脂肪

关节内脂肪在关节囊内外层之间，多见于大关节，如肘关节前后两个脂肪块及膝关节前的平下脂肪垫。关节外脂肪位于关节囊和肌肉之间，层次清晰，可衬托出关节囊的轮廓。

（四）脊柱

① 正位片

（1）椎体：呈长方形，从上而下依次增大。椎体主要由松质骨组成，边缘为密质骨，密度高而均匀，轮廓光滑。椎体上下缘的致密线状影为终板，彼此平行，其间的透亮间隙为椎间隙，是椎间盘的投影。

（2）椎体两侧可见横突影，其外侧端圆滑。

（3）椎弓根：横突内侧可见椭圆形环状致密影，为椎弓根的投影，称椎弓环。

（4）关节突、椎弓板和棘突：椎弓环上下方可见上下关节突的投影，椎弓板由椎弓根向后内下延续，在中线联合成棘突，投影于椎体中央偏下方，呈尖向上的类三角形致密影。上下关节突之间形成脊椎小关节，小关节间隙为匀称半透明影。腰椎在正位显示清楚，颈、胸椎在侧位显示清楚。

（5）腰大肌影：腰椎正位片上还可见腰大肌的投影，起于第12胸椎下缘，两侧对称，斜向外下方，外缘清晰。

② 侧位片

（1）椎体：也呈长方形，其上下缘与后缘呈直角，椎弓根紧居其后。

（2）椎管：椎体后方纵行的半透亮区。

（3）椎弓板和棘突：椎弓板位于椎弓根和棘突之间，棘突指向后下方，在胸段与肋骨重叠，不易观察。

（4）关节突：上下关节突分别位于椎弓根与椎弓板连接处的上方和下方，下关节突位于下一个锥体上关节突的后方，以保持脊柱的稳定。同一脊椎上下关节突之间为椎弓峡部。

（5）椎间孔：相邻椎弓根、椎体、关节突及椎间盘之间，呈半透明影。颈椎在斜位上显示清楚，腰椎在正位上显示清楚。

（6）椎间隙：侧位片显示更好，胸椎间隙较窄，自下胸椎起，椎间隙逐渐增宽，以腰4/5最宽，腰5/骶1又变窄。椎间隙前后不等宽，随脊柱生理弯曲有一定的变化。

三、常见解剖变异的X线表现

（一）四肢骨骼

① 副骨与籽骨

是四肢骨骼中最常见的变异，多见于手足部。副骨是由于某一块骨的多个骨化中心在发育过程中没有愈合，或者由一个额外独立的骨化中心发育而来的，以致在原骨骺区多出一块或几块小骨。籽骨是在附着于骨附近的肌腱中产生的，又可因多个骨化中心不愈合而分成几块。髌骨是体内最大而且恒定的籽骨，通常为一整块，有时也可表现为多个三角形或新月形小骨，并可同时见于两侧。副骨和籽骨有完整的骨皮质，边缘光滑锐利，邻近骨的皮质完整，软组织无肿胀，局部无压痛，部位恒定，借此可与撕脱性骨折相鉴别。当鉴别困难时，可双侧加以对照，副骨和籽骨一般双侧对称出现。

❷ 骨岛

X线上表现为松质骨内直径1～4 cm的边缘清楚的圆形或椭圆形致密影。

❸ 生长障碍线

位于干骺区的一条或数条横行致密线，原因不明，可能为长骨纵向生长中受到暂时障碍，影响化骨而遗留下来的痕迹。

❹ 软骨岛

股骨颈部偶尔可见软骨岛，X线上表现为边界清楚的圆形透光区，边缘常围以硬化环。

（二）脊柱

❶ 永存骨骺

棘突、横突和上下关节突的永存骨骺，可在上述骨突处见到分离独立的小骨块。椎体的永存骨骺，也称椎缘骨，表现为椎体边缘多余的三角形游离骨块，多见于椎体前上角，偶见于前下角和后下角。

❷ 软骨结合

第2颈椎的齿状突和椎体之间可以是软骨结合，要与骨折鉴别。

❸ 椎体数目的变异

常见腰椎骶化或骶椎腰化。

❹ 轻度楔形改变

在成年以前，颈椎椎体前部可呈轻度楔形改变。正常时，第12胸椎和第1腰椎可有轻度楔形改变。

四、基本病变的X线表现

虽然骨与关节病变是多种多样的，但是不同病变的病理改变大多可概括为下列一些基本病变，这些基本病变可在一定程度上反映出病变的性质、范围、程度以及与邻近组织器官的关系。在实际工作中就是通过对这些基本病变的识别和分析，进一步推断其病理基础，从而做出疾病诊断。

（一）骨骼基本病变

1 骨质疏松

（1）概念：单位体积内正常钙化的骨组织含量减少，即骨组织的有机成分和钙盐都减少，但两者比例仍正常。

（2）病因：骨质疏松分为全身性和局限性。全身性骨质疏松主要是由于成骨减少，主要见于：①先天性疾病，如成骨不全；②内分泌紊乱，如甲状旁腺功能亢进；③医源性，如长期使用激素治疗者；④老年及绝经后骨质疏松；⑤营养性或代谢障碍性疾病，如维生素C缺乏病（坏血病）；⑥酒精中毒；⑦原因不明，如青年特发性骨质疏松等。局限性骨质疏松多见于肢体失用、炎症、血管神经障碍、肿瘤等。

（3）X线表现：骨密度减低。在长骨内可见骨小梁变细、减少，但边缘清晰，小梁间隙增宽，骨皮质变薄和分层。在脊椎可见横行骨小梁减少或消失，纵行骨小梁相对明显，皮质变薄。严重时，椎体内结构消失，椎体变扁，其上下缘凹陷，椎间隙增宽呈梭形，致椎体呈鱼脊椎状。疏松的骨骼易发生骨折，椎体可压缩呈楔形。X线上出现骨质疏松征象较迟，骨内钙盐丢失达30%～50%时才能显现，且不能准确衡量骨量丢失的程度。

2 骨质软化

（1）概念：单位体积内骨组织有机成分正常而钙盐含量减低，骨质变软。

（2）病因：①维生素D缺乏，如营养不良性佝偻病；②肠道吸收功能障碍，如脂肪性腹泻；③钙磷排泄过多，如肾病综合征；④碱性磷酸酶活性减低。骨质软化是全身性骨病，发生于生长期为佝偻病，于成人为骨质软化症。

（3）X线表现：主要为骨密度减低，以腰椎和骨盆明显，与骨质疏松不同的是骨小梁及骨皮质因含有大量未钙化的骨样组织而边缘模糊。在儿童可出现干骺端和骨骺的改变，表现为骺板增宽，先期钙化带不规则或消失，干骺端呈杯口状，边缘呈毛刷状。由于骨质变软，承重骨骼常发生各种变形，如X形腿、O形腿、三叶草样骨盆等，并可出现假骨折线，表现为宽1～2 mm的光滑透亮线，与骨皮质垂直，边缘稍致密，好发于耻骨支、肱骨、股骨上段和胫骨等。

3 骨质破坏

（1）概念：局部骨质为病理组织所取代而造成的骨组织缺失。

（2）病因：多见于炎症、肉芽肿、肿瘤或肿瘤样病变。

（3）X线表现：骨质局限性密度减低，骨小梁稀疏，正常骨结构消失。骨松质早期破坏可形成斑片状骨小梁缺损。骨皮质早期破坏发生在哈佛斯管，造成哈佛斯管扩大，X线上呈筛孔状，骨皮质内外表层的破坏则呈虫蚀状。骨破坏严重时往往有骨皮质和骨松质的大片缺失。骨质破坏是骨骼疾病的重要X线征象，观察破坏区的部位、数目、大小、形状、边界和邻近骨质、骨膜、软组织的反应，对病因诊断有很大帮助。

4 骨质增生硬化

（1）概念：单位体积内骨量的增多。

（2）病因：多数是局限性，见于慢性炎症、退行性变、外伤后修复和某些成骨性骨肿瘤，如骨肉瘤或成骨性转移瘤。少数是全身性，常见于代谢性骨病、金属中毒或遗传性骨发育障碍，如肾性骨硬化、氟中毒、铅中毒、石骨症等。

（3）X线表现：骨质密度增高，骨小梁增多、增粗，小梁间隙变窄、消失，髓腔变窄，严重时难以区分骨皮质和骨松质，可伴有骨骼的增大变形，这种现象可称为骨质硬化。在肌腱、韧带和骨间膜附着处可形成骨刺、骨桥、骨唇等形状的骨性赘生物，这种现象可称为骨质增生。

5 骨膜增生／骨膜反应

（1）概念：病理情况下骨膜内层的成骨细胞活动增加所产生的骨膜新生骨。

（2）病因：多见于炎症、肿瘤、外伤、骨膜下出血等，也可继发于其他脏器病变和生长发育异常等。

（3）X线表现：早期表现为与骨皮质平行、长短不一的细线样致密影，与骨皮质间有 1～2 mm 的透亮间隙。随骨膜逐渐增厚，呈与骨皮质表面平行的线状、层状或花边状。

6 骨质坏死

（1）概念：骨组织局部代谢停止，坏死的骨质称为死骨。

（2）病因：常见于炎症、外伤、梗死、某些药物损伤、放射性损伤等。

（3）X线表现：早期无阳性发现。1～2个月后骨质局限性密度增高。

7 软骨钙化

（1）概念：软骨基质的钙化，标志着骨内或骨外有软骨组织或瘤软骨存在。

（2）病因：分为生理性（如喉软骨和肋软骨钙化）和病理性（瘤软骨钙化）。

（3）X线表现：瘤软骨钙化表现为大小不同的环形或半环形高密度影，钙化可融合成片呈蜂窝状。良性病变的软骨钙化密度较高，环影清楚完整；恶性病变的软骨钙化环影不清，且多不完整。

（二）关节基本病变

1 关节肿胀

（1）概念：是关节积液或关节囊及其周围软组织充血、水肿、出血和炎症所致。

（2）病因：常见于炎症、外伤和出血性疾病。

（3）X线表现：关节周围软组织肿胀，密度增高，结构层次不清，脂肪间隙模糊或消失；大量关节积液可致关节间隙增宽。

2 关节破坏

（1）概念：关节软骨及其下方骨质被病理组织侵犯、代替。

（2）病因：急慢性关节感染、肿瘤、类风湿关节炎、痛风等。

（3）X线表现：当破坏只累及关节软骨时，仅见关节间隙变窄；当累及关节面下骨质时，相应区域出现骨质破坏和缺损，严重时可引起关节半脱位和变形。

3 关节退行性变

（1）概念：关节软骨变性坏死，逐渐被纤维组织取代，病变可进一步累及软骨下骨质，引起关节面骨质增生硬化、关节囊肥厚、韧带骨化等改变。

（2）病因：多见于老年人、关节慢性损伤、长期过度负重、化脓性关节炎等。

（3）X线表现：早期，骨性关节面模糊、中断和部分消失；中晚期，关节间隙狭窄，骨性关节面增厚、凹凸不平，关节面下骨质囊变，关节面边缘骨赘形成，关节囊肥厚，韧带骨化，严重时可发生关节变形。

4 关节强直

（1）概念：滑膜关节骨端之间被异常的骨连接或纤维组织连接，可分为骨性强直和纤维性强直两种。

（2）病因：骨性强直常见于化脓性关节炎、强直性关节炎；纤维性强直常见于关节结核、类风湿关节炎。

（3）X线表现：骨性强直表现为关节间隙明显狭窄或消失，骨小梁通过关节连接两侧骨端；纤维性强直表现为关节间隙变窄，但仍可见，且无骨小梁贯穿。

5 关节脱位

（1）概念：构成关节的骨端对应关系发生异常改变，不能回到正常状态。根据关节面是否完全脱离分为全脱位和半脱位。

（2）病因：分为外伤性、先天性（如先天性髋关节脱位）和病理性（如继发于化脓性、结核性和风湿性关节炎）。

（3）X线表现：X线对一般部位的关节脱位可作出诊断，可显示骨结构变化，骨端位置改变或距离增宽。

（三）软组织基本病变

1 软组织肿胀

炎症、出血、水肿或脓肿等原因引起的软组织肿大膨胀。X线表现为病变部位密度略高于邻近正常软组织，皮下脂肪层内可出现网状结构影，皮下组织与肌肉境界不清，肌间隙模糊，软组织层次不清。

2 软组织肿块

软组织的良恶性肿瘤和肿瘤样病变、恶性骨肿瘤侵入软组织或某些炎症引起的软组织包块。良性一般境界清楚，邻近软组织可受压移位，邻近骨组织可见压迹、骨吸收或反应性骨硬化。恶性一般边缘模糊，邻近骨组织可受侵蚀。

3 软组织内钙化或骨化

软组织因出血、退变、坏死、肿瘤、结核、寄生虫感染和血管病变等，在肌肉、肌腱、关节囊、血管和淋巴结等处发生的钙化或骨化。X线表现为不同形状的高密度影。软骨钙化多为环形、半环形或点状；骨化性肌炎常呈片状，可见骨小梁甚至骨皮质；成骨性肿瘤的瘤骨多为云絮状或针状。

4 软组织内气体

软组织外伤、手术或产气杆菌感染等病理情况下所致的软组织内积气。X线上软组织内出现不同形状的气体性极低密度影。

第二节 CT和MRI检查

电子计算机断层扫描（computed tomography，CT）和磁共振成像（magnetic resonance imaging，MRI）是骨关节系统常用的检查方法，可以弥补X线摄影影像重叠、软组织分辨力不高的缺点，提高骨关节疾病的早期检出率和诊断的准确性，成为X线检查的重要补充。

一、CT检查

（一）CT成像基本原理

CT是用高度准直的X线束，环绕人体一定厚度的层面进行扫描，由探测器接收透过该层面的X线，经模/数转换为数字信息输入计算机，通过计算机处理得到扫描层面的各个单元组织X线吸收系数，并排列成数字矩阵，再将数字矩阵内的数值通过数/模转换器，用黑白不同的灰度等级显示出来，构成CT图像。与传统X线图像相似，CT图像也是用组织的黑白灰度反映人体组织结构的密度，但是CT具有更好的密度分辨力，还可以用CT值进行密度的量化。人体各种组织结构及病变的CT值范围为−1 000~1 000 Hu（亨氏单位），骨皮质最高，为1 000 Hu。另外，人眼能够分辨的灰度差别仅有16个灰阶，为了提高组织间的对比，清晰显示相关结构，在显示CT图像时要设定适当的窗宽和窗位。窗宽指可显示组织的CT值范围，窗宽越宽，显示的组织层次越多，组织间的对比减少；反之，窗宽越窄，显示的组织层次越少，组织间的对比增加。窗位是窗宽上下限CT值的平均数，一般选择欲观察组织的CT值作为窗位。窗位的高低可影响显示图像的亮度，提高窗位图像变黑，降低窗位图像变白。

（二）基本扫描技术和参数

扫描范围根据病变部位和范围而确定，常同时扫描双侧以利于对照观察。一般行横断面扫描，长骨、四肢或脊柱区域常规扫描层厚为3~5 mm，螺距1.2~1.5 mm；细小病变或微细解剖结构区域，如腕、踝等，一般采用1~2 mm层厚，螺距小于或等于1 mm；需要二维或三维重建的病例，可根据实际情况采用更薄的层厚和较小的螺距进行扫描，重建间隔采用50%~60%有效层厚。图像观察同时采用软组织窗（窗宽400~600 Hu，窗位0~100 Hu）和骨窗（窗宽1 000~2 000 Hu，窗位200~250 Hu）。

（三）常用检查方法和后处理技术

1 **常用检查方法**

（1）平扫：又称普通扫描或非增强扫描，指不用对比剂增强或造影的扫描。易于显示微细的松质骨和皮质骨的破坏；对解剖结构复杂或相互重叠的区域，如脊椎、胸锁关节、髋关节、腕关节等，可明确显示其解剖关系及其异常；对病变内部结构的显示，如骨破坏区的死骨、钙化、瘤骨、骨质增生、软组织病变等，优于X线摄影。

（2）增强扫描：指应用高压注射器经外周静脉注入含碘对比剂（一般用量为80～100 mL，注射速率2.5～3.5 mL/s）后，根据需要进行动脉期、静脉期或延迟扫描，用于显示病变血供情况、确定病变范围、发现病变有无坏死等，以利于定性诊断。

2 **后处理技术**

近年来，多层螺旋CT在临床应用广泛，其强大的图像后处理功能，可以逼真地再现骨骼系统及其周围结构的空间形态、立体、直观地显示空间解剖关系，能够对病变进行全面的判断和评价。目前螺旋CT常用于骨关节的有三种图像重建后处理技术：多平面重建（multi planar reconstruction，MPR）、表面遮盖显示（shaded surface display，SSD）和容积再现（volume rendering，VR）。

（1）多平面重建：是在横断面图像基础上任意方向划线，然后沿该线将横断面上的像素重组，获得划线平面的二维重建图像，包括冠状面、矢状面、任意斜面的图像重建，是骨关节首选图像重建方法。

（2）表面遮盖显示：通过设定CT阈值，将阈值以上的相邻像素连接重建成图像，阈值以下的像素不能重建显示，以三维方式展现结构的全貌，具有立体、直观、清晰、逼真的特点。但是，由于表面遮盖显示是表面成像技术，容积资料丢失较多，其细节不够丰富，无法观察骨骼内部情况。

（3）容积再现：是将每个扫描层面的像素资料加以利用获得三维显示图像，还可以赋予伪彩和透明化处理。由于其容积资料不丢失，对比度好，层次清晰，细节显示效果好，但是空间立体感不如SSD。

虽然三维重建技术为临床诊断、制定合理的手术方案以及手术后疗效的评价提供了极大的帮助，但是对病变的观察仍然应以原始二维图像为重点和基础，以免误诊和漏诊。

（四）在骨关节检查中的应用

CT检查也是基于X线穿透人体组织后的衰减进行成像，其空间分辨力低于X线摄影，对一些细微结构如早期层状骨膜反应和骨小梁的显示有时不及X线摄影，但是其密度分辨力优于X线摄影，可以显示X线摄影难以发现的淡薄骨化和钙化影，在一定程度上可以区分不同性质的软组织。CT的横断面成像避免了解剖结构的重叠，在结构复杂的区域，如骨盆、髋部、脊柱、肩部等，甚至可作为这些部位的首选检查方法。增强扫描可进一步了解病变的血供情况，为病变的定性诊断提供更多的信息；有利于区别肿瘤和瘤周水肿，了解肿瘤内有无囊变、坏死；病变区强化血管的显示有助于了解病变与邻近血管的关系。图像重建技术的应用，能够帮助诊断二维平扫图像易于漏诊的细小骨折、隐匿性骨折和复杂性骨折，明确整个骨折情况及骨块的移位情况；能够清晰、立体地显示累及关节面的骨折有无骨碎片进入关节腔及其大小、位置，关节面碎裂或塌陷的程度，帮助选择合适的治疗方案和制定手术计划。

二、MRI检查

（一）MRI基本原理

MRI是利用人体内一定的原子核（主要为氢质子）在外加磁场及射频脉冲的作用下受到激励而发生磁共振现象，当终止射频脉冲后，质子在弛豫过程中感应出MR信号（射频系统实施射频脉冲激励并接收和处理的信号），经过对MR信号的接收、空间编码和图像重建等处理，产生MRI图像。人体内的每个氢质子都是一个具有一定方向和强度的小磁体，它们排列无序，磁矩相互抵消。当人体进入一个强外磁场（静磁场）内时，各个质子在平行或反平行外磁场磁力线方向有序排列，产生与外磁场磁力线方向平行的纵向磁化矢量。当向静磁场内的人体发射特定频率的射频脉冲后，质子吸收能量，使得纵向磁化矢量减少，同时产生与静磁场磁力线方向垂直的横向磁化矢量。然后，终止射频脉冲，质子宏观磁化矢量逐渐恢复到原来的平衡状态。这个过程称为弛豫，所用时间称为弛豫时间。

定义纵向磁化矢量由零恢复到原来数值的63%时所需时间为纵向弛豫时间（T_1），横向磁化矢量由最大衰减到原来数值的37%时所需时间为横向弛豫时间（T_2）。T_1值和T_2值反映物质的特性，不同组织数值不同，这种差别是MRI的成像基础。MRI图像上黑白灰度反映的就是组织弛豫时间的差异。T_1加权成像（T_1 weighted imaging，T_1WI）主要反映组织间T_1的差别，T_1短则信号强度高，表现为白影；T_1长则信号强度低，表现为黑影。T_2加权成像（T_2 weighted imaging，T_2WI）主要反映组织间T_2的差别，T_2长则信号强度高，表现为白影；T_2短则信号强度低，表现为黑影。骨关节系统正常组织在T_1WI和T_2WI图像上的信号强度和影像灰度见表2-1。

表2-1　几种正常组织在T_1WI和T_2WI图像上的信号强度和影像灰度

图像	-	骨皮质	骨髓	韧带	肌肉	脂肪	水	关节软骨
T_1WI	信号强度	低	高	低	中等	高	高	中等或略高
	影像灰度	黑	白	黑	灰	白	白	灰
T_2WI	信号强度	低	中等	低	中等	较高	中等	中等或略高
	影响灰度	黑	灰	黑	灰	白灰	灰	灰

（二）常用检查方法

1 MRI平扫

扫描范围同CT检查。扫描方位除轴位外，还可以直接进行冠状、矢状或其他任意方位扫描。常用扫描序列如下：

（1）自旋回波或快速自旋回波序列：是骨关节系统MRI检查的基本序列，T_1WI可显示骨关节的解剖结构，T_2WI有利于显示病变的组织成分、病变的形态和范围。

（2）脂肪抑制序列：采用脂肪抑制技术与T_1WI或T_2WI相结合，降低脂肪组织的高信号，使非脂肪成分的病变组织与正常组织的信号差别更加明显，也可以通过脂肪的抑制检测病变组织中是否存在脂肪成分。

2 MRI增强扫描

在自旋回波序列T_1WI联合预饱和脂肪抑制技术的基础上，经外周静脉快速注射顺磁性对比剂（Gd-DTPA），使组织T_1缩短而信号增强。主要用于检查骨关节病变的血供情况、确定病变与水肿的界限、区分肿瘤活性成分和坏死成分，还可以用于早期发现肿瘤术后的复发。

（三）正常MRI表现

1 骨骼

骨组织因缺乏氢质子，在所有序列中骨皮质及骨小梁均为极低信号，骨皮质在骨髓组织和骨外软组织的衬托下可清晰显示其形态和结构。正常骨膜在MRI上不能显示，如出现则为病理性改变。骨髓腔的表现取决于骨髓所含的脂肪和水的比例，红骨髓含水量较多，随年龄增长红骨髓内脂肪成分增加，老年人黄骨髓以脂肪成分为主，所以新生儿期以红骨髓为主，在T_1WI上为中等信号。儿童和成人骨髓信号在T_1WI上高于肌肉但低于脂肪，黄骨髓在T_1WI和T_2WI上均为类似皮下脂肪的高信号。

2 关节

MRI能较好地显示关节的各种结构。关节软骨在T_1WI和T_2WI上均呈弧形中等或略高信号，信号均匀，表面光滑；关节软骨下的骨性关节面为薄层清晰锐利的低信号；骨性关节面下的骨髓腔均呈高信号；韧带、关节囊和关节盘等在T_1WI和T_2WI上均呈低信号；关节腔内的滑液呈薄层T_1WI低信号，T_2WI高信号影。

3 脊柱

脊椎各骨性结构的皮质、前后纵韧带和黄韧带在各种序列均呈低信号，不易区分。椎体骨髓在T_1WI呈高信号，T_2WI呈中等或略高信号。椎间盘在T_1WI上呈较低信号，髓核和内外纤维环不能区分；在T_2WI上，髓核和纤维环内层呈高信号，纤维环外层呈低信号。MRI还能显示椎管内软组织，脊髓在T_1WI呈中等信号，T_2WI呈低信号；周围的脑脊液T_1WI呈低信号，T_2WI呈高信号。

（四）在骨关节系统中的应用

MRI具有良好的软组织分辨力，可以任意方向成像，对骨、骨髓、关节和软组织病变的显示较X线和CT更具优势。

（1）对早期骨质破坏、骨挫伤和骨膜的显示较X线摄影和CT敏感，在骨形态和密度尚无变化之前就可出现信号强度的改变；骨皮质的破坏表现为不同程度的皮质低信号影的消失，骨松质的破坏表现为高信号的骨髓被较低或混杂信号影取代，骨破坏区周围的骨髓可因水肿而表现为模糊的T_1WI低信号、T_2WI高信号；骨挫伤后局部骨髓水肿，MRI可出现T_1WI低信号和T_2WI高信号的异常表现；MRI对骨膜增生的显示要早于X线和CT检查，在矿物质沉积前，表现为T_1WI中等信号而T_2WI高信号的连续线样影，矿物质明显沉积后，一般在各序列均呈低信号；由于MRI空间分辨力不足，显示骨膜增生形态的精细程度不及X线摄影。

（2）能显示X线和CT检查不能显示或显示不佳的一些组织和结构，如软骨、韧带、肌腱，甚至关节囊和滑膜等结构，有利于一些骨关节病变的早期发现。

（3）对脊柱解剖结构和病变的显示，了解病变与椎管内结构的关系、显示硬膜囊及脊髓等，优于CT检查。

（4）在长骨纵切面和脊椎的矢状面图像上更易发现恶性肿瘤的跳跃病灶和骨转移瘤。

（5）更容易显示软组织结构和病变，如骨肿瘤软组织浸润的范围、软组织水肿等。多参数成像可以区别病变内的组织成分，如囊性还是真实性，有无出血、坏死、钙化或骨化、有无纤维或脂肪成分，病变周围有无水肿等，有利于病变的定性诊断。但是，MRI在显示骨结构的细节方面不如X线和CT，对确定骨和软组织内的钙化和骨化不敏感，难以分辨较细小或淡薄的钙化或骨化。

第三节　关节穿刺术及关节液检查

 一、关节穿刺术

关节穿刺术主要应用于四肢关节，是骨科临床医师必须掌握的基本临床操作技术之一。四肢关节可能因为局部或者全身因素，出现关节腔内积液肿胀。此时，为了明确关节腔内积液性质，为临床医师的诊断治疗提供依据，就需要通过关节穿刺术，将关节腔内的积液抽出，进行必要的检查。同时，如果关节腔内积液明显，通过关节穿刺术抽出关节腔内积液，也可以达到减压止痛的目的。另外，某些关节内疾病需要向关节腔内注射药物，也需要通过关节穿刺术来完成。

（一）关节穿刺术前准备和注意事项

① 术前准备

在进行关节穿刺术前，首先要向患者说明此次施行关节穿刺术的目的，简要介绍关节穿刺术的方法，消除患者的恐惧心理，使其能够在施行关节穿刺术的过程中积极配合。

施行关节穿刺术需要准备的物品包括：18～20号穿刺针、注射器、无菌巾、无菌手套、无菌试管、1%～2%利多卡因注射液、皮肤消毒用具、口罩、帽子。

临床医师戴好口罩和帽子后，首先对拟行穿刺区域皮肤进行严格消毒，戴无菌手套，铺无菌巾，在关节穿刺点应用1%～2%利多卡因注射液进行局部浸润麻醉，然后就可以进行关节穿刺术。

❷ 注意事项

（1）施行关节穿刺术时，必须严格无菌操作，若发生化脓性关节炎，将会严重影响关节功能。

（2）在进行关节穿刺时，应该一边进针，边抽吸注射器。若穿刺针头落入关节腔，会有液体抽出，或者注射器内负压会小于穿刺针头在软组织内时。

（3）确认穿刺针头落入关节腔后，应将穿刺针再刺入少许，以免在后续操作中穿刺针脱出关节腔。

（4）在向关节腔内注射药物时，如果感觉到阻力较大，说明穿刺针头没有在关节腔内，或者针头刺入了关节腔内的软组织。此时，应该调整针头位置，不可强行推药。

（5）施行关节穿刺时，动作不可粗暴，避免损伤关节软骨。

（6）如果关节腔内积液较多，穿刺后应该给予加压包扎，以及患肢制动。

（二）关节穿刺术分类

❶ 肩关节穿刺术

施行肩关节穿刺术，患者一般采用坐位。穿刺入路可以选择前侧入路和后侧入路。①前侧入路：将患者肩关节轻度外展外旋，肘关节屈曲90°；体表定位最重要的解剖标志是喙突，在触及喙突尖端后，在外侧于肱骨小结节和喙突连线中点垂直刺入；或者从喙突尖端向下找到三角肌前缘，向后外方刺入；②后侧入路：将患者上肢内旋内收，交叉过胸前，手部搭于对侧肩部，触及肩峰后外侧角，在其下方2 cm、内侧1 cm，朝向喙突尖端刺入。

❷ 肘关节穿刺术

施行肘关节穿刺术，患者一般采用坐位。穿刺入路可以选择后外侧入路和鹰嘴上入路。①后外侧入路：将患者肘关节屈曲90°，通过反复旋转前臂，确认桡骨头位置，紧贴桡骨头近侧，于肱桡关节间隙刺入；若关节肿胀导致桡骨头触摸不清，也可以从尺骨鹰嘴尖端和肱骨外上髁连线中点，向前内方刺入；②鹰嘴上入路：将患者肘关节屈曲45°，紧邻尺骨鹰嘴尖端上方，穿过肱三头肌肌腱，向前下方刺入。

❸ 腕关节穿刺术

施行腕关节穿刺术，患者一般采用坐位。穿刺入路可以选择外侧入路和内侧入路。①外侧入路：将患者肘关节屈曲90°，触及桡骨茎突尖端，紧邻其远侧垂直刺入，在穿刺过程中，要注意避开行经桡骨茎突远方的桡动脉；②内侧入路：将患者肘关节屈曲90°，触及尺骨茎突尖端，紧邻其远侧垂直刺入。

④ 髋关节穿刺术

施行髋关节穿刺术，患者一般采用仰卧位。穿刺入路可以选择前侧入路和外侧入路。①前侧入路：将患者下肢放于中立位，触及髂前上棘和耻骨结节，在腹股沟韧带下方2 cm，股动脉的外侧垂直刺入；也可以在髂前上棘下方2 cm，股动脉搏动点外侧3 cm，将穿刺针向后内方60°刺入；②外侧入路：将患者下肢轻度内收，从股骨大转子尖端上缘，平行于股骨颈前上方，将穿刺针刺入。

⑤ 膝关节穿刺术

施行膝关节穿刺术，患者根据穿刺入路的不同，可以采用仰卧位或者坐位。穿刺入路可以选择髌上入路和髌下入路。①髌上入路：患者采用仰卧位，将患者下肢放于中立位，触及髌骨外上角，在髌骨上极和髌骨外缘两条相切线的垂直交点进针，将穿刺针向内下后方刺入；②髌下入路：患者采用坐位，将患者膝关节屈曲90°，小腿自由下垂，从关节线上方1 cm，髌韧带内侧或者外侧1 cm，将穿刺针向髁间窝方向刺入。

⑥ 踝关节穿刺术

施行踝关节穿刺术，患者一般采用仰卧位。穿刺入路可以选择前内侧入路、经内踝入路和经外踝入路。①前内侧入路：将患者踝关节轻度跖屈，在胫距关节水平，胫骨前肌腱内侧，将穿刺针向外后方刺入；②经内踝入路：触及内踝尖端，在其前方5 mm，将穿刺针向外上后方刺入；③经外踝入路：触及外踝尖端，在其前方5 mm，将穿刺针向内上后方刺入。

二、关节液检查

在正常情况下，关节腔内的滑液量极少，不太容易通过关节穿刺术抽出。一旦关节腔内由于局部或者全身因素导致肿胀积液，对关节滑液各种特性的检查可以为临床医师在关节相关疾病的诊断中提供一定的帮助。

（一）外观

一般情况下，关节滑液呈淡黄色或者澄清透明。在骨关节炎时，关节滑液呈淡黄色或者深黄色，轻微混浊。在化脓性关节炎时，关节滑液明显混浊，并混杂有血性液。在关节内积血时，关节穿刺术全程均能抽出均一不凝血性液，关节内积血常见于交叉韧带损伤、髌骨支持带撕裂、关节软骨急性损伤、血友病等疾病。如果在抽出的关节滑液中，混杂有新鲜血液，说明在穿刺过程中，损伤了途经的小血管。若关节腔反复多次抽出红酒样血性滑液，则要考虑色素沉着绒毛结节性滑膜炎的可能。

（二）黏性和黏蛋白

正常关节滑液的黏性是由滑液中的透明质酸与蛋白结合的程度决定的。骨关节炎时，滑液黏性会降低，且滑液的黏性和炎症反应程度成反比。其他炎症性关节炎，滑液黏度增高。对于黏度明显增高的滑液，应考虑滑膜软骨瘤病或者甲状腺功能减退。

将1单位滑液与4单位2%醋酸混合，关节滑液中的蛋白–透明质酸复合物会出现凝结沉淀反应。在正常人、骨关节炎或者创伤性关节炎时，形成的凝块坚固，不易破碎；在类风湿关节炎和其他炎症性关节炎时，形成的凝块松散，易破碎。

（三）白细胞（WBC）

一般情况下，关节滑液仅含有少量白细胞。骨关节炎时，白细胞计数小于 $2 \times 10^9/L$；如果白细胞计数超过 $2 \times 10^9/L$，则应考虑关节内感染、类风湿关节炎、系统性红斑狼疮、强直性脊柱炎、痛风等疾病。

（四）晶体

羟基磷灰石晶体常见于骨关节炎，胆固醇晶体常见于类风湿关节炎和骨关节炎，单尿酸盐晶体常见于痛风性关节炎。

（五）葡萄糖和电解质

关节滑液中的葡萄糖水平与血糖相当，在关节内感染性疾病或类风湿关节炎时，葡萄糖水平会降低。关节滑液中的钠、钾、氯、碳酸氢根等的水平一般与血浆中持平，在疾病过程中改变较少。

关于关节滑液的实验室检查还有很多贴近基础实验的指标，在临床的应用并不广泛，可以在文献中进一步了解。

第三章

骨科康复与功能评分

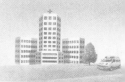

第一节　上肢骨与关节损伤术后康复与功能评分

一、功能锻炼的必要性

骨折治疗有三大原则：复位、固定、功能锻炼。

任何一种手术，如果不配合术后康复治疗，都很难保证患者功能最大的改善。因为手术在某种程度上只解决了疾病本身，而只有经过康复训练才能达到最大限度的功能恢复。骨折术后康复可以协调运动与固定之间的矛盾，预防和减少并发症的发生，有效地促进水肿消退，促进创面恢复，减少肌肉萎缩，防止关节僵硬，促进骨折愈合，提高手术效果。

功能锻炼是骨与关节损伤治疗的原则之一，重要程度等同于复位与固定。

二、上肢功能锻炼的主要目标

人类双手极其灵巧，上肢的其他结构都是手部活动的辅助装置，肩、肘、腕以及手部各关节的复杂连接，各肌群的力量、灵敏与高度协调，以及整个上肢的长度，都是为了使双手得以充分发挥其功能。

大多数患者在上肢骨与关节损伤后会遗留不同程度的肢体运动功能障碍，给基本日常生活带来很大不便，如穿衣、进餐、个人卫生等方面。主要原因是由于损伤和肢体制动引起的关节粘连、肌肉萎缩、软组织硬化、瘢痕挛缩、骨关节畸形等。

有些肢体功能障碍为伤情所致是不可避免的，而术后康复治疗就是针对这些问题，采取各种积极有效的方法，起到减轻功能障碍程度，改善和恢复肢体功能的作用。因此，上肢骨折后功能康复的主要目标是恢复上肢关节的活动范围，增强肌力，维持和恢复手部动作的灵活性和协调性，从而恢复日常生活能力与工作能力。

三、上肢功能锻炼的方式

康复治疗的主要方法是锻炼活动，由于伤后时期不同，采用的锻炼措施各异。可将康复治疗分为三个阶段：

❶ 早期（第一阶段）

以有限的被动活动为主，对骨折确定治疗之后，局部急性疼痛缓解，内固定坚强允许活动，或短期外固定之后，利用连续被动活动架或其他自制活动架，进行肩、肘、腕关节被动活动。活动范围由小到大，每天1次或2次，每次数分钟至半小时。

② **中期（第二阶段）**

主动锻炼与被动活动一并进行，在伤后或确定治疗后2~4周开始，至骨折愈合。此期中损伤部位疼痛已减轻，患者全身状态改善，可以进行主动锻炼，目标是逐步增加肌力与增加关节活动范围。以主动锻炼为主，在未达到被动活动范围之前，仍不进行被动活动。

③ **后期（第三阶段）**

主动锻炼加主动控制下的被动活动，当骨折愈合后，除去外固定，进行较大幅度的活动。以主动锻炼为主，对肩、肘、腕关节等活动障碍，患者在主动锻炼的同时，适当加大力量屈伸关节。

（一）肩关节周围骨折脱位术后的康复治疗

肩关节周围骨折脱位包括锁骨骨折、肩锁关节脱位、肩胛骨骨折。虽然多数患者可采取保守治疗而获得痊愈，但是随着人们对生活质量要求的提高，及随着内固定技术的日趋成熟和内固定器材的飞速发展，手术治疗可以达到解剖复位最大程度减少对外观的影响，并缩短了制动时间，因而得到了大多数医师和患者的认可。然而，无论是采取保守治疗还是手术内固定治疗，都应进行严密的随访和康复指导，主要目的是在保障骨折或脱位愈合的同时，避免长时间制动引起的肩关节功能障碍。

术后康复治疗可大致分为三个阶段。

① **第一阶段**

为术后2周内，以肩关节被动活动为主，除活动外均需要三角巾悬吊患肢，包括被动钟摆运动，肩关节被动前屈上举、外旋、外展、内收、内旋练习。

（1）相邻关节的训练：术后第2天开始，由肢体远端到近端进行训练，包括同侧手、腕、前臂的主动活动及肘关节的被动屈曲和主动伸直。

（2）肩关节活动度的训练：在不影响骨折愈合的情况下，可进行早期的康复练习。①钟摆运动练习。患者弯腰使躯干与地面平行，患侧上肢放松、悬垂，与躯干呈90°，用健侧手托住患侧前臂做顺时针或逆时针画圈运动。②肩关节被动前屈上举练习。患者去枕仰卧，患侧臂屈肘90°放于体侧（休息位）。医师一手托住患侧上臂，一手握住患侧前臂，在肩胛骨平面做肩关节被动前屈上举，当前屈到一定角度出现疼痛或遇到阻力时停留5秒，然后逐渐回到休息位。③被动外旋练习。患者仰卧位，去枕，上臂外展30°保持肢体在肩胛骨平面，肘关节屈曲。医师一手托住患侧上臂，一手握住患侧腕部向远离身体中线的方向做肩关节被动外旋。④被动外展、内收和内旋练习。患者仰卧位，治疗师帮助患者行肩关节被动外展、内收、内旋（外展90°内旋）训练。

（3）肩关节肌力训练：术后第2周开始行等长收缩肌力训练。①肩关节前屈肌群训练：患者立位，面对门或墙，患侧屈肘90°放于体侧，然后用健侧手托住患侧手，手握拳向前用力推，试图做肩关节前屈的动作，但不产生关节运动。②外展肌群训练：患者立位，患侧屈肘90°放于体侧，用健侧手托住患侧手，患侧上臂外侧完全接触门或墙，肘部用力向外推，做外展动作。③肩关节伸肌群训练：患者立位，患侧屈肘90°放于体侧，然后用健侧手托住患侧手，患侧上臂背侧完全接触门或墙，肘部用力向后推门或墙做后伸动作。④提肩胛骨肌群训练：患者立位，患侧屈肘90°放于体侧，然后用健侧手托住患侧手，双侧同时用力做耸肩动作。⑤内收肩胛骨肌群训练：患者立位，患侧屈肘90°放于体侧，然后用健侧手托住患侧手，双侧同时用力做内收肩胛骨动作。⑥内旋肌群训练：患者站立位，患侧屈肘90°放于体侧，健侧手握住患侧前臂，患侧肩关节试图做内旋动作，健侧手阻碍肩关节产生运动。⑦外旋肌群训练：保持内旋肌训练的姿势，患侧肩关节试图做体侧的外旋动作。

2 **第二阶段**

为术后3~6周，以肩关节主动活动为主，包括活动度、肌力、耐力、日常活动训练等。

（1）活动度训练：继续肩关节各方向的牵拉训练，可开始进行滑轮牵拉训练和爬墙梯/爬墙等闭链训练。

（2）肌力训练：继续上一阶段的等长收缩训练，开始行肩带肌等张收缩及肱二头肌、肱三头肌等张收缩。

（3）耐力训练：逐渐增加运动量和运动持续时间。

（4）日常活动训练：鼓励患侧手参与日常生活活动，如洗脸、刷牙、梳头、系带、穿上衣、洗澡、如厕等。

3 **第三阶段**

为术后6~12周，增加活动强度及肩关节活动范围，如练习适应性游泳、乒乓球等。增加活动度训练强度，增大肩关节牵拉训练范围。肌力训练以抗阻训练为主，增加运动量和持续时间。可进行运动能力训练，参加体育运动，包括本体感觉训练。在患者舒适度以内，可进行任何活动，但应避免对抗性运动，最佳运动有游泳、打乒乓球等。

术后12周以后，可以恢复正常活动，但避免高强度训练，如扔铅球、拔河等。

（二）肱骨近端骨折术后的康复治疗

肱骨近端骨折是临床上常见的骨折之一。肱骨近端骨折的不愈合率并不高，但治疗不当常导致疼痛、肩关节活动受限、患侧上肢无力等，国外曾称之为"unsolved fracture"。影响肱骨近端骨折疗效的是术后肩关节活动功能不满意，其主要原因是骨折后的疼痛使肩关节长期固定而未行有效的功能锻炼，关节脱位及严重骨折的出血和软组织损伤造成肩周粘连也是重要原因之一。因此，无论是手术治疗还是非手术治疗，初期处理后的外展固定及早期功能锻炼将直接影响治疗效果。

1 **第一阶段**

术后2~3周内，主要以被动功能锻炼为主，以保持肩关节的活动范围，防止关节囊及韧带等软组织粘连。患者在医护人员的帮助下，患肩被动由前屈上举至外旋，每个动作持续10秒，2次/天。1周后指导患者做患肩的钟摆样锻炼，2~3次/天，每次做20~30次即可，活动范围由小到大。至术后2~3周骨折基本稳定，可以在医护人员的指导下做内收、内旋锻炼，以锻炼肩关节内旋活动为主。

② 第二阶段

术后第4~10周，当X线片证实骨痂形成后，以主动功能锻炼为主。方法主要有仰卧前屈上举、站立位前屈上举及增加内外旋范围锻炼等。从等张收缩到抗阻力锻炼，逐步增加三角肌与肩袖的肌力，恢复患侧肩关节内旋与外旋功能的锻炼。

③ 第三阶段

从术后3个月开始，练习的项目主要有滑轮牵拉或爬墙梯锻炼，利用木棍或体操棒做上举、外展、前/后伸展锻炼，两臂联合做划船或游泳动作，患肢持2~3 kg重物行肩关节的外展与上举练习。主要目的是增加肩关节的活动范围与力量。锻炼宜循序渐进，锻炼的强度由小到大，全面锻炼肩关节的上举、外展、内旋及内收功能，最大程度地恢复患侧肩关节的功能。

（三）肱骨干骨折术后的康复治疗

肱骨干骨折是骨科常见的骨折，其发生率占全身所有骨折的3%~5%，多见于青壮年。肱骨干中段后方有桡神经沟，其内桡神经紧贴骨面行走，肱骨中下段骨折容易合并桡神经损伤。肱骨干骨折经手术复位内钉固定后，所导致的关节活动度障碍一般程度较轻，经过主动、助力及被动运动练习，可以逐步消除。但老年患者多易出现冻结肩，应引起重视。

手术治疗骨折如能达到足够稳固的内固定，术后无须额外的外固定措施时，可以明显地加快康复的进程。早期康复治疗，即术前康复训练及术后第2天开始进行康复干预，患者的关节功能、肌力多能得到了满意恢复，并且有利于骨折的愈合。在肱骨骨折愈合的不同时期，应采用不同的康复训练方法。康复训练的分期与骨折愈合的过程密切相关，根据骨折愈合的不同时期，可将骨折康复训练分为三个阶段。

① 第一阶段

术后1~2周。在此期间，受伤局部肿胀正逐渐消退，骨折端血肿逐渐吸收。但是，肿胀和血肿吸收的过程也正是纤维瘢痕和粘连形成的过程。

这一期康复的主要目的，是在不影响骨折稳定的前提下，通过康复治疗增加局部血液循环，促进肿胀消退，预防肌肉萎缩，减少或防止粘连和纤维化的形成。具体方式主要有抬高患肢、冰敷、骨折远端的向心性按摩和主动活动。主动活动是极其重要的康复训练措施，一般可采用被固定区域肌肉的等长收缩活动，即肌肉收缩不会引起肢体的运动，骨折部位的上、下关节应固定不动。

② 第二阶段

术后2周至骨折临床愈合，伤后2~3个月。此期局部肿胀已经消退，疼痛消失，软组织的损伤已逐步趋于修复，骨折端日趋稳定，而内固定仍未拆除。此期的康复目的首先是巩固第一阶段的成效，其次是减轻肌肉的进一步萎缩，并增加血液循环促进骨折愈合。训练方式除继续进行患肢肌肉的等长收缩和未固定关节的伸屈活动外，还可在健肢的帮助下，逐步开始加强骨折局部上、下关节的活动。

③ 第三阶段

骨折临床愈合到骨痂改造塑形完毕，一般从伤后2～3个月到1年以上。此期骨折端已稳定，能耐受一定的应力，患肢的肌肉和关节得以进行更大范围的训练。训练目的是扩大关节各方向的活动范围，恢复肌力，增加肢体运动功能，促进生活和工作能力最大程度恢复。训练方式以抗阻活动和加强关节活动范围为主，再加上肌力恢复训练。

（四）肘关节周围骨折脱位术后的康复治疗

肘部骨折占所有骨折的7%，肱骨远端骨折占肘部骨折的1/3。肘关节组成包括三块骨：肱骨远端、尺骨鹰嘴、桡骨小头。

肘部损伤可以导致单一骨的单纯骨折或者多发的骨折脱位。这些损伤因受累的骨骼和结果不同的单纯骨折或者多发的骨折和脱位。骨折和脱位常合并软组织损伤，如韧带、肌肉或神经的损伤。肘关节由三个关节组成：尺肱关节、肱桡关节及近端尺桡关节。肘关节囊薄弱，呈半透明状，对损伤反应很敏感。

由于肘关节的关节联结多、关节囊与韧带肌肉的关系紧密，因此肘部特别容易挛缩和僵硬。固定类型的范围从坚强至薄弱：坚强的内固定允许早期微痛范围内进行主动和被动活动，稳定的内固定允许早期保护性活动，而薄弱的内固定则要求延迟保护性活动。肘部创伤、骨折、脱位后的制动期应尽可能短，并要尽可能固定于功能位。

① 第一阶段

炎症/保护（第0~2周）。术后1～3天时，可做肘关节远、近肌群的等长收缩，非固定关节（肩关节、手指指间关节、掌指关节等）的全关节活动范围的被动和主动练习。术后3～7天时，可增加轻柔的小幅度的肘关节被动活动，以健肢帮助和不引起明显疼痛为度，并尽快过渡到主动活动度（ROM）训练，切忌由他人做过度的扳拗，以防止异位骨化的发生。

② 第二阶段

纤维形成/骨折稳定性（第2~8周）。此时疼痛与肿胀已基本消退。此期是肘关节活动度训练的最佳与最关键的时期，应争取在1周内恢复至接近满幅度活动的程度，同时还需要进行上臂与前臂各肌群的肌力训练，包括等张练习、抗阻练习与等速练习。肘关节活动度以主动练习为主。

③ 第三阶段

瘢痕成熟和骨折愈合（第8周~6个月）。以巩固与维持肘关节的活动度，进一步加强肌力训练。

（五）前臂骨干骨折术后的康复治疗

前臂由尺骨与桡骨组成，近端与肱骨形成肘关节、远端与近排腕骨形成桡腕关节。尺骨和桡骨相互之间还形成上、下两个尺桡关节。前臂的主要功能除了使手部在上臂的基础上增加向外延伸外，更重要的还在于尺骨与桡骨间的旋转，其正常范围几乎可达180°，这就大大增加了手部动作的灵活性。

前臂骨折后，上、下尺桡关节受累，尺桡骨成角或骨间膜挛缩都会造成旋转受限，严重影响了手部功能的发挥。前臂骨干骨折康复的重点在于最大限度地恢复前臂的旋转活动度，其基本目标是内、外旋转各约45°，以满足生活和工作的一般需要。

术后1周内可进行握拳、伸屈手指等活动，以及前臂肌群的静力收缩练习。术后第2周时，在健肢的帮助下，活动肘关节、肩关节，做外展、内收、屈伸练习。在X线片证实骨折临床愈合前，禁止做前臂的旋转动作。由于骨干骨折的愈合较关节附近松质骨缓慢，故康复治疗进程也要相应推迟。术后第3周起做屈肘、伸肌群的等长收缩练习。骨折愈合后，做系统屈肘、屈腕活动练习和肌力练习，着重做恢复前臂旋转活动度和肌力的练习。前臂骨折的康复训练主要涉及肘、腕两个关节，有时还会累及掌指关节。腕关节可做两个方向的屈伸活动与内外方向的尺偏和桡偏运动。

（六）桡骨远端骨折术后的康复治疗

桡骨远端骨折是前臂骨折中最常见的一种。受伤机制常为手伸直着地摔倒。这种低能量造成的桡骨远端骨折要比高能量创伤（如机动车车祸）造成的骨折更为常见。在35~64岁人群中，女性桡骨远端骨折的发生率要大于男性。

❶ 第一阶段

保护期（第0~6周）。在此期间，须维持正确的保护性制动，并保持未受累关节的充分活动范围。术后第1天即开始练习肘关节、肩关节的活动度；进行肌腱滑动练习，以防止肌腱粘连于骨折、内固定物上；进行手内在肌如蚓状肌、骨间肌、大小鱼际肌的练习，可以在无痛范围内练习前臂的轻度旋转。如骨折稳定、内固定坚强，可以轻柔地进行腕关节屈侧和桡/尺偏。

❷ 第二阶段

稳定期（第6~8周）。应开始腕关节和前臂的主动活动度练习以及轻柔的主动辅助关节活动度练习，早期开展腕关节单独伸展动作，以防止指长伸肌辅助腕关节背伸并可促进抓握功能提高。在屈肘90°且上臂贴近身体时进行前臂的旋转练习，防止肩关节代偿前臂旋转。在此期间内，腕关节和前臂应在无痛范围内达到最大活动度，伤肢恢复轻微的功能活动，如吃、穿、处理个人卫生等。

❸ 第三阶段

骨折愈合期（第8~12周）。逐步增加肌力训练强度，避免疼痛和代偿性改变。可进行祈祷式伸展来进行腕关节被动练习，以达到最大可能的活动范围。可考虑恢复运动。

（七）手部骨与关节损伤术后的康复治疗

手部骨与关节损伤常常是手外伤直接暴力的结果，开放性骨折比例较高，且常伴有肌腱、神经、血管等的合并损伤。临床治疗方案需视具体情况决定，即使经过内固定手术，亦常须石膏外固定辅助，外固定范围一般需超过腕部。掌骨及指骨骨折的主要康复目标是恢复手部的运动、力量有功能应用。应根据骨折稳定程度和骨折的愈合情况进行安全及时的康复训练。了解常见并发症，有利于早期识别和早期干预。

常见并发症包括畸形愈合、不愈合、肌腱粘连、关节囊挛缩及感染。应遵循的主要原则是重点关注近节和中节指骨体、掌骨颈和掌骨体以及拇指掌骨基底骨折的术后处理。伴有肌腱损伤、关节侧副韧带损伤等合并伤的骨折，应遵循相应的治疗原则。

康复治疗应遵循三阶段分期原则，重点维护各手术未固定部位的关节活动，防止虎口和其指蹼的挛缩。经骨科临床处理后，当天即可开始做肩部大幅度主动运动，以及肘屈伸、握拳、伸拳、拇指对指等主动练习，并逐步增加用力程度。从第2周起，患者手握拳做屈腕静力性收缩练习，暂不做伸腕肌练习。

第3周增加屈指、对指、对掌的抗阻练习。骨折愈合后进行系统的腕屈、伸、侧屈及前臂旋转活动度练习，以及前臂各组肌群练习。1～2周后，增加腕掌支撑练习。手舟状骨骨折愈合后做拇指腕掌关节与掌指关节的活动度和肌力练习。手外伤后第三阶段康复中使用各种支具常有良好效果。

四、上肢功能评分系统

（一）临床上肢评分系统

美国梅奥诊所的吉尔（Gill）于1999年在《骨与关节外科杂志（美国版）》（JBJS杂志）上发表了一篇《同侧肩、肘关节人工关节成形术治疗风湿性关节炎》的文章，为了评价整个上肢的治疗效果，该学者创立了临床上肢评分系统（表3-1）。此评分系统从肩、肘关节的疼痛程度，肩肘关节总的运动范围及四项日常生活活动来评价患肢的治疗效果，具有简单、实用的特点。

分级标准：优，≥80分；良，66～79分；可，45～65分；差，≤45分。

表3-1 临床上肢评分系统

表 现		评 分
肘关节疼痛（20分）	无	20
	轻微	15
肘关节疼痛（20分）	中度	5
	严重	0

续表

表现		评分
肩关节疼痛（20分）	无	20
	轻微	15
	中度	5
	严重	0
运动（20分）	≥285°	20
	161°~284°	15
	≤160°	5
功能（40分）	梳头	10
	自己吃饭	10
	清洗会阴	10
	自己穿衣	10
	可能达到的最大分值	100
运动指肩关节外展、外旋和肘关节屈伸度数之和		

（二）Constant-Murley肩关节功能评分系统

该评分系统由英国学者Constant和Murley于1987年提出，包括主动运动范围、疼痛、日常活动、肌力4项指标。（表3-2）

表3-2　Constant-Murley肩关节功能评分系统

指示			分数
主动运动范围（40分）	前屈（10分）	0°~30°	0
		31°~60°	2
		61°~90°	4
		91°~120°	6
		121°~150°	8
		151°~180°	10
	外展（10分）	0°~30°	0
		31°~60°	2
		61°~90°	4
		91°~120°	6
		121°~150°	8
		151°~180°	10

续表

指　示			分　数
主动运动范围（40分）	外旋（10分）	手放在头后肘部保持向前	2
		手放在头后肘部保持向后	2
		手放在头顶肘部保持向前	2
		手放在头顶肘部保持向后	2
		手放在头顶再充分向上伸直上肢	2
	内旋（10分）	手背可达大腿外侧	0
		手背可达臀部	2
		手背可达腰骶部	4
		手背可达腰部（L_3水平）	6
		手背可达T_{12}椎体水平	8
		手背可达肩胛下角水平（T_7水平）	10
疼痛（15分）		无	15
		轻微	10
		中度	5
		严重	0
日常活动（20分）	活动水平（10分）	完全工作	4
		完全娱乐或运动	4
		睡眠不受影响	2
	手完成活动的位置（10分）	腰部水平	2
		剑突水平	4
		颈部水平	6
		头部水平	8
		头部以上水平	10
肌力（25分）		0级	0
		Ⅰ级	5
		Ⅱ级	10
		Ⅲ级	15
		Ⅳ级	20
		Ⅴ级	25

其中主观评价指标包括疼痛和日常活动（35分），客观评价指标包括主动运动范围和力量（65分），可有达到的最大分值为100分。有学者指出，该评分系统的四项指标可以结合起来使用，也可以单独使用。此系统被定为欧洲肩关节协会的评分系统，其可靠性已得到证实，但有效性受到质疑，主要是单一的疼痛评分难以真实反映患者的疼痛状况，且力量评价缺乏标准化。此外，由于在日常活动的评价中并非针对某一具体活动，因此在不同患者之间会产生差别。后有帕特尔（Patel）等在随访关节镜治疗肩峰下减压的病例时去除了肌力量表，调整为总分为75分的评分系统，这样可以避免因肌力评分引起的年龄及性别差异，已为多数学者认同。此外，学者没有对总分进行优、良、可、差的划分，不利于统计学分析。

（三）肘关节功能评分系统

1 Mayo肘关节功能评分系统

莫雷（Morrey）等于1981年提出该评分系统，最初用于全肘关节置换患者的手术部评估。此评分功能包括疼痛、运动功能、稳定性、日常活动4项内容，满分为100分，分为优、良、可、差4个等级。（表3-3）目前广泛应用于肘关节功能的评估。

分级标准：优，≥90分；良，75~89分；可，60~74分；差，＜60分。

表3-3 Mayo肘关节功能评分系统

功能评价内容		得 分
疼痛（45分）	无疼痛	45
	轻度疼痛：偶尔疼痛	30
	中度疼痛：偶尔疼痛，需服用止痛药，活动受限	15
	重度疼痛：丧失活动能力	0
运动功能（20分）	运动弧在100°以上	20
	运动弧在50°~100°	15
	运动弧在50°以下	5
稳定性（10分）	稳定：没有明显的内翻外翻不稳	10
	中度不稳：内外翻不稳＜10°	5
	重度不稳：内外翻不稳＞10°	0
日常活动（25分）	梳头	5
	吃饭	5
	个人卫生	5
	穿衬衣	5
	穿鞋	5
最高得分		100

❷ 改良Mayo肘关节功能评分系统

安（An）和Morrey于1985年，对Mayo肘关节功能评分系统进行了改良。改良后的评分系统包括活动度、力量、稳定性、疼痛4项内容，分为优、良、可、差4个等级。（表3-4）目前广泛应用于肘关节功能的评估。

分级标准：优，≥90分；良，80～89分；可，70～79分；差，＜70分。

表3-4 改良Mayo肘关节功能评分系统

参 数		得 分
活动度（每度0.2分）	屈曲（150°）	30
	伸直（100°）	20
	旋前（80°）	16
	旋后（80°）	16
力量	正常	12
	轻度损失（对侧的80%）	8
	中度损失（对侧的50%）	4
	重度损失（日常生活受限，残疾）	0
稳定性	正常	12
	轻度不稳定（无受限）	6
	明显不稳定	0
疼痛	无	12
	轻微（活动正常，不服药）	8
	中度（活动时或活动后疼痛）	4
	重度（休息时也出现，长期服药）	0

（四）前臂双骨折疗效评价系统

❶ Grace-Eversmann前臂双骨和折骨愈合评价系统

2007年格雷斯（Grace）和埃弗斯曼（Eversmann）提出前臂双骨折骨愈合评价系统，主要根据骨愈合程度及前臂的旋前—旋后活动度判定，分为优、良、可、差4个等级。（表3-5）

表3-5 Grace-Eversmann前臂双骨折骨愈合评价系统

分 级	骨愈合	旋前—旋后（活动度）
优	+	非手术侧的90%
良	+	非手术侧的80%
可	+	非手术侧的60%
差	—	低于非手术侧的60%

② Anderson前臂双骨折评价系统

安德森（Anderson）等于1975年对前臂尺、桡骨骨干骨折进行切开复位加压钢板内固定术后功能评价时提出此系统，此系统分为优、良、可、差4个等级。（表3-6）

表3-6　Anderson前臂双骨折评价系统

分　级	前臂屈伸功能	分　数
优	丧失小于10°	大于正常的75%
良	丧失10°~20°	相当于正常的50%~75%
可	大于30°	小于正常的50%
差	骨折不愈合或不伴前臂运动丧失	—

（五）桡骨远端骨折疗效评分系统

① Jakim桡骨远端骨折疗效评分系统

最早见于由贾基姆（Jakim）等于1991年发表于JBJS杂志上的一篇文章，文中学者运用此评分系统评价了132例采用外固定器治疗的经关节面的桡骨远端骨折患者的疗效。该评分系统中，功能评分占60分，放射学评分占40分，总分100分。（表3-7）

分级标准：优，≥90分；良，80~89分；可，70~79分；差，<70分。

表3-7　Jakim桡骨远端骨折疗效评分系统

项　目			分　数
临床主观指标（正常30分）	疼痛/功能	无疼痛/正常	30
		偶尔轻度/轻度受限	24
		中度，需服用镇痛药/部分受限	15
		严重/失能	0
临床客观指标（正常30分）	腕关节活动范围	正常	15
		丧失小于30%	12
		最低限度的活动范围	7
		低于最低限度的活动范围	0
	抓握	正常	12
		功能丧失小于15%	10
		功能丧失16%~30%	6
		功能丧失大于30%	0

续表

项 目			分 数
临床客观指标 （正常30分）	畸形	无	3
		轻度	1
		明显	0
放射学检查：桡骨 角阳性（正常40分）	尺倾角	18°～23°	15
		13°～17°	12
		10°～12°	9
		＜10°	0
	桡骨茎突位于尺骨 茎突以远的距离	10～13	15
		7～9	12
		5～6	9
		＜5	0
	掌倾角	7～11°	10
		3～6°	8
		0°～2°	6
		＜0°	0
放射学检查：阴性 （正常0分）	关节面对合不良/mm	1～2	−5
		＞2	−10
	下尺桡关节	半脱位	−5
		脱位	−10
	骨关节炎改变	轻度	−5
		中度	−10
		重度	−20

2 Gartland-Werley Colles骨折疗效评分系统（改良McBride评分系统）

加特兰（Gartland）于1951年对科尔斯（Colles）骨折患者进行闭合复位夹板外固定治疗后疗效进行评判时，参照McBride权威残疾评估图表提出该评分系统，包括残余畸形、主观评分、客观评价、并发症4个方面，根据最终评分分为优、良、可、差4个等级。（表3-8）。此评分系统应用较为广泛。

分级标准：优，0～2分；良，3～8分；可，9～20分；差，≥21分。

表3-8　Gartland-Werley Colles 骨折疗效评分系统

项　目			评　分
残余畸形（1～3分）	尺骨茎突突出		1
	残留背侧移位		2
	桡偏畸形		2~3
主观评价（0～6分）	优：无疼痛、残疾或运动受限		0
	良：偶尔疼痛、运动轻度受限、无残疾		2
	可：偶尔疼痛、运动有些受限、腕关节无力，如果注意，并无特殊不便、活动轻度受限		4
	差：疼痛、活动受限，残疾，活动明显受限		6
客观评价（1～5分）	背伸缺陷（＜45°）		5
	尺偏缺陷（＜15°）		3
	旋后缺陷（＜50°）		2
	掌屈缺陷（＜30°）		1
	桡偏缺陷（＜15°）		1
	环形运动缺陷		1
	下尺桡关节疼痛		1
并发症（1～5分）	关节炎改变	轻微	1
		轻微，伴有疼痛	3
		中度	2
		中度，伴有疼痛	4
		严重	3
		严重，伴有疼痛	5
		神经并发症（正中神经）	1~3
		石膏管型导致的手功能差	1~2
客观评价依据的正常活动度为背伸45°，掌屈30°，桡偏15°，尺偏15°，旋前和旋后各50°			

上肢的功能灵活而复杂。

在发生骨与关节损伤的手术修复后，必须进行科学而有效的康复锻炼。了解损伤部位和伤情及手术情况是康复治疗的基础。通常根据组织愈合情况进行三阶段的康复练习，因人而异，循序渐进。

（1）根据不同部位骨折愈合和软组织恢复的时间，功能锻炼的具体时间可以有所不同，但三阶段分期的原则应予遵循。

（2）主动活动是在上肢康复锻炼中占有最重要的地位，因而需要患者主动、全面参与功能康复锻炼。

第二节　下肢骨与关节损伤术后康复和功能评分

一、功能锻炼的必要性

骨折治疗有三大原则：复位、固定、功能锻炼。任何骨与关节损伤治疗的目的都是尽可能恢复肢体的功能。

但在临床实践中，因未规律功能锻炼而影响肢体功能的情况并不少见。主要原因是医师及患者两个方面均未对此有充分的认识和理解。

功能锻炼是为了：①促进肿胀消退；②预防或减轻肌肉萎缩；③防止关节粘连、僵硬；④促进骨折愈合，对于关节内骨折，通过早期有保护的关节运动，也可以是关节面塑性；⑤提高功能障碍手术的治疗效果；⑥预防并发症的发生；⑦改善心理状态，树立对疾病恢复的信心；⑧学会活动辅助装置的使用。

二、下肢功能锻炼的主要目标

下肢的主要功能是负重和行走。

（一）负重

人体在站立负重时，稳定的程度受到承重面面积的大小、重心的高低及重心线与承重面关系的影响。由于人体承重面积小、重心偏高（相当于S_2水平），整体稳定性较差，因此身体需要良好的肌肉、关节、神经系统才能保持稳定。

（二）行走

正常行走分为负重期与摆动期。负重期从足跟着地开始，而后跖骨头部着地，足跟离地，跖骨头部离地，最后足趾离地告终。摆动期从足趾离地开始，直至足跟部着地。当两足交替时，一足为负重末期，另一足为负重早期，两者有重叠，称为双负重期。足背屈肌只在足跟部着地到跖骨头部着地时起作用，防止足下垂。足跖屈肌从足跟部离地时开始收缩，同时膝关节和髋关节的伸肌收缩，使身体向前推进。

此外，下肢主要关节在行走过程中都有一定的活动范围，踝关节为70°~110°，膝关节为0~60°，髋关节在足跟着地时屈曲最大，当跖骨头部离地时过伸10°，还有轻度的旋转。因此，行走时要求下肢各主要关节不仅稳定，而且具备一定的活动范围。在各组肌肉中，尤其需要强有力的臀大肌、股四头肌和小腿三头肌，才能保证正常的行走。

三、下肢功能锻炼的方式

下肢围术期功能锻炼的方法主要有被动活动、主动活动。其他辅助方式还包括康复工程、康复护理与心理治疗等。

(一)主动活动

主动活动主要包括肌肉力量训练和关节活动度训练。

❶ 肌肉力量训练

（1）等长收缩：所谓等长收缩，就是在不活动关节的情况下，有意识地绷紧肌肉，持续一定时间后再放松。该锻炼属于静力锻炼，一般不会导致骨折移位。肌肉收缩后应维持5～7秒，然后放松休息2～3秒，如此循环锻炼5～10次，收缩力量的大小可由患者自己控制，循环锻炼的次数应逐渐增多。

（2）等张收缩：如腿上绑上2 kg的沙袋，练习膝关节屈伸运动，可训练肌肉的持久力。

（3）等速练习：等速练习是目前公认最先进的肌肉训练方法，在控制关节运动速率的条件下，达到锻炼肌肉的目的。

在等速练习机上，肌肉收缩所受抵抗力，是随收缩力的大小而变化的，但运动速率不变。该锻炼的单位时间所做的功，比单纯依靠提高运动速度所做的功要大。兼有等长收缩的一些特点和优点。

❷ 关节主动活动

关节内骨折在牵引、局部外固定或内固定的条件下，进行关节活动，利用相应关节面的研磨塑形，并减少关节内的粘连。而固定部位以外的其他关节更应早期开始主动屈伸活动。

主动活动并不都是有益的。一般而言，凡是不增加或减弱骨折端应力活动的锻炼都是有利的，反之都是不利的。对每个患者功能锻炼的体位和具体动作都应从有利和不利两个方面加以分析，严格要求，一切有利的主动活动应该积极进行，而一切不利的活动都应加以限制。

(二)被动活动

❶ 按摩

对损伤部位以远的肢体进行按摩，可以帮助消肿和解除肌肉痉挛。

❷ 活动关节

对无法进行自我锻炼的患者（如昏迷、截瘫的患者），对其未僵硬的关节进行轻柔的被动活动以预防肌肉粘连、关节挛缩和畸形的发生。这种被动活动只需少量即可，但每一次被动活动必须达到最大的幅度。

❸ 外力启动和加强主动活动范围

肌肉无力发动关节进行活动时，可给予一个外力，以弥补肌力的不足。或者主动活动达到最大限度时，为了扩大运动范围，也可以给予有限的外力作为加强。

④ 挛缩肌腱的被动牵长

肌腱挛缩，可通过逐渐增加的、重复的、缓和的被动牵拉，使之展长。

⑤ 僵硬关节的手法治疗

关节内粘连完全进化，形成关节僵硬，依靠主动活动无法改善，为创造锻炼的条件，可以手法撕断瘢痕组织。而后应尽早进行主动的功能锻炼，这种手法在短期内不应一再重复。

⑥ 持续被动运动

持续被动运动（continuous passive motion，CPM），主要用于膝关节术后的下肢骨折功能康复锻炼，其要点如表3-9所示。

患肢置于CPM练习器上，通过机器活动，带动膝关节活动，可以避免关节内的粘连，保持关节的活动范围。

（1）适应证：①关节内骨折坚强内固定；②术后骨干及干骺端骨折坚强内固定后；③外伤后功能障碍松解后；④类风湿关节炎滑膜切除术后；⑤急性化脓性关节炎切开引流术后；⑥关节外挛缩或粘连松解；⑦干骺端截骨坚强内固定后；⑧关节成形术后；⑨肌腱重建韧带术后。

表3-9　常见下肢骨折功能康复锻炼要点

骨折部位及治疗法	康复锻炼要点	注意事项
髋部骨折保守治疗	①骨折临床处理后当天，即应开始进行患肢足趾、踝关节的主动运动和股四头肌的等长收缩。②1~2周后在不引起疼痛的前提下，可以开始髋关节周围肌肉的等长练习。③从第5~6周开始，可以练习在床边坐、小腿下垂或踏在小凳上。④8周以后，可逐步增加下肢内收、外展、坐起、躺下练习，股四头肌抗阻练习，恢复膝关节屈伸活动范围的练习，协助站立练习，患者不负重的双拐三点步行。在站立练习的基础上做不负重、部分负重及充分负重的步行练习，并从挂双拐步行逐步进展到健侧单拐及患侧持拐步行，再逐步提高下肢行走功能。	①髋关节周围肌肉可以分为前后内外四组，分别负责四个不同方向的活动。这些肌肉的等长收缩练习开始会比较难于掌握，可先由健肢来试练，掌握后再由健肢帮助患肢进行练习。②股骨颈骨折愈合后，宜较长期地挂拐步行，不宜因无症状而过早恢复患肢的充分负重，以减少后期发生股骨头无菌性坏死的危险，并且患肢在1~2年内不宜过多与过长时间负重。
股骨粗隆间骨折内固定术后	①术后第1周康复由等长收缩向等张收缩过渡。②除非骨折粉碎严重无法达到稳固内固定，一般都能在术后1周左右下地站立，逐渐挂双腋拐行走。③至第2~3周时，改用单根腋拐以后再改成双手拐。④第5~6周时再改用单根手拐，并长期使用。	患肢可以负重同时，继续加强各肌群肌力训练，特别是髋外展肌的力量训练。

续表

骨折部位及治疗法	康复锻炼要点	注意事项
股骨干骨折内固定术后	①手术当天或第2天即可开始肌肉等长练习，以及踝及足部运动练习，并尽早理疗。②术后第3天以后，疼痛反应消退，可开始在床上活动膝、髋关节，做髌骨上下、左右被动活动。可在膝关节下方加用枕垫，保持膝关节屈曲姿势下做主动伸膝练习。肌肉练习以等张收缩为主，辅以等长收缩。③根据患者全身情况、伴随损伤和依从性，术后5~6天时可开始扶双腋拐或助行器行走，合作性较好的患者甚至可部分负重（10~15 kg）；并于2~3周内逐渐增加负重量，在2个月左右进展至单手拄拐完全负重行走。	①理疗时间尽可能不要迟于术后第2天。②要定时取出枕垫，以防止枕垫时间过长，导致髋关节屈曲挛缩。③股四头肌的等长和等张收缩是极为重要的。
膝关节周围骨折内固定术后	①手术后当天即应开始足趾、踝关节和髋关节的主动活动，以及股四头肌的等长收缩练习。②术后第3天开始，一旦疼痛反应减轻，可尽早开始膝关节持续被动运动。③髌骨骨折行张力带内固定后，可许患者在术后第1周时下地负重行走，直接进入第三阶段康复，术后4周左右可恢复社会活动。对严重粉碎的髌骨骨折难以做到张力带内固定者，待术后4~6周骨折愈合后进入第三阶段。④股骨髁上与髁间骨折在术后8周左右可开始部分负重练习；此后逐渐增加负重程度，进入第三阶段，争取在术后12周左右重返社会生活。⑤胫骨平台与近端骨折后，负重时间要更晚些，在12周左右才可以开始部分负重，过早负重可能会造成胫骨平台的再次塌陷。胫骨平台骨折术后第三阶段的其他康复措施都是类似的，只是时间上要稍晚些。	—
胫腓骨骨干骨折内固定术后	①术后当天开始练习足、踝和髋关节的主动活动度，做股四头肌与胫前肌、腓肠肌的等长练习。②术后第3天开始进入第二阶段。③1周后开始负重行走，进入第三阶段。	—

续表

骨折部位及治疗法		康复锻炼要点	注意事项
踝关节骨折	保守治疗石膏制动者	①骨折经临床处理后，开始按休息、冰敷、压迫、抬高患肢原则消肿。石膏内的小腿肌肉等长收缩，抓握足趾及做膝、髋关节的主动活动。②第二阶段要鼓励患者在支具的保护下下床活动，患肢不负重，并加强肌力训练，防止肌肉过度萎缩。③第三阶段骨折愈合、石膏拆除，主要进行踝关节活动的恢复训练。可配合采用热敷等各种理疗方法与运动疗法。	①第一阶段由于要消肿，患者常需卧床抬高患肢，对于体弱者要增加床上保健操的内容。②手术后用石膏固定者表明内固定仅能用于维持骨折块复位后的位置，但并不稳定，其康复方案与保守治疗者相同。
	手术治疗者	①手术后不用石膏固定者表明内固定足够稳定，可允许早期不负重活动。手术后当天即开始肌肉的等长收缩，疼痛减轻后即开始踝关节的被动与主动活动训练，肌肉的紧张收缩，以及足趾、膝、髋关节的主动活动。③术后1周左右可在支具保护下下地负重行走。③术后4周左右逐渐开始部分负重锻炼。④术后8周左右开始完全负重行走。	—

（2）注意事项：①CPM主要用于维护关节的活动范围，而不具备直接改进或矫正已发生障碍的关节功能，因此，应在新鲜创伤早期手术后，或在已有功能障碍的关节进行手术松解后使用，而不能直接用于未经松解的功能障碍者。②开始锻炼时间应尽早，可在手术后麻醉尚未失效之前。③运动的速率可以逐渐改变，但初速率以每45秒一个往复周期为宜。④运动的幅度应逐渐增加，初始幅度需事先调好。⑤运动的期限与最终效果间的关系，持续1周者与持续3周者无差别，因此第1周是关键，最好持续1周，不能过短；⑥CPM上锻炼基本是无痛的，但术后第1~2天会有轻微疼痛。如果之后再次出现显著疼痛，应检查是否有异常情况出现。

被动活动虽然可以预防关节粘连僵硬，或使活动受限的关节增加活动范围，但最终仍需由神经支配的肌肉来运动关节和肢体。因此，主动活动和被动活动应该是主从关系，主动活动是锻炼的根本，被动活动是主动活动的准备和补充。被动活动不能替代主动活动。

四、常见下肢骨折功能康复锻炼要点

下肢骨折功能康复锻炼可大致分为三个阶段。①第一阶段：被动活动，静力收缩，促进消肿；②第二阶段：不负重情况的活动度训练和肌力练习；③第三阶段：负重情况的活动训练与肌力练习，并增加步行和平衡能力训练。需注意，这些方式不是一成不变的，要遵从因人而异、循序渐进、持之以恒、患者主动参与和全面锻炼等原则。

此外，从第二阶段到第三阶段有一个过渡期。例如，踝关节骨折的患者从一般的关节肌肉活动练习到正常行走，要经过一个练习负重的适用性锻炼过程。在这个过程中往往会出现种种症状和征象，比如关节疼痛、足底疼痛、小腿肌肉痉挛、足趾痉挛、肿胀、皮肤发绀等。发生这种情况时，应暂时终止负重，立即抬高患肢，进行足、踝的自主活动和按摩，一旦肿胀消失，发绀转红，可继续练习负重；如出现疼痛或痉挛时，可在温水内做足、踝的自主活动，待疼痛或痉挛消退后再继续练习。

五、下肢功能评分系统

临床工作中，下肢功能评分系统有很多。本节按骨与关节损伤部位仅列出部分常用评分系统。（表3-10至表3-14）

表3-10 Schatzker-Lambert股骨远端骨折功能评分系统

评　价	评价指标
优：膝关节完全伸直	屈曲功能丢失＜10°
	无内翻、外翻及旋转畸形
	无疼痛
	关节匹配完美
良：最多符合其中1条	下肢短缩≤1.2 cm
	内翻或外翻畸形＜10°
	屈曲功能丢失≤20°
	轻度疼痛
中：符合其中任意2条	下肢短缩＜1.2 cm
	内翻或外翻畸形＜10°
	屈曲功能丢失≤20°
	轻度疼痛
差：符合其中任意1条	屈曲至90°或更差
	内外翻畸形超过15°
	关节匹配性差
	疼痛导致功能损失（无论X线片表现多好）

表3-11 Bostman髌骨骨折功能评分系统

评价指标		评 分
运动范围（ROM）	完全伸直，ROM＞120°或与检测相差10°以内	6
	完全伸直，ROM 90°～120°	3
疼痛	无疼痛或劳累后轻度疼痛	6
	劳累后重度疼痛	3
	日常活动时疼痛	0
工作	正常工作	4
	工作有困难	2
	不能工作	0
肌肉萎缩（髌骨上 10 cm，与健侧比较）	＜12 mm	4
	12～25 mm	2
	＞25 mm	0
辅助器	不需要	4
	有时需要手杖	2
	总是需要手杖	0

分级标准：优，23～30分；良，20～27分；差，＜20分。

表3-12 Merchant-Dietz胫腓骨骨折术后膝关节功能评分系统

评价指标	评 分	具体评分标准
功能（35分）	5	可进行大多数需要移动的家务或工作
	5	可独立行走较长的距离
	5	独立穿衣、穿鞋、穿袜
	4	坐及上厕所无困难
	3	可从地面拾物，包括下蹲或跪
	3	自行洗澡，不需要帮助
	3	抬腿跨过台阶
	2	可以任何姿势跨过台阶
	2	可以搬运物品，如行李
	2	可自行上车或公共交通工具，不需要帮助
	1	可驾驶汽车
	备注：每一个评价指标中，若患者无困难、不受限制地进行则给满分；若患者根本不能完成则给0分；若患者能进行但有一定的困难，则给相适应的分数	

续表

评价指标	评　分	具体评分标准
疼痛 （35分）	35	无疼痛
	30	疲劳时轻度疼痛
	25	负重时轻度疼痛
	20	负重时中度疼痛
	10	负重时严重疼痛，休息时轻度或中度疼痛
	0	严重疼痛，持续性
步态 （10分）	10	无跛行，不需要帮助
	8	跛行，但不需要帮助
	8	需要一条拐杖
	8	需要长支具
	6	同时需要支具和拐杖
	4	两条拐杖，需要或不需要支具
	0	不能行走
关节畸形与稳定性 （10分）	3	负重时固定性屈曲不超过10°
	2	负重时固定性屈曲不超过20°
	1	负重时固定性屈曲不超过30°
	3	负重时内翻或外翻畸形不超过10°
	2	负重时内翻或外翻畸形不超过20°
	1	负重时内翻或外翻畸形不超过30°
	2	无韧带性不稳定
	2	无关节闭锁、屈曲
关节活动范围（10分）	10	正常膝关节活动范围为150°，每丢失15°扣掉1分

分级标准：优，90～100分；良，80～89分；可：70～79分；差，小于70分。

表3-13　Olerud-Molander踝关节骨折功能评分系统

评价内容	程　度	分数（分）
疼痛	无疼痛	25
	在不平的路上行走时有疼痛	20
	在室外平地上行走时有疼痛	10
	在室内行走时有疼痛	5
	疼痛严重，呈持续性	0

续表

评价内容	程 度	分数（分）
关节僵硬	无	10
	有	0
肿胀	无肿胀	10
	仅夜间肿胀	5
	持续肿胀	0
爬楼梯	正常	10
	速度下降	5
	不能	0
跑步	能	5
	不能	0
跳跃	能	5
	不能	0
蹲	能	5
	不能	0
助行工具	不需要	10
	需要绷带或护具	5
	需要手杖或腋杖	0
工作、日常生活	与受伤前一样	20
	速度下降	15
	换为较简单的工作或兼职工作	10
工作、日常生活	工作能力严重受损	0

分级标准：优，91～100分；良，61～90分；可，31～60分；差，＜30分。

表3-14 AO FAS踝与后足功能评分系统

项 目		分 数
疼痛	无疼痛	40
	轻微，偶尔疼痛	30
	中等，每天疼痛	20
	严重，持续疼痛	0

续表

项　目			分　数
功能（60分）	主动活动是否受限，是否需要助行工具	无活动受限，不需要助行工具	10
		无日常活动受限，但文体活动受限，不需要助行工具	7
		日常和文体活动均受限，行走需手杖	4
		日常和文体活动严重受限，需手杖、腋杖或轮椅	0
	最远行走距离	大于6个街区	5
		4~6街区	4
		1~3街区	2
		小于1个街区	0
	行走路面	在任何路面行走均无困难	5
		在凹凸不平或斜形路面、楼梯或竖梯行走略困难	3
		在凹凸不平或斜形路面、楼梯或竖梯行走非常困难	0
	步态异常	无异常或轻度异常	8
		明显异常	4
		严重异常	0
	矢状面活动度（跖屈加背伸）	正常或轻度受限（30°或更大）	8
		中等受限（15°~29°）	4
		严重受限（小于15°）	0
	后足活动度（外翻加内收）	正常或轻度受限（正常的75%~100%）	6
		中等受限（正常的25%~74%）	3
		严重受限（小于正常的25%）	0
	踝与后足的稳定性（矢状面和冠状面）	稳定	8
		不稳定	0
	踝与后足对位对线	好，跖行足，踝—后足排列正常	10
		中等，跖行足，踝—后足明显排列成角，无症状	5
		差，非跖行足，踝—后足严重排列紊乱，有症状	0

注：分级标准：优，90~100分；良，75~89分；可，60~74分；差，<59分。

第四章

上肢创伤

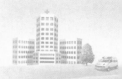

第一节　肩部创伤

一、肩胛骨骨折

肩胛骨是一扁而宽的不规则骨，周围有较厚的肌肉包裹而不易骨折，肩胛骨骨折（scapular fracture）发病率约占全身骨折的0.2%。其一旦发生骨折，易同时伴发肋骨骨折，甚至血气胸等严重损伤，在诊治时需注意，并按病情的轻重缓急进行处理。25%的肩胛骨骨折合并同侧锁骨骨折或肩锁关节脱位，称为浮肩损伤。

按骨折部位不同，一般分为以下类型。

（一）肩胛体骨折

1 致伤机制

肩胛体骨折（scapular body fracture）多为仰位跌倒或来自侧后方的直接暴力所致。暴力多较强，以肩胛体下部多见，可合并有肋骨骨折，甚至伴有胸部并发症。

2 临床表现

（1）疼痛：限于肩胛部，肩关节活动时尤为明显，其压痛部位与骨折线多相一致。

（2）肿胀：需要双侧对比才能发现，程度根据骨折类型而定。粉碎性骨折者因出血多，肿胀明显易见，甚至皮下可有瘀斑出现。而一般的裂缝骨折则多无肿胀。

（3）关节活动受限：患侧肩关节活动范围受限，并伴有剧痛而拒绝活动，尤其是外展时。

（4）肌肉痉挛：包括冈上肌、冈下肌及肩胛下肌等因骨折及血肿刺激而出现持续性收缩样改变，甚至可出现假性肩袖损伤的症状。

3 诊断

（1）外伤史：主要了解暴力的方向及强度。

（2）X线片：一般拍摄前后位、侧位及切线位。拍片时将患肢外展，可获得更清晰的影像。

（3）其他：诊断困难者可借助于CT扫描，并注意有无胸部损伤。

4 治疗

（1）无移位：一般采用非手术疗法，包括患侧上肢吊带固定，早期冷敷或冰敷，后期热敷、理疗等。制动时间以3周为宜，可较早地开始肩部功能活动。

（2）有移位：利用上肢的外展或内收来观察骨折端的对位情况，多采用外展架或卧床牵引将肢体置于理想对位状态固定。需要手术复位及固定者仅为个别病例。

⑤ 预后

肩胛骨骨折一般预后良好，即使骨块有明显移位而畸形愈合的，也多无影响。除非错位骨压迫胸廓引起症状时才考虑手术治疗。

（二）肩胛颈骨折

① 致伤机制

肩胛颈骨折（scapular neck fracture）主要由作用于手掌、肘部的传导暴力所引起，也见于外力撞击肩部的直接暴力所致。前者的远端骨片多呈一完整的块状，明显移位少见；后者多伴有肩胛盂骨折，且骨折块可呈粉碎状（图4-1）。

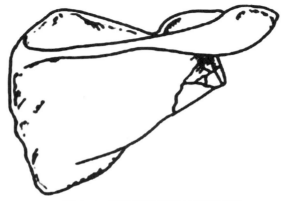

图4-1 肩胛颈粉碎状骨折示意图

② 临床表现

（1）疼痛：局限于肩部，肩关节活动时疼痛加重。压痛点多呈环状，并与骨折线相一致。

（2）肿胀：见于有移位骨折，显示"方肩"样外形，锁骨下窝可完全消失，无移位骨折则变形不明显。

（3）活动受限：一般均较明显，尤其是有移位骨折活动受限更严重。如将肩胛骨下角固定，活动肩关节时除剧痛外，还可闻及骨擦音；对一般病例无须此种检查。

③ 诊断

（1）外伤史：一般均较明确。

（2）临床症状特点：以肩部症状为主。

（3）X线片：能够较容易地显示骨折线及其移位情况。伴有胸部伤，或X线片显示不清的，可行CT扫描检查。

④ 治疗

（1）无移位：上肢悬吊固定3～5周。X线片证明骨折已临床愈合，可逐渐开始功能锻炼。

（2）有移位：闭合复位后行外展架固定。年龄超过55岁者，可卧床牵引以维持骨折对位，一般无须手术治疗。对于移位超过1 cm及旋转超过40°者，保守治疗效果较差，可通过后方Judet入路行切开复位重建钢板内固定术。术中可在冈下肌和小圆肌间进入，显露肩胛骨外侧缘、肩胛颈及肩关节后方。术中需防止肩胛上神经损伤。

5 预后

肩胛颈骨折患者预后一般均良好。

（三）肩胛盂骨折

1 致伤机制及分型

肩胛盂骨折（fractures of the glenoid）多由来自肩部的直接传导暴力，通过肱骨头作用于肩胛盂引起。视暴力强度与方向的不同，骨折片的形态及移位程度可有显著性差异，可能伴有肩关节脱位（多为一过性）及肱骨颈骨折等。骨折形态以盂缘撕脱及压缩性骨折为多见，也可遇到粉碎性骨折（图4-2）。

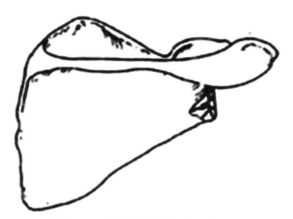

图4-2 肩胛盂粉碎性骨折示意图

常采用Ideberg-Gross分型：

（1）Ⅰ型：关节盂缘骨折，又分为I_A型：前方关节盂缘骨折；I_B型：后方关节盂缘骨折。

（2）Ⅱ型：关节盂横断骨折，骨折线分为横形或斜形，累及关节盂下方。

（3）Ⅲ型：关节盂上方骨折，骨折线向内上达到喙突基底，常合并肩峰骨折、锁骨骨折及肩锁关节脱位等肩关节上方悬吊复合体（superior shoulder suspensory complex，SSSC）的损伤。

（4）Ⅳ型：关节盂横断骨折，骨折线向内到达肩胛骨内缘。

（5）Ⅴ型：Ⅳ型伴Ⅱ、Ⅲ型或同时伴Ⅱ和Ⅲ型。

（6）Ⅵ型：整个关节盂的粉碎性骨折，伴或不伴肱骨头半脱位。

2 临床表现

由于骨折的程度及类型不同，症状差别也较大，基本症状与肩胛颈骨折相似。

③ 诊断

除外伤史及临床症状外，主要依据X线片进行诊断及鉴别诊断。X线投照方向除常规的前后位及侧位外，应加拍腋窝位，以判定肩盂的前缘、后缘有无撕脱性骨折。CT平扫或三维重建有助于判断骨折的移位程度。

④ 治疗

肩胛盂骨折是肩胛骨骨折中在处理上最为复杂的一种。依据骨折类型的不同，治疗方法有明显的差异。

（1）非手术治疗：适用于高龄患者，可行牵引疗法，并在牵引下进行关节活动。牵引持续时间一般为3~5周，不宜超过6周。Ⅵ型骨折应采用非手术治疗。

（2）手术治疗：手术治疗目的在于恢复关节面平整，避免创伤性关节炎，防止肩关节不稳定对关节盂移位大于2 mm、肱骨头存在持续半脱位或不稳定者，合并SSSC损伤者可行手术切开复位内固定术。根据不同的骨折类型，选择前方及后方入路，用拉力螺钉固定骨折。关节内不可遗留任何骨片，以防继发损伤性关节炎。关节囊撕裂者应进行修复。术后患肢以外展架固定。

（3）畸形愈合：以功能锻炼疗法为主。畸形严重已影响关节功能及疼痛明显的，可行关节盂修整术或假体置换术。

⑤ 预后

肩胛盂骨折患者一般预后较佳，只有关节面恢复不良而影响肩关节活动的，多需采取手术等补救性措施。

（四）肩峰骨折

因该骨块坚硬且骨突短而不易骨折，故肩峰骨折（acromion fracture）较少见。

① 致伤机制

主要有以下两种机制：

（1）直接暴力：即来自肩峰上方垂直向下的外力，骨折线多位于肩锁关节外侧。

（2）间接传导暴力：当肩外展或内收位时跌倒，因肱骨大结节的杠杆顶撬作用而引起骨折，骨折线多位于肩峰基底部。

② 临床表现

（1）疼痛：局部疼痛明显。

（2）肿胀：其解剖部位浅表，故局部肿胀显而易见，多伴有皮下瘀血或血肿形成。

（3）活动受限：外展及上举动作受限，无移位骨折者较轻，合并肩锁关节脱位或锁骨骨折者较明显。

（4）其他：除注意有无伴发骨折外，应注意有无臂丛神经损伤。

③ 诊断依据

（1）外伤史：注意外力的方向。

（2）临床表现：以肩峰局部为明显。

（3）X线片：均应拍摄前后位、斜位及腋窝位，可较全面地了解骨折的类型及特点；在阅片时应注意与不闭合的肩峰骨骺相鉴别。

④ 治疗

视骨折类型及并发伤的不同而酌情采取相应的措施。

（1）无移位：将患肢用三角巾或一般吊带制动即可。

（2）手法复位：指通过将患肢屈肘、贴胸后，由肘部向上加压可达复位目的的，可采用肩-肘-胸石膏固定；一般持续固定4～6周。

（3）开放复位内固定术：手法复位失败的，可行开放复位张力带固定。一般情况下不宜采用单纯克氏针固定，以防其滑动移位至其他部位。

⑤ 预后

肩峰骨折患者一般预后良好。如复位不良可引起肩关节外展受限及肩关节周围炎等后果。

（五）喙突骨折

喙突骨折（coracoid fracture）相当少见，主因其位置深在，且易漏诊。

① 致伤机制

（1）直接暴力：多为严重暴力所致，一般与其他损伤伴发。

（2）间接暴力：当肩关节前脱位时，为肱骨头撞击及杠杆作用所致。

（3）肌肉韧带撕脱暴力：肩锁关节脱位时，喙肱肌和肱二头肌短头猛烈收缩或喙锁韧带牵拉，可引起喙突撕脱性骨折，此时骨折片多伴有明显移位。

② 临床表现

因解剖部位深在，主要表现为局部疼痛和屈肘、肩内收及深呼吸时肌肉收缩的牵拉痛。个别病例可合并臂丛神经受压症状。

③ 诊断

除外伤史及临床表现外，主要依据X线片检查，拍摄前后位、斜位及腋窝位。

④ 治疗

无移位及可复位者，可行非手术疗法；移位明显或伴有臂丛神经症状者，宜行探查术、开放复位及内固定术；晚期病例有症状者，也可行喙突切除及联合肌腱固定术。

（六）肩胛冈骨折

肩胛冈骨折多与肩胛体部骨折同时发生，少有单发。诊断及治疗与体部骨折相似。

（七）浮肩

20%的肩胛骨骨折合并同侧锁骨骨折或肩锁关节脱位，称为浮肩损伤（floating shoulder injury，FSI）。如治疗不当，可致肩关节功能障碍。

① 致伤机制

格罗斯（Gross）提出了肩关节上方悬吊复合体的概念，指出其是维持肩关节稳定的重要结构，并解释了其病理意义：SSSC是由锁骨外侧端、肩锁关节及其韧带、肩峰、肩胛盂、喙突及喙锁韧带所组成的环形结构。上方支柱为锁骨中段，下方支柱为肩胛体外侧部和肩胛冈。SSSC一处骨折或韧带损伤时，对其稳定性影响较小，不发生明显的骨折移位或脱位；有2处或2处以上部位损伤时，才会造成不稳定，形成浮肩，并有手术指征。了解SSSC的构成有助于浮肩治疗方案的选择。浮肩中肩胛带由于失去锁骨的骨性支撑悬吊作用，使得肩胛颈骨折移位和不稳定，其移位程度主要取决于同侧锁骨骨折或肩锁关节脱位。当肩关节悬吊的稳定性受到严重破坏时，局部肌肉的拉力和患肢重量将使骨折远端向前、下、内侧旋转移位。这种三维方向的移位可使肩峰及盂肱关节周围肌群的起止关系和结构长度发生改变，造成肩胛带严重短缩，从而导致肩关节外展乏力、活动度下降等功能障碍。

② 诊断

通过X线片，诊断一般并不困难。为了判断损伤程度，除常规前后位外，还应通过肩胛骨外侧穿胸投照侧位。如怀疑肩锁关节损伤，有时还须加拍45°斜位片。CT扫描对准确判断损伤的程度很有价值。

③ 治疗

为恢复肩关节的动力平衡，首先需恢复锁骨的完整性和稳定性。

（1）非手术治疗：适用于肩胛颈骨折移位小于5 mm者，非手术治疗疗效等于或优于手术治疗，且无并发症的风险。患肢制动，8周后开始功能锻炼。

（2）切开复位内固定术：适用于肩胛颈骨折移位大于5 mm或非手术治疗中继发骨折移位者。通常对锁骨进行切开复位内固定术即可。通过完整的喙锁韧带和喙肩韧带的牵拉来达到肩胛颈骨折复位，也可同时进行肩胛颈和锁骨骨折钢板内固定术。肩胛颈部切开复位钢板内固定须防止伤及肩关节囊、旋肩胛肌，特别是小圆肌，以免削弱肩关节的活动范围，尤其是外旋功能。术后患者早期行功能锻炼，最大限度地避免创伤及手术后"冻结肩"的发生。

二、锁骨骨折

锁骨骨折是由于肩部受撞击，暴力传导至锁骨而发生骨折。根据骨折的部位可分为锁骨中段骨折、锁骨外侧骨折和锁骨内侧骨折，锁骨中1/3骨折最常见，其次是外侧1/3骨折，内侧1/3骨折较少见。高能量损伤所致的锁骨骨折可伴有或合并臂丛神经、锁骨下血管损伤以及气胸。锁骨中段或内侧骨折大多数可保守治疗，即使畸形愈合，对功能的影响也不大，锁骨外侧骨折大多需手术治疗。

（一）诊断步骤

1 病史采集

（1）外伤史与损伤机制分析：①摔伤时肩部着地，是最常见的损伤原因。②直接暴力撞击，不常见。③摔倒时手部撑地，暴力传导至锁骨引起骨折，不常见。④肌肉强烈收缩（如癫痫发作或电休克治疗等）引起骨折，罕见。

（2）全身症状：低能量损伤者多不伴有全身症状，高能量损伤者可同时伴有颅脑、颈椎、胸部、同侧肢体及其他部位损伤而出现相应表现。

（3）局部症状：患部疼痛、肿胀，活动伤侧上肢时疼痛加重。患者常将上肢内收于胸前，用健手托着伤侧上肢以缓解疼痛。

（4）既往史：对于怀疑为病理骨折者，应询问是否有肿瘤（特别是肺部肿瘤）病史或锁骨区放疗史。

2 体格检查

（1）全身检查：注意神志与生命体征，特别是高能量损伤者，需检查头颈、胸腹、骨盆、脊柱、四肢是否有损伤。

（2）局部检查：①皮肤。注意是否有伤口，开放性骨折很少见，即使没有伤口，但移位的骨折端可刺伤皮肤，如不及时复位有可能发生皮肤坏死而变为开放骨折。②骨折特征。局部肿胀、压痛、畸形，有异常活动、骨擦感或骨擦音。③血肿。锁骨上窝如有较大血肿形成，甚至进行性增大或有搏动感，提示血管损伤。臂丛神经撕脱也可形成较大血肿。④颈部皮下气肿。提示有胸膜损伤的可能。

（3）伴发或合并损伤的检查：①肋骨骨折或肩胛骨骨折。注意检查是否有畸形、异常活动、骨擦感（音），但阴性体征不能排除骨折的存在。②气胸或血气胸。注意是否有呼吸困难，有时患者因疼痛不敢用力呼吸，听诊时表现为呼吸音减弱，必须双侧对比，气胸者呼吸音消失。③臂丛神经损伤。臂丛神经可因受伤时同时受牵拉或移位的骨折端直接压迫致伤，表现为同侧上肢感觉、运动障碍。④锁骨下动、静脉损伤。不常见，但表现隐匿，桡动脉有搏动不能排除锁骨动脉损伤的可能，需测量双侧上肢的血压以作对比，密切观察上肢动脉血供和静脉回流的变化。⑤纵隔压迫。锁骨内侧端骨折，如骨折端向后方移位，可压迫气管、食管、大血管而出现相应表现，需仔细检查。

3 辅助检查

（1）X线平片：①胸片。一张包括双侧锁骨、肩胛骨的胸部前后位片，可观察到锁骨、肩胛骨、肋骨是否有骨折，是否有气胸、血胸、血气胸或肺挫伤。②锁骨正位片。标准的锁骨正位即锁骨前后位，球管射线向头侧倾斜20°～40°，可显示锁骨全长、骨折部位、形态与移位情况。但对于锁骨外侧端常因曝光过度而显示不清，需调整好参数。③双侧锁骨应力位片。双上肢悬挂5 kg重物后照双侧锁骨标准正位片，主要用于锁骨外侧端骨折患者，了解喙锁韧带、肩锁韧带的完整性，但会加重患者的疼痛和骨折的移位，不作为常规检查。④肩关节腋位片。适用于锁骨外侧1/3骨折，可了解骨折前后方移位和肩锁关节受累情况。⑤肩胛骨正、侧位片。了解是否伴有肩胛骨骨折，对于诊断漂浮肩有重要意义。

（2）CT扫描：单纯锁骨骨折多不需要CT扫描，但在锁骨内侧端骺分离难与胸锁关节脱位鉴别时，或锁骨内侧端骨折向后方移位，X线平片显示不清时，可行CT检查。

（3）血管彩超或血管造影：疑有大血管损伤者行该项检查。

（二）诊断对策

❶ 诊断要点

（1）外伤史。

（2）锁骨骨折的局部体征。

（3）影像学检查：①对于低能量损伤疑有锁骨骨折者，标准的锁骨正位片多能满足诊断的需要。②对于高能量损伤疑有锁骨骨折者，首选照包括锁骨的全胸正位片，根据骨折情况再加照锁骨正位、肩胛骨正侧位等。③对于疑有血管损伤者，行彩超或血管造影检查。

❷ 分型

（1）锁骨骨折分组（Allman分组）。Ⅰ组：锁骨中1/3骨折。Ⅱ组：锁骨外侧1/3骨折。Ⅲ组：锁骨内侧1/3骨折。

（2）锁骨外侧骨折的分型（Craig分型）。Ⅰ型：骨折位于喙锁韧带与肩锁韧带之间，或锥状韧带与斜方韧带之间，骨折无移位或轻微移位，骨折端稳定。Ⅱ型：骨折位于喙锁韧带内侧，近侧骨折端向后，上方移位。根据锥状韧带和斜方韧带的完整性又分为Ⅱ$_A$型（两者均完整）和Ⅱ$_B$型（锥状韧带断裂、斜方韧带完整），但往往需术中探查才能鉴别。Ⅲ型：骨折波及肩锁关节面，喙锁韧带与肩锁韧带完整。Ⅳ型：儿童或青年锁骨远端骨折，近骨折端从骨膜鞘中撕脱，喙锁韧带与锁骨骨膜的连续性完好。Ⅴ型：粉碎骨折，喙锁韧带完整，但仅与锁骨下方骨折碎片相连。

（3）锁骨内侧骨折的分型（Craig分型）。Ⅰ型：无移位骨折，肋锁韧带完好。Ⅱ型：移位骨折，肋锁韧带断裂。Ⅲ型：波及胸锁关节的关节内骨折。Ⅳ型：锁骨内侧端骺分离。Ⅴ型：粉碎骨折。

❸ 鉴别诊断要点

（1）胸锁关节或肩锁关节脱位：锁骨内侧骺分离易误诊为胸锁关节脱位，锁骨外侧骺分离易误诊为肩锁关节脱位，对于锁骨骨骺未闭合者（最迟可到25～30岁才闭合）需注意区分，CT扫描可鉴别。

（2）病理骨折：①锁骨肿瘤。锁骨的原发或转移肿瘤可破坏锁骨，轻微外力可致骨折。②锁骨放射性损伤。锁骨区放疗可使锁骨发生放射性骨炎，易发生病理骨折。

（三）治疗

❶ 锁骨中段骨折的治疗

（1）非手术治疗如下。

1）适应证：①骨折无移位或轻微移位。②不伴有血管神经损伤的简单骨折。③合并

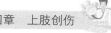

其他病变，不能耐受手术。

2）治疗原则：手法复位外固定。

3）复位方法：①坐位法。患者坐于凳上，保持挺胸姿势，术者双手扶着患者双肩往后牵引，同时用膝顶在患者胸椎上作对抗，使肩胛骨内收。②仰卧位法。患者取仰卧位，背部沿脊柱方向垫一长枕，术者双手扶着患者双肩向后推。

4）固定方法：①胸肩包扎固定：可用"8"字绷带或现成的锁骨固定带固定，也可用其他方法包扎，只要能维持挺胸姿势即可。包扎时需注意松紧要合适，双侧腋部用棉垫垫好，以免压迫血管神经。②手托悬吊：如锁骨骨折在非利手侧，无移位或轻微移位，可仅用手托悬吊患肢，患者更容易耐受。

5）随访及注意事项：①复位固定后需注意是否有血管神经受压表现。②患者卧床时需取仰卧位，且需在背部沿脊柱方向垫一长枕，以保持挺胸姿势，禁止患侧卧位。③如无特殊不适，可在第2、第4、第6周复查，注意有无神经血管受压表现。复查X线片，了解骨折有无继发移位和愈合情况。④骨折临床愈合后（活动时不痛，骨折处没有异常活动）可去除外固定，一般需4~6周。

6）功能康复：①锁骨复位固定后，一般不需严格限制患肢的活动，可照常写字、敲键盘等，但不能用患肢持重或支撑身体（如骑自行车等）。②肩关节功能锻炼：仰卧位作肩关节前屈、上举、外旋等活动，但不建议做钟摆样运动。③去除外固定后，患肢可恢复日常生活中不负重的活动，6周后可部分持重，12周后可恢复重体力劳动和对抗性的体育活动。

7）并发症：①骨折不愈合。发生率较低，与固定方式无关，骨折粉碎或复位不佳者容易发生，需手术治疗。②骨折畸形愈合。非手术治疗容易出现畸形愈合，锁骨成角、短缩畸形主要影响外观，对功能影响不大，治疗前应向患者交代清楚。③胸廓出口综合征。骨折畸形愈合或骨痂生长过度可压迫臂丛神经和锁骨下动静脉。

（2）手术治疗如下。

1）手术指征：①绝对指征。a.开放骨折；b.骨折短缩在2 cm以上；c.骨折端有软组织嵌插，闭合复位失败；d.伴有血管神经损伤；e.伴有胸肩关节分离。②相对指征。a.骨折移位超过2 cm；b.漂浮肩；c.双侧锁骨骨折；d.伴有同侧上肢骨折；e.多发伤患者；f.伴有神经系统疾病，如帕金森病、癫痫或脑外伤等；g.预期需较长时间卧床者；h.不能耐受外固定包扎者；i.不能接受畸形愈合后出现的外观改变者。

2）手术时机：①急诊手术。开放骨折或合并神经血管损伤者，如无手术禁忌均应急诊手术。②限期手术。全身情况不稳定者，应先处理其他紧急情况，病情稳定后再行手术。闭合骨折也可在伤后7~10天内手术。

3）手术方式及其评价：①闭合复位，经皮穿针内固定。a.适应证：骨折端没有严重粉碎或移位的简单骨折；闭合复位成功后外固定不能维持复位或不能耐受外固定包扎。b.方法：手法整复骨折，也可用巾钳把持远、近骨折端协助骨折复位，如复位困难可于骨折端作小切口，仅显露骨折端，直视下整复骨折。复位后经皮自远端向近端穿1枚克氏针固定骨折端。c.优点：对骨折端的血供干扰少，有利于骨折愈合。d.缺点：难以达到解剖复位；经皮穿针的技术要求较高，有误伤与锁骨毗邻的血管、神经、胸膜等结构的风险；术中透视时间较其他方法长。②切开复位内固定。a.适应证：骨折严重粉碎或明显移位，闭合复位失败；有血管神经损伤表现，需同时探查；拟用接骨板等内固定物进行固定。b.优点：骨折端显露充分，有利于整复骨折；可同时探查邻近组织器官情况。c.缺点：需较广泛地剥离软组织，影响骨折端血供，有引起骨折不愈合的风险；手术瘢痕较明显，影响外观。

4）固定器材的选择与评价：①髓内针可选择克氏针，针头带螺纹者更佳。a.优点：微创，对骨折端血供影响小；价格低廉；二次手术取出较简单。b.缺点：固定不够牢靠；容易滑移，穿破邻近重要组织器官或退针；针尾刺激、感染。②接骨板可选择3.5 mm系列1/3管状接骨板、重建接骨板或有限接触动力加压接骨板（LC-DCP）。a.优点：可提供稳定的固定，特别是能很好地控制旋转，有利于早期进行功能锻炼；重建接骨板塑形性较好，尤其适用于偏外侧的锁骨中段骨折。b.缺点：需广泛剥离软组织，影响骨折端血供；对局部软组织条件要求较高；需二次手术取出；手术瘢痕较明显。③记忆合金抱骨器根据术前X线片选择合适长度和直径的抱骨器。a.优点：操作简单、快捷，无须广泛剥离软组织。b.缺点：固定的稳定性不及接骨板；不能塑形；对局部软组织条件要求较高；二次手术取出较困难。④外固定架对于开放骨折，软组织条件差或移位的骨折端（块）将要刺破皮肤，且皮肤有广泛擦挫伤，可能发生坏死者，可选用外固定架固定。a.优点：微创，操作简单、快捷；便于观察伤口和换药。b.缺点：护理不便；针道感染。

5）术前专科准备：①影像学检查。锁骨正位平片，必要时行锁骨下血管彩超或造影检查。②术前计划与器材准备。仔细评估骨折形态和软组织状况，确定手术方案，准备好相应的复位与固定的器材。

6）麻醉与体位麻醉：可选择颈丛神经阻滞或气管插管全身麻醉。体位可采用平卧位或沙滩椅体位，后者更有利于术中透视与照片。

7）闭合复位、经皮穿针内固定的操作要点与注意事项：①手法整复骨折。②透视观察骨折复位满意后，在锁骨外侧端进针，在透视下从外向内贯穿固定骨折端，注意控制好针的位置、方向和深度，特别是穿出锁骨内侧时，必须要有透视监测，以免损伤邻近重要结构，针尾要折弯，以免向内侧滑移。

8）切开复位内固定的操作要点与注意事项：①以骨折端为中心沿锁骨走行作切口，切开皮肤达颈阔肌深面才向切口两侧剥离，以保证皮瓣足够厚。②切开骨膜表面的筋膜，向两侧掀起一层薄的筋膜瓣。此处有来自颈丛感觉支的皮神经横跨锁骨，切断后一般没有不良后果，但在锁骨中外1/3交界处的一支较为粗大，切断后会出现锁骨下区麻木，部分患者出现创伤性神经瘤疼痛，应尽可能保护好。由于该神经横跨术野，往往影响操作而不得不切断，故术前应向患者交代清楚。③剥离骨膜，显露清理骨折端。应尽可能控制骨膜剥离的范围，只要能满足整复骨折的要求即可，即使用接骨板固定者也不必全程剥离骨膜，只需剥离放置接骨板一侧的骨膜即可，或将接骨板放置在骨膜表面。

9）整复固定骨折：①用髓内针固定者，自骨折端向锁骨外侧穿针，然后整复骨折，再从外向内贯穿骨折端达锁骨内侧，注意控制好针的位置、方向和深度，特别是穿出锁骨内侧时，应有透视监测，以免损伤邻近重要结构，针尾要折弯，以免向内侧滑移。②用接骨板固定者，先整复骨折，注意纠正短缩、成角和旋转畸形。对于横形、斜形或有蝶形骨折片的骨折，须达到解剖复位，横形或短斜形骨折，用LC-DCP作骨折端加压固定；长斜形骨折或有蝶形骨折片者，可先用拉力螺钉固定骨折端或蝶形骨片，再以中和的方式放置接骨板，也可通过接骨板的螺孔上拉力螺钉。对于有多个碎骨片的粉碎骨折，不应为求解剖复位而逐一剥离整复碎骨片，也不宜使用钢丝结扎固定，复位的重点是纠正短缩畸形，然后用较长的接骨板（最好选择重建板，因其较容易塑形）以桥接的方式固定骨折。接骨板应放置在锁骨的前上方（张力侧），钻孔时注意控制好方向和深度，避免损伤邻近的血管神经。使用接骨板固定时，内外侧至少各有3枚有效固定的螺钉穿透6层骨皮质，否则容易发生骨折不愈合。严重粉碎骨折可一期行自体髂骨植骨，骨片应填塞至骨折端并压紧，植骨量也不宜过多，否则增生的骨痂会压迫血管神经，引起胸廓出口综合征。③用抱骨器固定者，选择好合适型号的抱骨器后，将其浸泡在冰盐水中，使其充分张开，整复骨折后安放抱骨器，局部敷热盐水使抱骨器复原。④术中照片观察骨折复位固定情况，如有不满意，及时纠正。⑤缝合骨膜，放置胶片或胶管引流，逐层缝合骨膜外筋膜、颈阔肌和皮肤。锁骨表面软组织较薄，放置接骨板或抱骨器后增加切口缝合的张力，须严密缝合好各层软组织，以防切口裂开。

10）术后早期处理：①体位无特别限制，应鼓励患者早期下床活动，卧床时可取仰卧或半坐卧位。②短期预防性应用抗生素。③拔引流后复查照片，了解骨折复位固定情况。④手托悬吊患肢1~2周，以减轻疼痛。⑤术后7~10天拆线。

11）随访与功能锻炼：①术后第3、第6、第12周各复查一次照片，观察骨折愈合情况。②手托悬吊患肢期间可行肘、腕、手活动锻炼和上肢肌肉等长收缩练习。③去除手托后，可用患肢参与日常生活活动，如刷牙、洗脸、吃饭、穿衣等，但应避免负重。如出现肩关节被动活动受限，可在仰卧位作肩关节前屈上举、外展、外旋等练习。④使用克氏针内固定者，需限制肩部活动，每2周复查一次照片，密切观察其位置，一旦骨折愈合，尽早拔除。⑤X线片显示骨折完全愈合后（一般需6~12周），可恢复患肢各种活动，包括提、举重物和参加体育活动等。⑥接骨板或抱骨器不必常规取出，但内固定物隆起影响外观，且有在接骨板末端发生骨折的风险，绝大多数患者会要求取出。骨折完全愈合后可取出内固定物，取内固定后3个月内禁止参加对抗性体育运动或举重，以免发生再骨折。

② 锁骨外侧1/3骨折的治疗

（1）非手术治疗如下。

1）适应证：Craig Ⅰ、Ⅲ、Ⅳ、Ⅴ型骨折。喙锁韧带完整，如骨折移位不明显，可采用非手术治疗。

2）治疗方法：①手托悬吊患肢；②对症治疗。

3）随访及注意事项：①患肢需悬吊制动至骨折部位疼痛消失，肩胛骨活动时局部没有骨擦感，一般需3~6周。②患肢悬吊期间可行肘、腕、手功能锻炼和上肢肌肉等长收缩练习，避免持重或负重。③Craig Ⅲ型骨折晚期可能发生肩锁关节创伤性关节炎，部分患者疼痛严重而需手术治疗，早期应向患者交代清楚。④Craig Ⅳ型骨折，特别是儿童患者，有较强的塑形能力，即使有较明显的移位也可先行非手术治疗。

（2）手术治疗如下。

1）适应证：①Craig Ⅱ型骨折。②Craig Ⅳ型骨折，移位严重，手法复位失败，或年龄偏大，预期难以塑形。③Craig Ⅴ型骨折，内侧骨折端移位明显。

2）手术原则与方法：①骨折切开复位内固定。内固定可选择钩状接骨板、重建接骨板、克氏针钢丝张力带。②重建喙锁间隙的稳定性。喙锁韧带断裂者需予以修复或重建，可直接缝合或用骨锚缝合，如断端无法缝合，可行喙肩韧带或联合腱移位重建喙锁韧带，同时用螺钉、粗线或其他内固定器材固定喙锁间隙。

3）内固定器材的选择与评价：①钩状接骨板几乎适用于所有锁骨外侧端骨折。a.优点：按照锁骨外侧的解剖形状进行设计，可提供稳定的固定。b.缺点：软组织剥离范围较广；占据了肩峰下间隙，可能引起肩峰撞击综合征或肩袖磨损；价格较高。②重建接骨板适用于锁骨外侧远端骨折块较大者。a.优点：可根据锁骨的外形进行塑形，固定稳定。b.缺点：软组织剥离范围较广；应用范围有限，要求锁骨外侧至少能用2枚螺钉进行有效固定。③克氏针钢丝张力带适用于锁骨外侧简单骨折。a.优点：可有效固定细小骨折块；无须广泛剥离软组织；价格低廉。b.缺点：对粉碎骨折的固定效果差；克氏针容易滑移、退针；钢丝和克氏针有断裂的风险，导致内固定失效。

4）术前专科准备：①影像学检查。锁骨正位、肩关节腋位平片，疑有喙锁韧带断裂者加照双侧锁骨应力位片。②术前计划与器材准备。

5）麻醉与体位：同锁骨中段骨折，选择气管内全麻和沙滩椅体位更佳。

6）手术操作要点与注意事项：①切开在肩锁关节与喙突连线的中点、沿Langer线（皮纹线）自锁骨后缘至喙突作纵切口，切开至三角肌斜方肌筋膜后向两侧剥离皮瓣，沿锁骨方向切开筋膜，显露骨折端和肩锁关节。②探查注意骨折形态、喙锁韧带完整性和肩锁关节受累情况。③骨折复位固定清理骨折端，整复骨折，选择合适的内固定器材进行固定。对于Craig Ⅳ型骨折，特别是儿童、青少年患者，其骨膜较厚，整复骨折后缝合骨膜鞘即可，无须使用特殊内固定器材。④关闭切口：注意需仔细缝合骨膜和三角肌斜方肌筋膜，对维持骨折端前后方稳定性有重要作用。

7）术后早期处理：手托悬吊患肢3周，余同锁骨中段骨折。

8）随访与功能锻炼：①复查照片、制动与功能锻炼方案同锁骨中段骨折。②术后3个月取出固定喙锁间隙的内固定物。③术后6个月内避免提、举重物和参加对抗性体育活动。

❸ 锁骨内侧1/3骨折的治疗

（1）非手术治疗如下。

1）适应证：①骨折无移位或虽有移位但无血管、神经、气管受压表现。②Craig Ⅳ型骨折。

2）治疗方法：①手托悬吊患肢至局部症状缓解。②Ⅳ型骨折手法复位后用"8"字锁骨固定带固定3~4周。③对症治疗。

（2）手术治疗。

1）适应证：①骨折向后方移位产生压迫症状。②骨折合并副神经瘫痪。③Craig Ⅳ型骨折闭合复位失败。

2）手术原则：①骨折切开复位固定。固定器材可选择接骨板、骨锚、记忆合金抱骨器，但应避免使用克氏针，因其容易滑移穿破邻近重要结构而产生致命性后果，钢丝容易失效，也不主张使用。②重建肋锁间隙稳定性。

3）术前专科准备：①影像学资料，如锁骨正位平片、CT。②有明显压迫表现者，需与胸科医生联系好，做好开胸手术的准备。

4）麻醉与体位：气管内全麻，平卧位。

5）手术操作要点与注意事项：①沿锁骨内侧至胸锁关节切开。②显露骨折端，探查肋锁韧带完整性和胸锁关节受累情况。③整复与固定骨折，如用接骨板作固定，钻钉孔及上螺钉时需注意保护好邻近重要结构。④Craig Ⅳ型骨折复位后仅缝合骨膜鞘即可，无须特殊内固定。⑤修复或重建肋锁韧带。⑥关闭切口。

6）术后处理、随访与功能锻炼：同"锁骨中段骨折"。

（四）并发症的观察与处理

1 神经血管损伤

高能量损伤致锁骨骨折的同时可引起臂丛神经及锁骨下动静脉损伤，移位的骨折端也可能压迫神经血管，受伤后即出现同侧上肢神经功能或血循环障碍，在手术处理骨折时需探查神经血管，根据损伤情况作相应处理。锁骨骨折后发生的胸廓出口综合征往往是骨折畸形愈合或过度生长的骨痂压迫神经血管所致，如保守治疗无效则需手术松解神经血管，必要时行锁骨截骨矫形。

2 骨折畸形愈合

保守治疗者多见，与复位不良、固定不牢固等有关，主要影响外观，对功能影响不大，向患者解释清楚，一般无须特殊处理。如有明显压迫症状，特别是内侧1/3骨折畸形愈合压迫后方重要结构，需手术治疗。

3 骨折不愈合

锁骨骨折治疗后4~6个月仍无愈合迹象，可诊断为不愈合，常见于锁骨中段骨折和Ⅱ型锁骨外侧端骨折。骨折不愈合如无自觉症状，无须特殊处理，如有功能障碍或疼痛等，可行局部电刺激治疗，也可行切开植骨内固定术或锁骨切除术。

4 内植物相关并发症

主要是使用克氏针固定骨折后，克氏针滑移损伤邻近重要结构，甚至穿破胸膜、肺、大血管、心脏，因此使用克氏针固定锁骨后需限制肩部活动，且要密切监视克氏针的位置，一旦骨折愈合则尽早拔除。

安放内植物时也可能损伤邻近重要结构，小心操作和术中透视监测可降低此并发症的风险。内植物其他并发症如松动折断、失效、伤口裂口、感染等也可能发生于锁骨骨折内固定术后，需二期翻修手术。

5 创伤性关节炎

发生于累及肩锁关节和胸锁关节的骨折，主要表现为疼痛，症状严重、保守治疗无效者可行锁骨远端或锁骨近端切除术。

三、锁骨两端骨折

（一）锁骨远端骨折

锁骨远端骨折（distal clavicle fracture）与锁骨中段骨折不同，由于涉及肩锁关节，治疗有其特殊性。

1 分类及病理最常用为Neer分型

（1）Neer Ⅰ 型：附着于骨折近端的喙锁韧带保持完整。

（2）Neer Ⅱ 型：附着于骨折远端的喙锁韧带与近折端断裂分离，又分为两个亚型。①ⅡA型：锥状韧带和斜方韧带都保持完整，且两者均位于远端骨折块，骨折常在锁骨中远1/3交界处产生一短斜形骨折线。②ⅡB型：锥状韧带断裂，斜方韧带附着于远端骨折块保持完整，骨折线常在锥状韧带断裂和斜方韧带附着之间，较ⅡA型更垂直锁骨，也位于锁骨更远端。

（3）Neer Ⅲ 型：骨折累及肩锁关节面。

由于喙锁韧带无损伤，Neer Ⅰ 型和Ⅲ型属稳定型骨折。Ⅱ型骨折由于失去喙锁韧带对骨折近端的牵拉，骨折不稳定，易移位，非手术治疗不愈合率为30%，需二期切除锁骨远端以解除疼痛。

（4）Ⅳ型：Craig在此基础上又增加了Ⅳ型−儿童远端骨折伴骨膜脱套伤，骨折内侧端从骨膜袖脱出并骑跨重叠，骨膜袖中会填充新骨，锁骨重塑形。

（5）Ⅴ型：锁骨远端粉碎性骨折，喙锁韧带与远、近骨折端均不相连，而与粉碎性骨折块相连，较Ⅱ型更不稳定，不愈合率更高。

2 诊断

除常规前后位及侧位X线片外，还需要判断有无合并韧带损伤。Neer建议在摄前后位片时必须包括双侧肩关节，每侧腕关节悬吊5 kg重物，如锁骨近端与喙突间距增大，提示有附着于骨折近端的韧带损伤。X线片不能正确诊断时，可用CT扫描进一步明确诊断。

3 治疗

根据骨折类型选用相应的治疗方案：

（1）非手术治疗：适用于稳定的Neer Ⅰ 型和Ⅲ型骨折，包括手法复位、肩肘吊带或肩胸石膏固定6周。去除固定后行肩部理疗及功能锻炼。对于发生于儿童的Ⅳ型骨折，因儿童锁骨外侧端骨膜鞘大多完整，具有很强的愈合和塑形能力，非手术治疗效果满意，复位后用"8"字带固定3~4周。

（2）手术治疗：主要用于不稳定的NeerⅡ型骨折和Ⅴ型骨折，非手术治疗后出现肩锁关节创伤性关节炎的Ⅲ型骨折。手术技术分为四大类：①单纯骨折固定技术：采用克氏针张力带、小T钢板及锁骨钩钢板固定骨折。术中一般不修复或重建喙锁韧带，骨折愈合即可维持肩锁关节稳定。②喙突锁骨间固定：将骨折近端与喙突坚固固定，从而起到骨折复位作用，可用螺钉、钢丝张力带、微型骨锚等固定，一般不修复或重建喙锁韧带。③喙锁韧带动力性重建：行喙突尖移位重建喙锁韧带（Dewar手术），或术中发现锁骨远端骨折块较小且粉碎严重而无法保留时，可一期行Weaver-Dunn手术，即切除锁骨远端并将联合腱外侧1/2部分进行喙锁韧带重建。④锁骨外端切除术：多用于骨不连或后期合并创伤性关节炎的Ⅲ型骨折。切除锁骨远端1.5 cm以内对肩锁关节的稳定性无明显影响。

④ 预后

手术和非手术效果均较好，但非手术治疗所致的骨折畸形愈合及不愈合率较高。

（二）锁骨内侧端骨折

锁骨内侧骨折是由间接暴力作用于锁骨外侧而导致的内侧骨折。如肋锁韧带完整并与锁骨骨折外端相连，骨折移位程度轻或无移位。在常规X线前后位片上，锁骨内侧与肋骨、椎体及纵隔影重叠，常与胸锁关节相混淆。锁骨内侧端骨折易漏诊，尤其是儿童锁骨内侧骨骺损伤，CT扫描有助于诊断。多数患者进行上肢悬吊即可，若合并血管神经损伤行探查时，骨折处应行内固定，以解除血管神经压迫。对锁骨内侧端骨折多数不建议用金属针固定，因若针游走，可出现严重后果。

四、肱骨近端骨折

肱骨近端骨折（proximal humerus fracture）多发于老年患者，骨质疏松是骨折多发的主要原因。年轻患者多为高能量创伤所致。目前最为常用的为Neer分型，将肱骨近端骨折分为4个主要骨折块：关节部或解剖颈、大结节、小结节、骨干或外科颈。并据此将移位的骨折分为2部分、3部分及4部分骨折。此外，常用的还有AO分类基于损伤和肱骨头缺血坏死的危险性，将骨折分为A（关节外1处骨折）、B（关节外2处骨折）及C（关节内骨折）三大类，每类有3个亚型，分类较为复杂。以下仍结合传统分类进行分述。

（一）肱骨大结节骨折

根据骨折的移位情况，肱骨大结节骨折（greater tuberosity fracture of the humerus）可分3种类型，少数为单独发生，大多系肩关节前脱位时并发。因此，对其诊断应从关节脱位角度加以注意。

① 致伤机制

（1）直接暴力：指平地跌倒肩部着地、重物直接撞击，或肩关节前脱位时大结节碰击肩峰等。骨折以粉碎型居多，但少有移位者。

（2）间接暴力：跌倒时由于上肢处于外展外旋位，致使冈上肌和冈下肌突然收缩，以致大结节被撕脱形成伴有移位，和暴力较小相比，骨折可无明显移位。

② 临床表现

如伴有肩关节脱位，还未复位的，则主要表现为肩关节脱位的症状与体征。已复位或未发生肩关节脱位的，则主要有以下几种表现。

（1）疼痛：于肩峰下方有痛感及压痛，但无明显传导叩痛。

（2）肿胀：由于骨折局部出血及创伤性反应，显示肩峰下方肿胀。

（3）活动受限：肩关节活动受限，尤以外展外旋时最为明显。

③ 诊断

主要依据：外伤史、临床表现和X线片检查（可显示骨折线及移位情况）。

④ 治疗

根据损伤机制及骨折移位情况不同，其治疗方法可酌情掌握。

（1）无移位：上肢悬吊制动3～4周，而后逐渐功能锻炼。

（2）有移位：先施以手法复位，在局麻下将患肢外展，压迫骨折片还纳至原位，之后在外展位上用外展架固定。固定4周后，患肢在外展架上功能活动7～10天，再拆除外展架让肩关节充分活动。手法复位失败的年轻患者大结节移位大于5 mm，老年患者大于10 mm，可在臂丛麻醉下行开放复位及内固定术。

⑤ 预后

肱骨近端骨折患者预后一般良好。

（二）肱骨小结节撕脱骨折

除与肩关节脱位及肱骨近端粉碎性骨折伴发外，单独发生肱骨小结节骨折（lesser tuberosity fracture of the humerus）者罕见。

① 发生机制

为肩胛下肌突然猛烈收缩牵拉所致，并向喙突下方移位。

② 临床表现

主要表现为局部疼痛、压痛、肿胀及上肢外旋活动受限等，移位明显的可于喙突下方触及骨折片。

③ 诊断

除外伤史及临床症状外，主要依据X线片进行诊断。

④ 治疗

（1）无移位：上肢悬吊固定3～4周后即开始功能锻炼。

（2）有移位：将上肢内收、内旋位制动多可自行复位，然后用三角巾及绷带固定4周左右，复位失败且移位严重者，可行开放复位及内固定术。

（3）合并其他骨折及脱位：将原骨折或脱位复位后，多可随之自行复位。

（三）肱骨头骨折

临床上肱骨头骨折（humeral head fracture）较为少见，但其治疗甚为复杂。

① 致伤机制

与直接暴力所致的肱骨大结节骨折发生机制相似，即来自侧方的暴力太猛，可同时引起大结节及肱骨头骨折；或是此暴力未造成大结节骨折，而是继续向内传导以致引起肱骨头骨折。前者骨折多属粉碎状，而后者则以嵌压型多见。

② 临床表现

因属于关节内骨折，临床症状与前两者略有不同。

（1）肿胀：肩关节弥漫性肿胀，范围较大，主要是局部创伤反应及骨折端出血积于肩关节腔内所致，嵌入型则出血少，因而局部肿胀也轻。

（2）疼痛及传导叩痛：除局部疼痛及压痛外，叩击肘部可出现肩部的传导痛。

（3）活动受限：活动范围明显受限，粉碎性骨折患者受限更严重，骨折嵌入较多、骨折端相对较为稳定的，受限则较轻。

③ 诊断

依据外伤史、临床症状及X线片诊断多无困难，X线片应包括正侧位，用来判定骨折端的移位情况。

④ 治疗

根据骨折类型及年龄等因素不同，对其治疗要求也有所差异。

（1）嵌入型：无移位的仅以三角巾悬吊固定4周左右。有成角移位的应先行复位，青壮年患者以固定于外展架上为宜。

（2）粉碎型：手法复位后外展架固定4～5周。手法复位失败时可将患肢置于外展位牵引3～4周，并及早开始功能活动。也可行开放复位及内固定术，内固定物切勿突出到关节腔内，以防继发创伤性关节炎。开放复位后仍无法维持对位或关节面严重缺损（缺损面积超过50%）的，可采取人工肱骨头置换术，更加适用于年龄60岁以上的老年患者。

（3）游离骨片者：手法复位一般难以还纳，可行开放复位；对难以还纳者，可将其摘除。

（4）晚期病例：对于晚期病例应以补救性手术为主，包括关节面修整术、肱二头肌腱的腱沟修整术、关节内游离体摘除术、肩关节成形术及人工肩关节置换术等。

（四）肱骨近端骨骺分离

肱骨近端骨骺分离（separation of the proximal humeral epiphysis）在骨闭合前均可发生，但以10～14岁学龄儿童多见，易影响到肱骨的发育，应引起重视。

1 致伤机制

肱骨近端骨骺一般于18岁前后闭合，在闭合前该处解剖学结构较为薄弱，可因作用于肩部的直接暴力，或通过肘、手部向上传导的间接暴力而使骨骺分离。外力作用较小时，仅使骨骺线损伤，断端并无移位；作用力大时，则骨骺呈分离状，且常有1个三角形骨片撕下。根据骨骺端的错位情况可分为稳定型与不稳定型，前者则指骨骺端无移位或移位程度较轻者；后者指向前成角大于30°，且前后移位超过横断面1/4者，此多见于年龄较大的青少年。

2 临床表现

肱骨近端骨骺分离与一般肱骨外科颈骨折相似，患者年龄多在18岁以下，为骨骺发育期，个别病例可达20岁。

3 诊断

主要根据外伤史、患者年龄、临床症状及X线片所见等进行诊断。无移位的则依据于骨骺线处的环状压痛、传导叩痛及软组织肿胀阴影等。

4 治疗

根据骨骺移位及复位情况而酌情灵活掌握。

（1）无移位：一般悬吊固定3～4周即可。

（2）有移位：先行手法复位。多需在外展、外旋及前屈位状态下将骨骺远折端还纳原位，之后以外展架固定4～6周。手法复位失败而骨骺端移位明显（横向移位超过该处直径1/4时），且不稳定型者则需开放复位，之后用损伤较小的克氏针2～3根交叉固定，并辅助上肢外展架固定，术后3周拔除。

5 预后

肱骨近端骨骺分离患者一般预后良好。错位明显，或外伤时骨损伤严重的，则有可能出现骨骺发育性畸形，主要表现为上臂缩短（多在3 cm以内）及肱骨内翻畸形，但在发育成人后大多被塑形改造而消失。

（五）肱骨外科颈骨折

肱骨外科颈骨折（surgical neck fracture of the humerus）较为多见，占全身骨折的1%左右，多发于中老年患者。该年龄的患者此处骨质大多较为疏松、脆弱，易因轻微外力而引起骨折。

1 致伤机制及分型

因肱骨骨质较薄，较易发生骨折。根据外伤时机制不同，所造成的骨折类型各异；临床上多将其分为外展型及内收型两类，实际上还有其他类型，如粉碎型等。Neer分型也较为常用。

（1）外展型：跌倒时患肢呈外展状着地，由于应力作用于骨质较疏松的外科颈部而引起骨折。骨折远侧端全部、大部或部分骨质嵌插于骨折的近侧端内。多伴有骨折端向内成角畸形，临床上最为多见。

（2）内收型：指跌倒时上肢在内收位着地时所发生的骨折，在日常生活中此种现象较少遇到。在发生机制上，患者多处于前进状态下跌倒，以致手掌或肘部由开始的外展变成内收状着地，且身体多向患侧倾斜，患侧肩部随之着地。因此，其在手掌及肘部着地，或肩部着地的任何一种外伤机制中发生骨折。此时骨折远端呈内收状，而肱骨近端则呈外展外旋状，以致形成向前、向外的成角畸形。了解这一特点，将有助于骨折的复位。

（3）粉碎型：更为少见。是外来暴力直接打击所致，移位方向主要取决于暴力方向及肌肉的牵拉力。此型在治疗上多较复杂，且预后不如前两者为佳。

② 临床表现

肱骨外科颈骨折与其他肩部骨折的临床表现大致相似，但其症状多较严重。

（1）肿胀：因骨折位于关节外，局部肿胀较为明显，内收型及粉碎性骨折患者更为严重。可有皮下瘀血等。

（2）疼痛：外展型者较轻，其余二型多较明显，活动上肢时更为严重，同时伴有环状压痛及传导叩痛。

（3）活动受限：内收型和粉碎型患者最为严重。

（4）其他：应注意有无神经血管受压或受刺激症状；错位明显者患肢可出现短缩及成角畸形。

③ 诊断

（1）外伤史：多较明确，且好发于老年患者。

（2）临床表现：均较明显，易于检查。

（3）X线片检查：需拍摄正位及侧位片，并以此决定分型及治疗方法的选择。

④ 治疗

（1）年迈、体弱及全身情况欠佳者：局麻下手法复位，之后以三角巾制动，或对肩部宽胶布及绷带固定。这类病例以预防肺部并发症及早期功能活动为主。②骨折端轻度移位者：局麻后将患肢外展、外旋位置于外展架上（外展60°～90°，前屈45°），在给上肢石膏塑形时或塑形前施以手法复位，主要纠正向外及向前的成角畸形。操作时可让助手稍许牵引患肢，术者一手在骨折端的前上方向后下方加压，另一手掌置于肘后部向前加压，这样多可获得较理想的复位。X线片或透视证实对位满意后，将患肢再固定于外展架上。

（2）骨折端明显移位者：需将患肢置于上肢螺旋牵引架上，一般多采取尺骨鹰嘴骨牵引，或牵引带牵引，在臂丛麻醉或全麻下先行手法复位，即将上肢外展、外旋。并用上肢过肩石膏固定，方法与前述相似。X线片证明对位满意后再以外展架固定，并注意石膏塑形。

（3）手法复位失败者：①牵引疗法。即尺骨鹰嘴克氏针牵引，患肢置于外展60°～90°，前屈30°～45°位持续牵引3～5天。拍片显示已复位者，按2法处理。复位欠佳者，应按3法再次手法复位及外展架固定。此时因局部肿胀已消退，复位一般较为容易。对位仍不佳者，则行开放复位和内固定术。②开放复位和内固定术。用于复位不佳的青壮年及对上肢功能要求较高者，可行切开复位及内固定术，目前多选用肱骨近端锁定钢板或支撑钢板内固定，以往多选用多根克氏针交叉内固定、骑缝钉及螺纹钉内固定术等。操作时不能让内固定物进入关节，内固定不确实者应加用外展架外固定。③肱骨颈粉碎性骨折。由于复位及内固定均较困难，非手术治疗时宜行牵引疗法。在尺骨鹰嘴克氏针牵引下，肩外展及上臂中立位持续牵引3～4周，而后更换三角巾或外展架固定，并逐渐开始功能活动。牵引重量以2～3 kg为宜，切勿过重。在牵引过程中可拍片观察。对于老年患者，若能耐受手术，首选切开复位肱骨近端锁定钢板内固定术，也可一期行人工肩关节置换术。④合并大结节撕脱者。在按前述诸法治疗过程中多可自行复位，一般无须特殊处理。不能复位者可行钢丝及螺丝钉内间定术。采用肱骨近端锁定钢板内固定时，复位后用钢板的近端压住大结节维持复位，并用螺钉固定。

5 预后

肱骨外科颈骨折一般预后良好，肩关节大部功能可获恢复。老年粉碎型、有肱骨头缺血坏死及严重移位而又复位不佳的骨折，预后欠佳。

（六）肱骨近端骨折的手术治疗

1 开放复位内固定术

（1）手术适应证：适用于手法复位失败及移位严重，以及对上肢要求较高者。实际上，近年由于内固定设计及手术技术的进步，加上内固定后肩关节可以早期功能锻炼，开放复位内固定术的手术适应证已大为拓宽，这是目前骨折治疗的趋势。对于具体病例可参照AO手术指征，即切开复位内固定患者主要包括年轻患者，或者活动量较大的老年患者，合并下列至少一种骨折情况：结节移位超过5 mm；骨干骨折块移位超过20 mm；肱骨头骨折成角大于45°。决定是否手术时，患者的功能期望是非常重要的考虑因素。年轻患者希望重新达到受伤前的水平，活动量较大的老年患者希望能继续进行伤前的体育活动，其他患者则希望能恢复正常的日常生活。

（2）手术方法：①胸大肌三角肌入路。切口起自喙突，向肱骨的三角肌方向延伸，在三角肌和胸大肌间隙进入，保护头静脉。将三角肌拉向外侧，切开喙肱筋膜，即可显露骨折端。手术中需注意结节间沟和肱二头肌长头腱的位置，这是辨认各骨折块和复位情况的参考标志。②经三角肌外侧入路。用于单独的大、小结节骨折及肩袖损伤。切口起自肩峰前外侧角的远端，向下不超过5 cm（为防止腋神经损伤），沿三角肌前束和中间束分离达到三角肌下滑囊。

（3）内固定方法及种类：①肱骨近端锁定钢板内固定。锁定钢板是目前最新的内固定器材，为解剖型设计，有独特的成角稳定性，并有缝合肩袖的小孔设计，尤其适用于骨骼粉碎严重及肱骨近端骨质疏松患者。②经皮微创接骨术（minimal invasive percutaneous osteosynthesis，MIPO）。通过肩外侧横形小切口经三角肌插入锁定钢板，通过间接复位方法完成骨折内固定。可降低出血量，减少软组织剥离，保护肱骨头血运，有利于肩关节功能恢复，降低骨不连及肱骨头坏死等并发症。③髓内钉。主要用于外科颈及干骺端多段骨折，而大小结节完整者，也可用于病理性骨折固定。④其他常用的还有支撑钢板及螺钉，以三叶草钢板首选。较陈旧的内固定，如多根克氏针交叉内固定、骑缝钉现已基本不用。

2 肱骨近端粉碎性骨折的手术治疗

主要指 Neer 分类中的三部分和四部分骨折，或 AO 分型中 $C_1 \sim C_3$ 骨折，应首选切开复位内固定术进行肱骨近端重建。考虑到术中肱骨头不能重建、术后有复位丢失及肱骨头缺血坏死等因素，老年患者也可一期行半肩关节置换术。

五、肩袖损伤

肩袖随着年龄的增长及肩部的劳损，逐渐发生退行性变化，因此肩袖损伤（rotatory cuff injury）多见于40岁以上的中年人。青壮年发生肩袖损伤的多由严重外伤引起，如运动员等。完全性肩袖撕裂少见于20岁之前。

（一）致伤机制及分型

肩袖损伤多为间接暴力所致。最常见的创伤机制是患者跌倒、臂伸直位着地或手臂外展抵挡下落的重物。此时由于肩袖肌突然强烈地收缩而造成肩袖的撕裂。按损伤程度可分为部分断裂和完全性断裂。部分断裂以冈上肌腱最多见，可表现为肩袖关节面的撕裂、滑囊面的撕裂、肩袖组织内部平裂或肩袖组织内部的纵形裂，但肩关节腔与肩峰下滑囊无直接沟通。完全断裂是整层肌腱袖的撕裂，肩关节腔与肩峰下滑囊直接沟通。断裂可呈横形纵形或"L"形撕裂，同时伴有冈上肌腱的回缩和肩袖的广泛撕脱。

（二）临床表现

伤后肩部疼痛、肿胀及肩外展活动受限。肩前部，特别是大结节及三角肌后缘及结节间沟处，压痛，有时向三角肌附着点放射。个别患者于受伤时有撕裂声的感觉。陈旧性肩袖损伤者可伴有明显的肩周肌肉萎缩。无论部分或完全性肩袖断裂往往有明显的体征。当肩关节外展80°～110°时，外展动作突然停止，即肩外展试验阳性，此乃撕裂的肩袖挤压于肩峰下所致。完全断裂时肱骨头的前外方可触及空虚感，尤以消瘦、肌肉薄弱者较明显。局部压痛剧烈，肩主动外展明显受限，而被动活动不受限制。当检查者将伤者肩关节被动外展90°去除扶持，伤臂迅速垂落于体侧，即臂下垂试验阳性，见于肩袖广泛或完全撕裂者。X线片检查显示肱骨头与肩峰距离变小；肩关节造影可显示造影剂经撕裂的肩袖溢出关节。MRI检查对肩袖损伤的诊断也有帮助。有条件行关节镜检查不但可判定是否有破损，还可明确损伤范围及程度。

（三）诊断

（1）外伤史。

（2）肩部疼痛伴主动外展受限，肩外展试验和臂下垂试验阳性。

（3）肩关节造影显示造影剂溢出关节。

（4）MRI显示肩袖撕裂征象。

（5）肩关节镜检查发现肩袖破裂。

（四）治疗

❶ 非手术治疗

适用于肩袖部分断裂者。症状体征较轻的，可采用三角巾悬吊3周，并辅以理疗。症状体征明显者，可采用外展架将肩关节外展90°，前屈30°～45°，外旋30°～40°固定，4～6周去除固定，行肩关节功能锻炼，并辅以理疗和体疗。

❷ 手术治疗

肩袖部分完全撕裂的，一般无自愈机会，应及时手术治疗。手术越早，功能恢复越好。新鲜损伤，无论是纵裂、横裂或"L"形撕裂，均可直接缝合。陈旧性损伤，撕裂断端回缩、缺损大，直接缝合困难时，应行肩袖修补术。可采用阔筋膜编织修补冈上肌腱，或后侧用冈下肌腱的一部分，前侧用肩胛下肌的一部分联合修补冈上肌腱撕裂部分。术后外展架将肩关节固定于外展、前屈及外旋位6～8周。去除外固定后加强肩关节功能锻炼，并辅助进行理疗和体疗。

第二节　尺骨和桡骨近端骨折

一、尺骨鹰嘴骨折

尺骨鹰嘴位于皮下，在直接暴力作用下容易骨折，受到肱三头肌强力收缩牵拉也可以发生骨折。尺骨鹰嘴骨折是肘部常见的骨折，约占肘关节骨折的10%。

（一）诊断及分型

❶ 诊断

Schatzker D型的粉碎性尺骨鹰嘴骨折。

（1）外伤后尺骨鹰嘴处疼痛，肘关节活动障碍。

（2）查体发现肘关节皮下瘀血、瘀斑，皮肤肿胀、压痛，有时可触及骨折断端及骨擦感。

② 分型（Schatzker分型）

（1）简单横形骨折。

（2）横形压缩骨折。

（3）斜形骨折。

（4）粉碎性骨折。

（5）更远端的骨折，关节外骨折。

（6）骨折伴脱位。

（二）治疗

① 保守治疗

大多数尺骨鹰嘴骨折需要手术，但无移位的尺骨鹰嘴骨折可采取保守治疗。一般采用石膏固定于功能位，3～4周去除石膏，开始功能锻炼。

② 手术治疗

对于明显移位、手法复位失败的患者应行手术切开复位。尺骨鹰嘴骨折手术的主要目的是关节面的解剖复位和牢固固定，以便早期功能锻炼，最大限度地恢复肘关节的正常功能。

尺骨鹰嘴骨折手术方法包括克氏针张力带固定、拉力螺钉固定、拉力螺钉张力带固定、钢板固定等。

尺骨鹰嘴骨折手术方式的选择：①稳定的横形骨折可采用克氏针张力带固定。②斜形骨折可采用拉力螺钉固定或拉力螺钉张力带固定。③不稳定的复杂骨折或粉碎性骨折需采用钢板固定，伴有骨缺损的粉碎性骨折在钢板固定的同时应予以植骨。④老年伴严重骨质疏松的粉碎性骨折，涉及滑车切迹不到50%的鹰嘴近端可考虑切除。

二、桡骨头骨折

肘关节由3个相互独立的关节组成：肱尺关节、肱桡关节和上尺桡关节。桡骨头与尺骨近学端的小乙状切迹组成关节，其中一部分参与关节，另一部分不参与关节，不参与关节的区域约占110°的弧度。桡骨头骨折也属于关节内骨折，常由于临床表现不明显而容易漏诊。

桡神经深支在肱桡肌深面斜向外下，从桡骨颈外侧穿过旋后肌纤维深浅二头之间，进入前臂的后方，改名为骨间后神经。该神经在手术时容易损伤，可导致垂腕，因此要特别注意，避免损伤。

（一）临床特点

（1）外伤史，肘外侧疼痛、局部肿胀。

（2）局部压痛，功能障碍，尤其前臂旋后功能受限最明显，偶可触及骨擦感。

（3）临床分型：桡骨头骨折有 Mason 分型、Keonconen 分型、Bakalim 分型、Morrey 分型等，其中 Mason 分型较为经典和常用。桡骨头骨折 Mason 分型：①Ⅰ型，无移位型骨折。骨折线可通过桡骨头边缘或呈劈裂状。②Ⅱ型，移位型骨折。有分离的边缘骨折。③Ⅲ型，粉碎型骨折。可移位、无移位或呈塌陷性骨折。④Ⅳ型，桡骨头骨折伴有肘关节脱位。

（二）治疗

❶ 保守治疗

（1）指征：①无移位或者单纯移位，但对上尺桡关节活动无阻挡的骨折。②骨折范围＜25%、塌陷＜2 mm 的桡骨头可保守治疗。③骨折移位大，但对旋转功能无影响。

（2）方法：患肢用颈腕吊带或石膏进行固定，并在医师指导下开始主动的屈伸、旋前和旋后练习。疼痛缓解后去除外固定，开始活动。一般制动时间为 7～14 天。

❷ 手术方案的适应证

手术方式包括切开复位内固定、桡骨头切除、桡骨头置换等。

（1）切开复位内固定的适应证：移位的非粉碎性骨折，且对旋转有阻挡的患者，特别是关节面骨折累及＞30% 的桡骨头、移位＞2 mm 者，特别是 5 岁以下的 Mason Ⅱ型桡骨头骨折患者。此外，切开复位内固定也适用于处理一些更为复杂的不稳定的骨折脱位，此时恢复关节面的平整对于重建肘关节稳定性非常重要。

（2）桡骨头切除的适应证：主要用于治疗单纯移位的老龄桡骨头粉碎性骨折患者。桡骨头切除仅适应于肘关节稳定的病例，对于功能要求低伴有感染或其他治疗方案失败的患者，也可考虑切除。

（3）桡骨头置换的适应证：移位的桡骨头粉碎性骨折，内固定手术无法获得稳定固定的患者。由于桡骨头切除、畸形愈合或不愈合导致的肘关节不稳也是桡骨头置换的适应证。该患者桡骨头骨折移位明显且影响前臂旋转功能，在伤后 5 天肿胀消退后行桡骨头骨折切开复位内固定术，术后效果良好。

三、肘关节恐怖三联征

肘关节恐怖三联征是指伴有桡骨头和尺骨冠状突骨折的肘关节后脱位，属于肘关节内复杂骨折脱位的一种类型。这类损伤均同时伴有肘内外侧副韧带的撕裂，但不伴有尺骨鹰嘴骨折。多为严重的高能量损伤所致，高处坠落及车祸伤是常见原因，多见于年轻患者。由于损伤后肘关节稳定结构严重破坏，易引起关节不稳定、关节僵硬及关节炎等并发症，预后较差。1996 年霍奇基斯（Hotchkiss）将肘关节后脱位同时伴有桡骨头和尺骨冠状突骨折称为"肘关节恐怖三联征"。

（一）临床表现及分型

① 症状

外伤后肘关节疼痛、肿胀伴肘关节活动受限。

② 体征

（1）患肘局部肿胀及压痛明显。

（2）前臂屈曲、旋转受限。

（3）患肘后方空虚，肘后三角消失，鹰嘴部向后明显突出提示肘关节脱位。

③ 临床分型

冠状突骨折主要有两种分型方法，分别为Regan和Morrey分类法、O'Driscoll分类法，其中Regan和Morrey分类法较为经典。1989年，里根（Regan）和Morrey主要从侧位X线片上将冠突骨折分为三型：Ⅰ型，冠状突尖端的撕脱骨折。Ⅱ型，累及冠状突的高度≤50%。Ⅲ型，>50%的冠状突骨折。Ⅲ$_A$型无肘关节脱位；Ⅲ$_B$型伴有肘关节脱位。

（二）治疗

① 保守治疗

肘关节恐怖三联征通常是高能量损伤所致，骨、韧带结构损伤严重，采用保守治疗的可能性很小。保守治疗的患者必须满足以下条件：

（1）肱尺、肱桡关节活动同心圆性中心复位。

（2）桡骨头骨折块较小（累及关节面不足25%）或骨折无移位，且不影响前臂旋转。

（3）肘关节获得充分的稳定性，能在伤后2～3周开始活动。

（4）冠状突尖骨折块很小。

② 手术治疗

绝大部分肘关节恐怖三联征患者需要接受手术治疗。

（1）治疗原则：①恢复尺骨冠状突稳定性。②桡骨头骨折内固定或金属假体置换恢复外侧柱稳定性，同时修复外侧副韧带等结构。③修补内侧副韧带或应用可活动铰链式外固定支架辅助固定，以利于早期活动。

（2）入路选择原则：①拟行桡骨头置换，可应用外侧入路。②不拟行桡骨头置换，可选用后侧入路，从内、外侧进入肘关节。③若外侧入路固定尺骨冠状突困难，或外侧入路固定后仍存在肘关节外翻不稳定需要修补内侧副韧带，或存在尺神经症状，则附加内侧入路进行手术。也可采用内外侧双入路。

（3）治疗要点：①冠状突骨折的处理。冠状突对于肘关节的稳定性非常关键，即使是很小的骨折块，也可能对肘关节的生物力学产生明显的影响。目前的治疗方法包括拉力螺钉、空心钉固定、前内侧特殊支撑钢板固定、锚钉固定等。②桡骨头骨折的处理。桡骨头骨折复位后采用空心螺钉、Herbert钉固定，伴有桡骨颈骨折者采用微型钢板支持固定，只有桡骨头严重粉碎无法固定时，才考虑切除并金属桡骨头假体置换。③软组织结构修复。

治疗肘关节恐怖三联征应常规行外侧副韧带修复。术中应检查肘关节的稳定性，如果发现有不稳定，则再做内侧切口修复肘内侧副韧带。④可使用同轴圆心铰链外固定支架固定6周，既可稳定肘关节，为骨折愈合、软组织修复提供稳定的环境，又允许早期活动、功能锻炼。

第三节　桡骨远端骨折

桡骨远端对腕关节的功能至关重要，它与腕骨构成桡腕关节，在尺侧与尺骨远端形成下尺桡关节。桡骨远端骨折发生在桡腕关节面近侧2~3 cm范围内，常累及桡腕关节及下尺桡关节。该骨折约占所有骨折的1/6，其中前臂骨折有74%发生在桡骨远端。骨折好发于两个年龄组，即6~10岁和60~69岁。发生于青少年时多为青枝骨折，老年患者更为多见，大多数为低能量暴力所致的骨质疏松性骨折。以往认为桡骨远端骨折采用非手术治疗可以取得满意的疗效，即使骨折畸形愈合，患者仍会保持较好的功能。但近年来随着对这一骨折了解的加深，以及患者对疗效要求的提高，治疗方式也逐渐倾向于采用手术方法恢复关节面的完整以及桡骨远端的正常解剖。

一、临床表现

（一）症状

明确腕部外伤史，跌倒后手掌撑地，伤后患侧腕关节疼痛，活动受限明显。

（二）体征

腕部可见肿胀、瘀斑，有移位的骨折常表现为"银叉畸形"及"枪刺刀畸形"。早期可触及骨折断端间的凹陷及骨擦感，腕关节周围压痛，不能屈伸腕关节。部分患者因骨折移位导致腕管内压力升高，会表现出正中神经损伤的症状，如桡侧三个半指掌侧感觉减退。偶尔还会出现手指的血液循环障碍，尤其是高能量暴力损伤患者。

二、分类及分型

桡骨远端骨折AO分型见表4-1。

表4-1　桡骨远端骨折AO分型

A型：关节外骨折	A_1型：尺骨骨折，桡骨完整
	A_2型：桡骨简单骨折或嵌插骨折，伴背侧旋转，即Colles骨折；伴掌侧旋转，即Smith骨折
	A_3型：桡骨骨折或粉碎骨折

续表

B型：部分关节内骨折	B₁型：桡骨矢状面部分关节内骨折
	B₂型：桡骨背侧缘部分关节内骨折，即Barton骨折，伴腕关节背侧脱位
	B₃型：桡骨掌侧缘部分关节内骨折，即反Barton骨折，伴腕关节掌侧脱位
C型：完全关节内骨折	C₁型：桡骨干骺端及关节内简单骨折
	C₂型：桡骨干骺端粉碎骨折，关节内简单骨折
	C₃型：桡骨关节粉碎骨折，伴干骺端简单骨折或粉碎骨折

三、治疗

桡骨远端骨折治疗目的是恢复桡骨远端的正常解剖结构，包括桡骨远端长度、掌倾角、尺偏角和关节面（包括桡腕关节和下尺桡关节）的平整。

其中，桡骨远端长度与腕关节功能的关系最为密切，要优先予以恢复。对稳定骨折可采取保守治疗，不稳定骨折目前倾向于手术治疗。由于手术治疗方式较多，因此在制定治疗方案时，应以骨折的特点和类型为基础，并综合考虑到患者的年龄、职业要求以及受伤前的患肢功能状况，从而选择最合适的治疗方法。

（一）治疗原则

见表4-2。

表4-2 桡骨远端骨折的治疗原则

骨折类型		治疗方法
A型骨折，关节外骨折	无移位	石膏外固定
	可复位、稳定骨折	闭合复位、石膏外固定
	难复位/不稳定骨折	经皮克氏针固定、外固定支架、切开复位内固定
B型骨折，累及部分关节面	无移位	石膏外固定
	可复位、稳定骨折	闭合复位、石膏外固定
	难复位/不稳定骨折	切开复位内固定术
C型骨折，累及全部关节面	可复位、稳定骨折	闭合复位、石膏外固定
	可复位、不稳定骨折	经皮克氏针固定、外固定支架、掌侧锁定钢板
	粉碎骨折（C₂，C₃）	锁定钢板内固定术、外固定支架

（二）非手术治疗

局部麻醉下，先进行轴向牵引，再将腕关节屈曲、尺偏并旋前，即可使骨折复位。随后用石膏托固定，石膏应包绕前臂桡背侧的2/3，近端背侧至尺骨鹰嘴，远端不超过掌横纹以避免影响掌指关节活动，注意石膏塑形时要有足够的尺偏以维持下尺桡关节的复位，而掌屈不宜过大。复位后48小时应再次复查X线片，判断骨折是否发生再移位，以明确是否需要手术治疗，2周后改用石膏管型固定。通常固定5~6周后去除石膏，并进行功能锻炼。

（三）手术治疗

手术治疗的目的是恢复下尺桡关节的正常解剖关系，恢复桡骨远端关节面的完整性。

❶ 手术指征

下列征象提示桡骨远端骨折不稳定，难以用石膏维持最初的复位，建议采取手术治疗：①桡骨短缩超过10 mm，或尺偏角减少超过20 mm；②关节面掌倾角减小超过20°或关节面背倾；③桡骨移位超过4~6 mm；④桡腕关节面在正位或侧位像上粉碎超过50%；⑤关节面台阶超过2 mm；⑥伴神经功能损伤症状，如腕管综合征。

❷ 手术方法

（1）经皮克氏针固定术：适用于不稳定的关节外骨折（A型），或累及部分关节的背侧（B_2型）或桡侧剪切骨折（B_1型）。对复杂的或干骺端粉碎严重的骨折，不适合单独应用经皮穿针技术。

（2）外固定支架固定：该技术最适用于干骺端粉碎而关节面为简单骨折（C2）的患者，可控制桡骨短缩和干骺端的成角畸形。外固定支架的固定针在第2、3掌骨和桡骨远端，能够对腕关节和骨折部位提供持续牵引。如果外固定架牵开的韧带整复作用不能达到满意的关节面复位，则可采用经皮或有限切开的方法复位骨折块，随后辅以经皮穿针固定。髋关节外固定支架不利于早期腕关节的活动，因此一般在术后6周去除，很少需要超过8周。

（3）切开复位内固定术：目前对桡骨远端骨折的手术治疗更趋向于切开复位内固定术。近年来随着对桡骨远端骨折理解的深入，以及专用锁定钢板器械的改进，切开复位钢板内固定术已逐渐用于治疗各种类型的桡骨远端骨折。特别是经掌侧入路的锁定钢板内固定技术，与背侧钢板相比，掌侧钢板一般不会产生肌腱的磨损，且易于复位。与外固定支架相比，掌侧钢板内固定技术允许早期锻炼腕关节，同时避免了腕关节僵直、钉道感染及皮神经损伤等并发症，因此在一定程度上取代了外固定支架。

四、诊疗流程

见图4-3。

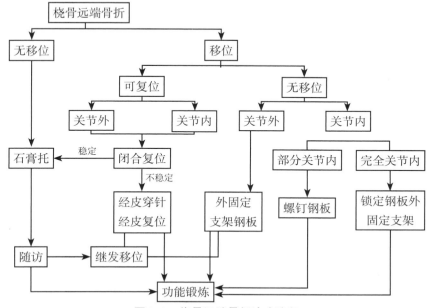

图4-3 桡骨远端骨折诊疗流程

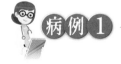

病例 1

锁骨骨折

一、病例介绍

(一)主诉

患者，女性，55岁。

主诉：摔伤致左肩部疼痛、肿胀伴活动受限1天余。

现病史：患者于1天前骑摩托车不慎摔伤，左肩部着地。患者当时自觉左肩部疼痛伴活动受限，就诊于当地医院，行X线检查示左锁骨骨折，行左上肢支具外固定，建议手术治疗。患者为求进一步治疗就诊于我院（指连云港市第一人民医院，全书以下同。编辑注。）急诊，以"左锁骨骨折"收住骨科。

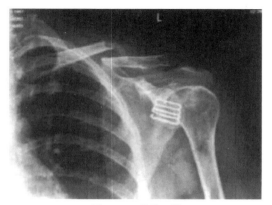

图4-4 术前X线

二、检查

（一）查体

左上肢支具外固定，打开支具可见右肩部肿胀，无皮肤破损，局部压痛及叩击痛阳性，可及骨擦音及骨擦感，左肘、腕关节及各手指活动可，末梢血运、感觉可。

（二）辅助检查

锁骨前后位X线检查示锁骨移位、粉碎性骨折（Allen分型Ⅰ型，Craig分型ⅠB型）（图4-4）。CT三维重建示左锁骨骨折（Allen分型Ⅰ型，Craig分型Ⅰ型）。

三、诊断

患者诊断为左锁骨骨折。

四、治疗

全身麻醉，沿锁骨前上缘做"S"形切口。麻醉后，患者取平卧位，左肩垫高，术区常规消毒铺单，沿锁骨前上缘做"S"形切口长约8 cm，依次切开皮肤、皮下至骨质，可见骨折呈斜行分离移位，清理断端血肿，使用复位钳复位后用一6孔长度锁金位钳将骨折端复位，并临时固定，C形臂下透视骨折复位满意后，放置锁骨解剖接骨板，螺钉固定，再次C形臂下透视见骨折对位、对线良好（图4-5），内固定物的位置及螺钉长度

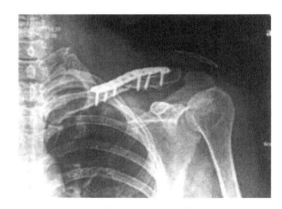

图4-5　术后X线

适中。冲洗，电刀充分止血，留置负压引流，逐层缝合，敷料包扎。

五、小结

结合患者病史、查体及辅助检查，该病例诊断为左锁骨骨折明确。我们的经验是，克氏针固定适合于青少年或锁骨骨折粉碎严重不适宜使用接骨板的患者。由于克氏针固定时相对稳定，术后不能过早功能锻炼，又容易损伤颈部血管、神经，有误穿入纵隔等的风险，近年来对于移位锁骨骨折，多使用接骨板固定。锁骨复位临时固定，多使用复位钳临时固定，中段骨折采用锁定接骨板固定，锁骨极远端或极近端，有时选择锁骨钩板做固定，以达到稳定固定，并允许进行早期肩关节功能锻炼，可以取得良好的临床效果。

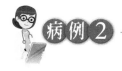病例 2 --

肩袖损伤

一、病例介绍

患者，女，49岁。

主诉：左肩疼痛伴活动受限两年，加重3个月。

现病史：患者于两年前自觉左肩疼痛伴活动受限，近3个月来加重，夜间疼痛尤为明显，当地医院诊断为肩周炎，嘱自主活动锻炼，病情并未减轻。

二、检查

（一）专科查体

肩部疼痛持续性，夜间疼痛尤为明显。肩垂落实验阳性，撞击实验阳性。肩外展疼痛弧（60°~120°），Neer征阳性，Jobe试验阳性。

（二）影像学检查

左肩关节MRI：左肩可见钙化点，水肿信号，左肩冈上肌水肿，不连续。（图4-6、图4-7）

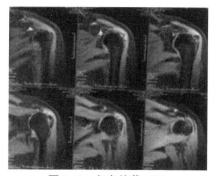

图4-6　左肩关节MRI　　　　　　图4-7　MRI放大影像可见左肩冈上肌损伤

三、诊断

左侧肩袖冈上肌损伤，肩峰撞击症。

四、治疗

患者入院后完善术前检查，无手术禁忌证，在全身麻醉下行关节镜下肩袖缝合术。大的肩袖撕裂在关节镜下很容易辨别。镜下可以发现肩袖从其肱骨大结节的止点上撕脱开，局部形成缺损。取肩峰外下角入路，分别建立前上前下外侧等通道，打磨肩峰下缘，清理肩胛盂前缘至显露新鲜骨面，拧入带线锚钉，依次进行内排及外排固定。清理骨赘及炎性滑膜组织，术后关节腔内注射玻璃酸钠液。

五、术后随访

术后3个月肩关节功能恢复正常，复查肩关节MRI提示肩袖固定确切。

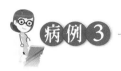

肱骨近端骨折

一、病例介绍

患者，女，56岁。

主诉：车祸致右肩关节疼痛、肿胀，活动受限1天。

现病史：患者于1天前骑车时被机动车撞倒，右上肢着地后肩部疼痛、活动受限，来我院急诊就诊。

二、检查

（一）专科查体

右肩关节肿胀，皮下瘀血。肱骨近端压痛，肱骨轴向叩痛阳性。右肘关节可主动屈伸活动。右手各指感觉、活动良好。桡动脉搏动可触及，末梢血运良好。

（二）影像学检查

右肩关节正位X线：肱骨近端骨皮质不连续，可见低密度骨折线影。（图4-8）右肩关节CT三维重建（3D-CT）：肱骨近端粉碎性骨折，大小结节碎裂。（图4-9）

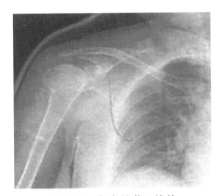
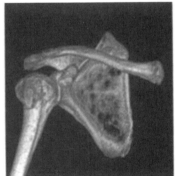
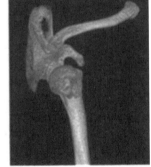

图4-8　右肩关节X线片　　　　　　　图4-9　右肩关节3D-CT

三、诊断

肱骨近端骨折（Neer分型：Ⅳ型）。

四、治疗

患者入院后完善术前检查，无手术禁忌证，在全身麻醉下行骨折切开复位钢板内固定术。术中采用肩关节前侧入路，显露过程中注意保护头静脉；首先确认肱二头肌长头肌腱，确认大小结节位置；复位过程避免过度剥离损伤肩袖组织。钢板放置应位于肱二头肌长头外侧，避免损伤旋肱血管，影响肱骨头血供。

五、术后随访

术后复查右侧肩关节X线显示：骨折复位满意，内固定位置良好。（图4-10）术后早期肩关节逐渐进行屈伸及旋转功能锻炼。术后电话随访，患者关节功能恢复良好。

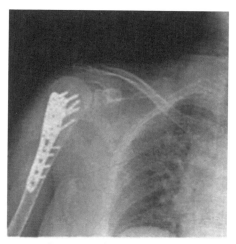

图4-10 术后右肩X线片

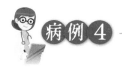

桡骨远端骨折

一、病例介绍

患者，男性，40岁。

主诉：重物砸伤致右侧腕部疼痛、活动受限3天。

现病史：患者于3天前不慎被重物砸伤右手腕，当时自觉右腕关节疼痛伴活动受限，就诊于我院急诊。行X线检查示右桡骨远端骨折，建议手术治疗，急诊以"右桡骨远端骨折"收住骨科。

二、检查

（一）查体

右腕关节肿胀伴活动受限，局部瘀青，压痛及叩击痛（＋），可触及骨擦音及骨擦感，末梢血运、感觉正常。

（二）辅助检查

术前X线检查示右桡骨远端骨折涉及关节面，有移位（AO分型$B_{1.2}$型）；CT检查示右桡骨远端骨折涉及关节面，有移位（AO分型$B_{1.2}$型）。

三、诊断

患者诊断为桡骨远端$B_{1.2}$型骨折。

四、治疗

臂丛麻醉，采用桡骨远端掌侧入路。完善术前检查，麻醉后，右上臂绑气压止血带，驱血后止血带充气至40 kPa。术中首先建立腕关节镜通道，从腕背侧3/4通道入路插入腕关节镜进行顺序腕关节探查，从腕背侧4/5通道入路插入刨刀，6 U处用针头建立关节排水通道，依次探查桡舟头韧带、桡月韧带、桡月三角韧带、舟月骨间韧带及三角纤维软骨复合体（TFCC），舟状骨、月骨、桡骨远端骨折块，关节面等情况。然后用刨削器清除增生的滑膜组织，清理骨折断端瘀血，清除小的关节内的游离碎骨块、游离软骨碎屑，充分显露桡骨远端骨折缝合关节面台阶。

术中使用探针撬拨结合腕关节牵拉和尺桡端挤压等方式，试图在腕关节镜直视下准确复位桡骨远端骨折端，尽量减少关节面台阶，减少骨折缝之间间距。复位良好后，用多根1.2 mm的克氏针对桡骨远端骨块进行固定。然后取右桡骨远端掌侧纵向切口，长约6 cm，沿桡侧腕屈肌腱切开深筋膜后，显露并切开旋前方肌，放置桡骨远端解剖钢板，螺钉固定。术后X线见骨折复位满意，固定位置长度适宜，远端尺桡关节无分离，复位满意。随访1年5个月，根据Mayo肘关节功能评分标准和Green–O'Brien上肢功能临床评分，从患者肘、腕关节疼痛、运动功能、稳定性、日常活动、握力、X线检查表现等方面评分96分，为优。

五、小结

结合患者病史、查体及辅助检查，该病例诊断为桡骨远端$B_{1.2}$型骨折明确。应用腕关节镜辅助治疗桡骨远端关节内骨折的经验：

1.对于涉及关节面的粉碎性骨折，采用腕关节镜辅助结合掌侧入路切开复位内固定术，能在镜下直视骨折块移位情况，通过镜下牵拉、撬拨复位，使关节面的台阶小于1 mm，减少术后腕管炎的发生率。

2.使用腕关节镜辅助技术，可以同时在镜下诊断及处理一些影像学和临床难以诊断的腕部损伤，如TFCC损伤、舟月韧带损伤、腕骨关节软骨损伤等，并能同时治疗这些损伤，以达到一期修复，最大程度减少腕部并发症的发生率。

3.对于桡骨远端关节面和干骺端的严重粉碎性骨折，可以在腕关节镜下争取一期达到关节面的平整复位和克氏针固定，并酌情辅以外固定，或一期选择远排多孔的掌侧钢板的稳定固定。

第五章

下肢创伤

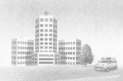

第一节　胫骨平台骨折

一、应用解剖

胫骨是下肢的主要承重骨之一，胫骨近端向内、外侧增宽，形成胫骨髁。近端关节面自前向后倾斜约10°。两髁之间有胫骨棘，是交叉韧带和半月板附着的区域。在胫骨近端还有两个骨性隆起，一个是胫骨结节，位于胫骨嵴前方，膝关节水平以下2.5~3 cm，有髌韧带附着，髌韧带后面是血运丰富的脂肪垫；另一个是Gerdy结节，位于胫骨外髁的前外侧面，是髂胫束的止点。胫腓之间组成上胫腓关节，位于胫骨髁的后外侧。腓骨对胫骨近端有支撑作用，并且腓骨头为外侧副韧带、腘肌腱和股二头肌腱提供了附着位置。

胫骨平台由透明软骨覆盖，内侧平台的软骨约有3 mm厚，而外侧约有4 mm厚。内侧平台呈凹面，较大；而外侧平台呈凸面，较小。每一平台的周边部分均由半月板纤维软骨覆盖。外侧半月板覆盖的区域比内侧多，胫骨平台边缘和半月板之间有半月板胫骨韧带相联系。内外侧副韧带和前后交叉韧带以及关节囊提供了膝关节的稳定。

胫骨近端骨折经常累及周围的神经和血管。腓总神经在发出腓深神经、腓浅神经之前绕腓骨颈走行，此处易被严重移位的胫骨平台骨折或腓骨头骨折损伤。脑动脉在胫骨课的后方上胫腓联合水平分为胫前动脉和胫后动脉，胫后动脉在下方又分出腓动脉。其中胫前动脉跨过胫腓骨骨间膜的上缘来到骨间膜前方走行。此处易被高能量损伤造成的胫骨平台骨折或膝关节骨折脱位损伤。如果临床检查发现肢体远端脉搏减弱或消失，应进一步行多普勒检查和血管造影检查，必要时行血管探查。另外，术中患肢保持在屈曲位可避免胫骨近端后方血管受压。

二、损伤机制

受伤原因以交通事故、高处坠落或运动损伤多见。胫骨平台骨折是强大轴向应力合并外翻或内翻应力的结果，由于膝关节存在6°左右的生理外翻，且多数撞击来自膝关节外侧，55%~70%的胫骨平台骨折是胫骨外髁骨折。此时，股骨髁对下面的胫骨平台施加了剪切应力和压缩应力，可导致劈裂骨折、塌陷骨折，或二者并存。关于内翻应力是否造成胫骨内髁骨折，一种意见认为外翻应力时股骨外髁对胫骨内髁产生剪切应力而发生胫骨内髁骨折，另一种意见则认为内翻应力也可导致胫骨内髁骨折。1968年，肯尼迪（Kennedy）在44例尸体标本中证明只有外翻应力、垂直压缩应力或二者联合可以导致胫骨平台骨折，其骨折类型与外力作用方向及膝关节屈曲角度相关，膝关节屈曲角度增加，骨折线则偏后。

　　某些学者认为，一侧的侧副韧带完整对于对侧产生平台骨折是必不可少的，在外翻应力自股骨外髁向胫骨外侧平台传导造成骨折时，内侧副韧带的作用类似一铰链；而在内翻应力自股骨内髁向内侧平台传导造成骨折时，外侧副韧带的作用亦类似铰链。但是，随着MRI检查应用的增多，发现胫骨平台骨折患者合并的韧带损伤发生率比以前认为的要高。暴力大小不仅决定了骨折粉碎程度，亦决定了骨折移位的程度。另外，胫骨平台骨折常常合并半月板及软组织损伤，如外侧平台骨折常合并内侧副韧带或前交叉韧带损伤，其发生率可在4%~33%，而骨折脱位中韧带损伤可达60%。内侧平台骨折常合并外侧副韧带或交叉韧带或腓总神经、血管损伤。胫骨平台骨折中合并半月板损伤约占67%。另外患者的年龄、骨质情况也影响骨折的类型。老年人骨质疏松，软骨下骨抵抗轴向负荷的能力差，轻微外力即可发生胫骨平台骨折。年轻患者软骨下骨密度较大，骨折多为高能量损伤所致，韧带损伤、骨折脱位较多见。

三、骨折分类

　　比较合理、临床上应用也最广泛的一种分类是1993年提出的Schatzker分类，它归纳总结了以前的分类方法，将胫骨平台骨折分为6种骨折类型。

　　（1）Ⅰ型：外侧平台劈裂骨折，无关节面塌陷。总是发生在松质骨致密、可以抵抗塌陷的年轻人。若骨折有移位，外侧半月板常发生撕裂或边缘游离，并移位至骨折断端。

　　（2）Ⅱ型：外侧平台的劈裂塌陷，是外侧屈曲应力合并轴向载荷所致。常发生在40岁左右或年龄更大人群。在这些人群中，软骨下骨骨质薄弱，软骨面塌陷和外髁劈裂。

　　（3）Ⅲ型：单纯的外侧平台塌陷。关节面的任何部分均可发生，但常常是中心区域的塌陷。根据塌陷发生的部位、大小及程度及外侧半月板覆盖的范围，可分为稳定型和不稳定型。后外侧塌陷所致的不稳定较中心性塌陷为重。

　　（4）Ⅳ型：内侧平台骨折，为内翻和轴向载荷所致，比外侧平台骨折少见得多。常为中等或高能量损伤所致，常合并交叉韧带、外侧副韧带、腓神经或血管损伤，类似于Moore分类的骨折脱位型。因易合并动脉损伤，应仔细检查患者，必要时采用动脉造影术。

　　（5）Ⅴ型：双髁骨折，伴不同程度的关节面塌陷和移位。常见类型是内髁骨折合并外髁劈裂或劈裂塌陷。对高能量损伤患者，一定要仔细评估血管、神经状况。

　　（6）Ⅵ型：双髁骨折合并干骺端骨折。常见于高能量损伤或高处坠落伤。X线检查常呈"爆裂"样骨折，以及关节面破坏、粉碎、塌陷和移位。常合并软组织的严重损伤，包括出现骨筋膜间室综合征和血管、神经损伤。

四、临床诊断

　　者膝部疼痛肿胀，不能负重。有些患者可准确叙述受伤原因。最为常见的是外翻损伤所致，譬如足球运动损伤或高处坠落伤。但是多数患者并不能准确叙述受伤原因，仔细询问病史可使医师了解是高能量损伤还是低能量损伤，这一点非常重要，因为几乎所有高能量损伤都存在合并损伤，如局部水疱，骨筋膜间室综合征，韧带损伤，血管、神经损伤等。应特别注意内髁和双髁骨折出现的合并损伤，因为它们在早期的表现并不特别明显。

查体可发现主动活动受限，被动活动时膝部疼痛，胫骨近端和膝部有压痛。应注意检查软组织情况、骨筋膜室张力、末梢脉搏和下肢神经功能状态。若有开放伤口，应查清其与骨折端和膝关节的关系。必要时测定骨筋膜室压力。若腘动脉、足背动脉或胫后动脉搏动减弱或缺如，应进一步行动脉造影术检查。

膝关节的开放性骨折是一个引人关注的问题，膝关节附近的任何开放伤口都应该考虑到关节开放的可能。如果检查不能确定伤口是否与关节腔相通，可于远离创口处行关节腔内灌注至少50 mL生理盐水，如发现有液体明显外溢，即可明确诊断。检查时应将膝关节放置在一个有适度活动范围的位置，膝关节受伤的位置在伸直时有可能导致膝关节形成一个单阀门通道而使关节囊封闭。但是即使膝关节灌注实验结果为阴性，也不能完全排除膝关节开放损伤的可能性，如果膝关节灌注实验高度怀疑关节开放伤，则应该进行清创探查手术。

五、影像学检查

X线检查包括膝关节前后位、侧位、内旋40°和外旋40°X线片。前后位和侧位片可以清楚地显示胫骨平台骨折。由于胫骨关节面有10°～15°的后倾，普通前后位片可能难以对关节内压缩做出诊断，因此有必要拍后倾10°（球管向头侧倾斜10°）的膝关节前后位片。内旋斜位片可显示外侧平台，而外旋斜位片可以显示内髁。必须仔细判断骨折的塌陷和移位，以便正确地理解损伤特点和选择理想的治疗方法。

除了用于骨折分型，X线片通常也可提示侧副韧带损伤。腓骨头骨折是腓侧副韧带损伤的指征，平台外侧关节囊撕脱骨折（segond骨折）的出现则可能有前交叉韧带的损伤；而后期见到Pellegrini-Stieda综合征（沿胫侧副韧带钙化）则表示胫侧副韧带陈旧性损伤。

当无法确定关节面粉碎程度或塌陷的范围时，或考虑采用手术治疗时，可行CT或MRI检查，近年来已开始用轴向、冠状面和矢状面的三维CT重建来取代普通CT扫描。在最近的对于胫骨平台骨折进行三维CT和MRI检查的研究中发现，外侧平台劈裂塌陷是最常见的骨折，占60%；不存在单纯外侧平台塌陷。

随着对胫骨平台骨折伴发的软组织损伤的逐渐重视，MRI应用于胫骨平台骨折的术前诊断的报道逐渐增多。MRI等同于二维CT重建，在评估软组织损伤方面，MRI明显优于CT检查，对多数胫骨平台骨折应选择MRI检查。

当末梢血管搏动有变化或高度怀疑有动脉损伤时，可考虑行血管造影术，特别是对高能量损伤、骨折脱位型损伤、无法解释的骨筋膜间室综合征，以及Schatzker Ⅳ、Ⅴ、Ⅵ型骨折，更应特别注意。

六、治疗方法

（一）治疗方法的选择

取决于患者、损伤类型和医生的临床经验。对于高龄且有骨质疏松，或以前就存在退行性骨关节病或周围血管性疾病的外侧平台骨折，常常趋向于非手术治疗；而同样的骨折，若患者生理年龄年轻，健康状况好，则可采取切开复位内固定。手术治疗常常比较复杂和困难，需要具备一定的经验和内固定技术，可使用大、小接骨板和螺钉以及混合型外固定架。

胫骨平台骨折是一种常见损伤，手术和非手术治疗的优点常存在争议。有学者指出，非手术或手术治疗都不能获得关节的解剖复位，但膝关节功能良好。有几个研究结果都认为，损伤后是否稳定是决定治疗方案的唯一重要因素。残存的不稳定和对线不良常常导致远期疗效不佳。手术治疗的主要适应证是膝关节不稳定，而不是骨折块移位。根据Schatzker的建议，结合大量的临床总结，提出以下治疗原则：

（1）对胫骨平台骨折制动超过4周，可导致某种程度的关节僵硬。

（2）胫骨平台骨折的内固定结合膝关节制动，亦可导致膝关节僵硬。

（3）若不考虑治疗方法或固定技术，一定要使膝关节早期活动。

（4）亦可考虑二期重建。

（5）因为关节内骨折块缺乏软组织附着，故而单纯采用牵引或手法复位不能使嵌插的关节内骨折块恢复平整。

（6）若不经过正确的关节手术治疗，塌陷的关节面缺损不会有透明软骨充填，将成为永久性缺损，这是关节不稳定的病理基础。

（二）非手术治疗

对于无移位或轻微移位的骨折可采用非手术治疗，包括闭合复位、骨牵引或石膏制动。尽管避免了手术治疗存在的风险，但却常常造成膝关节僵硬和对线不良。许多学者认为通过使用可控制的膝关节铰链支具或石膏，可缩短住院时间，能早期下床活动，膝关节活动恢复良好。非手术治疗主要适用于低能量损伤所致的外侧平台骨折。相对适应证包括：①无移位的或不全的平台骨折；②轻度移位的外侧平台稳定骨折；③某些骨质疏松患者的不稳定外侧平台骨折；④合并严重的内科疾病患者；⑤医师对手术技术不熟悉或无经验；⑥有严重的进行性骨质疏松患者；⑦脊髓损伤合并骨折患者；⑧某些枪伤患者；⑨严重污染的开放性骨折；⑩感染性骨折患者。

非手术治疗可使用可控制活动的膝关节支具。对粉碎骨折或不稳定骨折可采取骨牵引治疗，可在胫骨远端踝上部位穿入骨圆针，把肢体放在Bohler-Braun架或Thomas架-Pearson副架上，牵引重量4.5~6.8 kg，通过韧带的整复作用可使胫骨髁骨折复位。但是，对于受嵌压的关节内骨折块，单纯通过牵引或手法不能将其复位，因为没有软组织附着，不能将它们向上拉起。非手术治疗的目的不是使骨折获得解剖复位，而是恢复轴线和关节活动。因为轻度的对线异常和不稳定也可以对膝关节产生永久的不利影响，故而只有额状面上不超过7°的对线异常才可以接受。当考虑非手术治疗时，应与健侧比较，患膝在伸直至屈曲90°范围内，均不能出现超过5°或10°的内外翻不稳定。牵引治疗易产生内翻及内旋畸形，其原因为患侧髋关节易处于外旋位，而牵引处于中立位；同样，牵引处于中立位也易使骨折部位出现轻度内翻畸形。

患者为无移位或轻度移位的外侧平台骨折时，治疗手段应包括抽吸关节内血肿，并注入局麻药物，常同时配合静脉给予镇静剂，然后对膝关节稳定性进行检查。若膝关节稳定，可加压包裹，并且用膝关节铰链支具，将膝关节制动于伸直位。1～2周时，调整支具，使其活动范围逐渐增加；3～4周时，屈膝应达90°；支具共使用8～12周时间，骨折愈合后去除。同所有的关节内骨折一样，负重时间对于轻度移位的骨折应延迟4～6周。采用骨牵引治疗粉碎骨折时，在牵引下早期进行膝关节屈曲活动是有益的。为防止肌肉萎缩，应早期进行股四头肌等长收缩，膝关节按被动-辅助-主动顺序循序渐进地进行功能训练。

（三）手术治疗

尽管影像学技术和非侵入性手术方法得到了很大发展，但对于胫骨平台骨折的治疗仍有争议。平台出现塌陷或"台阶"时，采取保守治疗好，还是采取手术治疗好，仍无统一的意见，亦未达成共识。某些学者认为，超过3mm或4mm的塌陷，必须进行恢复关节面解剖形态和牢固内固定的手术治疗。一项超过20年的远期随诊研究结果表明，残留的关节面骨性塌陷和发生骨性关节炎之间并不完全相关，但是，若畸形和塌陷可以导致关节不稳定，则临床效果不满意的可能性大大增加，这一点已达成共识。单纯采取手法或牵引不能将塌陷的关节内骨折复位，若骨折移位明显，关节明显不稳定，应采取手术方法将关节面垫起并以植骨块支撑。

力学研究表明，若关节面"台阶"超过3mm，则关节接触压力明显增加；"台阶"小于1.5mm时，压力未见明显增加。显然，关节可以代偿轻度的对合不佳。影响远期疗效的另一重要因素是患膝关节维持正常的股胫关系的能力如何。已有资料表明，残留的平台关节面变宽或股胫关系明显对合不佳，与创伤后骨关节病之间有密切关系。若不能维持膝关节的正常力学关系，则极易发生创伤性骨关节炎。

对于有移位的、出现"台阶"的不稳定和对合不良的平台骨折，可选择切开复位内固定或外固定架治疗。手术指征和获得稳定的方法取决于骨折类型、部位及粉碎和移位程度，以及合并的软组织损伤的情况。仔细分析X线片和CT或MRI图像，以便制定严格的术前计划。应依据损伤的"个性"制定手术步骤，以便选择和决定手术切口的位置、内固定的类型和部位、是否需要植骨、术后的前期治疗计划等。手术治疗绝对指征包括：①开放性胫骨平台骨折；②胫骨平台骨折合并骨筋膜间室综合征；③合并急性血管损伤。相对指征包括：①可导致关节不稳定的外侧平台骨折；②多数移位的内髁平台骨折；③多数移位的胫骨平台双髁骨折。

1 手术时机

开放性骨折或合并骨筋膜间室综合征或血管损伤，需要紧急手术治疗。若属多发创伤的一部分，应待患者全身状况允许后尽早手术。在许多病例，可在进行胸腹手术的同时，处理膝部创伤。对于危重患者，或软组织损伤严重的患者，可采用经皮或局限切口对关节面进行固定，并结合临时使用关节桥接外固定架，使这些严重损伤得到稳定。对于高能量损伤所致的胫骨平台骨折，若患者情况危重，不可能获得早期的稳定，在这种情况下，可采用简单的关节桥接外固定架，或在胫骨远端横穿骨圆针进行牵引，以替代石膏固定。外固定架或牵引能比较有效地恢复长度和对线，减少骨折端的后倾和移位，比较方便地观察软组织情况和评估骨筋膜室内压力。

若属单纯的闭合骨折，手术时间主要取决于软组织状况，其次是能否获得适当的放射学检查，以及手术小组的经验如何和是否有适当的内固定物。若损伤为低能量损伤，软组织条件较好，无明显的肿胀或水疱，无禁忌证，尽早进行手术是可行的。对高能量损伤的患者，肢体广泛肿胀，膝关节小腿软组织挫伤较重，存在张力性水疱，或皮肤潜行剥脱，此种情况下，必须慎重考虑内固定的时机，过早进行手术可增加伤口出现感染、皮肤坏死、切口不愈合等并发症的风险。手术可延迟到创伤后10～14天，至肿胀减轻和皮肤情况改善后进行。在此期间，应将患者放在Bohler-Braun架上或行胫骨远端骨牵引术，以便维持骨骼长度和改善淋巴、静脉回流。

2 术前计划

对比较复杂的骨折应制定术前计划。可拍摄对侧膝关节X线片作为模板。牵引下的X线片折块间重叠更少，更易于观察骨折形态。术前的绘图，可以推断出解决问题的最好方法，减少术中软组织剥离，缩短手术时间，明确是否需要植骨并选择合适的内固定物，以最大限度地改善手术效果。

3 手术切口

根据骨折累及内髁或外髁的情况，可采用内侧或外侧的纵切口或倒L形切口。应避免使用"S"形或三向辐射状（"人"字形）切口。手术应仔细设计切口和内固定物的位置，内固定物不能直接放置在切口下，皮肤应在深筋膜下全层剥离，包括小腿筋膜。支持带及皮下脂肪垫。对于双髁骨折，有2种切口设计方案：一为前正中纵切口；二为双侧切口。前正中纵切口的优点是暴露充分，对皮瓣的血运损伤小，而且若需晚期重建，亦可重复使用此切口。双侧切口可分别显示内外髁骨折，软组织剥离小，能保护骨膜血运，近年来使用率逐渐增高。如果有平台后内或后外部的骨折，可能需要做前方切口和后方切口。做双侧切口时应注意，保留皮桥的宽度应在7 cm以上，以避免皮肤坏死和切口不愈合的发生。

当需要进行广泛的暴露时，Schatzker建议行髌韧带"Z"形切断，向近端完全翻转髌骨和股四头肌。手术完成时，再将其用"8"字形张力带钢丝修补或严密缝合，但应注意张力带不能过紧，否则会使髌骨下移。若局部有症状，可在8～12周时取出张力带。

对于胫骨平台后方骨折，应采取单独的手术入路。对于平台后内骨折，可采用后内侧直切口。患者可取仰卧位，把健侧臀部下方用纱垫垫高即可。切口位于胫骨内侧平台后缘的上方，切口依次经过腓肠肌内侧头、半膜肌及胫侧副韧带和腘斜韧带间隙进入，此切口的缺点是不能直接显示关节面，但由于大多数后内骨块是整块劈裂移位，通常不用显露关节面，通过后内侧嵴的复位即可。后内侧倒"L"形切口，最早见于特里基（Trickey）等报道的对后交叉韧带止点的撕脱骨折的切开复位内固定，有学者等报道了采用这种入路完成对胫骨平台后柱骨折的显露和复位固定，效果满意。通常采用此切口时患者须取俯卧位，此切口就是后内侧直切口在膝关节间隙水平经过一个圆弧形过渡后横行向外侧到达股二头肌止点。通过剥离比目鱼肌的内侧头，屈曲膝关节，把腓肠肌、比目鱼肌和血管神经束拉向外侧，可以显露整个胫骨平台后柱。这种入路的优点是可以同时完成平台后内部分和后外部分的显露复位和固定。缺点是肌肉剥离损伤较大，且对于后外侧骨折的固定比较困难，由于肌肉和神经血管束的张力，难以通过正后方向采用支撑板进行固定。后外侧直切口，患者采用俯卧位，在位于膝关节后方正中线和外侧边缘的中央做纵形切口，切开皮下组织后，显露腓总神经，并用橡皮条进行保护。有学者建议可做腓骨颈截骨，将腓骨头向上翻起，以充分显露平台后外侧部分的骨折。

④ 手术方法

按Schatzker分类阐述。

（1）Ⅰ型：术前可行MRI检查，亦可用关节镜直视骨折或外侧半月板的情况。若半月板边缘撕裂，或半月板卡在骨折端内，应行切开复位内固定和半月板修补术；若半月板保持完整，亦可行闭合复位，经皮穿刺用空心拉力螺钉内固定，复位情况可用关节镜监测。对膝关节施以内翻应力，或以股骨牵开器帮助常可获得复位，然后用复位巾钳维持复位。通过巾钳的偏心夹持，并施以扭转力量，常常可以改善复位质量。用2枚（偶尔也可用3枚）6.5 mm或7.3 mm空心钉固定，常不需要接骨板固定和植骨。若闭合复位不满意，可行切开复位内固定。

（2）Ⅱ型：多数病例的塌陷发生在偏前或偏中心的部位，可采用外侧直切口进行手术。将前间室肌肉小心自胫骨近端剥离，通过半月板下方的横切口显露关节，用半月板拉钩帮助直视关节腔。若在半月板上方切开显露关节，则直视关节和骨折复位情况会受到很大阻碍。尽量保留或修补半月板，有利于防止重建关节的再移位。可在骨折块下方使用小的嵌入器，将塌陷的骨折块向上顶起，用植骨来支撑空隙处。一旦关节面获得了复位，即可把劈裂的外髁用复位巾钳夹持复位，并用克氏针临时固定，进行X线检查来证实复位情况。若外髁骨折保持完整，则用松质骨螺钉固定就足够；但若骨折粉碎，或有骨质疏松，则必须用支撑接骨板固定。

（3）Ⅲ型：外侧平台的塌陷骨折，无外髁劈裂。塌陷部位在中心或边缘区域。常见于老年骨质疏松患者和外翻应力致伤后。若关节面塌陷的区域较小，且关节仍保持稳定，可采取非手术治疗。但若患者生理年龄小，关节不稳定，常需外科手术治疗。CT和MRI检查可确定塌陷的部位和深度。在过去的几十年中，对此种骨折的治疗发生了变化。传统的手术方法是行外侧入路，采用皮质开窗，用嵌入器或捣棒将塌陷的关节面顶起，然后在半月板下面切开关节，以直视关节面复位的情况。损伤比较小的方法还有用关节镜直视关节面复位程度和用C形臂机间接监测，在前外侧行小切口，做皮质开窗，其大小应足以将关节面顶起，并以植骨支撑，一旦骨折获得了复位，可经皮置入平行于关节面的6.5 mm或7.0 mm空心拉力螺钉，以防止关节面发生再塌陷。

（4）Ⅳ型：Schatzker把Ⅳ型骨折分2类。①内髁骨折块斜形劈裂；②内髁塌陷或粉碎。有学者等分析了51例Ⅳ型胫骨平台骨折患者的影像学资料，依据骨折形态特点将其分为3种：①内髁后部劈裂塌陷，占47.6%；②整个内髁劈裂塌陷，占38.7%；③内髁前部骨折塌陷，占13.7%。前两种为骨折脱位，后交叉韧带附着点位于内髁骨折块，前交叉韧带附着点约33%出现撕脱骨折。膝关节胫骨和股骨的机械轴出现移位，只有无移位骨折才考虑非手术治疗。即使骨折轻度移位，若采取非手术治疗，亦可发生严重的、不可接受的内翻畸形愈合。因此应根据分型和CT结果来选择手术入路和固定方式。

在大多数伴有关节面塌陷、CT显示内髁骨块骨折线方向接近矢状面时，建议选择正中切口，支撑接骨板在内侧固定，拉力螺钉方向应尽量垂直于骨折线。如果CT显示内髁骨块骨折线与矢状面成角较大且外侧平台关节面有塌陷，则前后联合入路可能更有利于骨折复位和固定。对于内髁前方骨折塌陷，可采用前内侧入路，将塌陷的关节面撬起复位植骨，如粉碎的骨折块较小，可用克氏针或3.5 mm皮质骨螺钉固定。胫骨棘前交叉韧带附着点发生撕脱，也应予以复位，用拉力螺钉、钢丝或丝线通过前侧皮质钻孔来固定。对于骨折移位明显，股骨胫骨机械轴明显对线不良的患者，可以于急诊先用髋关节外固定架临时制动，其不但可以通过关节囊韧带的牵拉作用使骨折复位，改善膝关节力线，还可以改善静脉回流、减轻肿胀；在膝关节软组织条件好转后，可以去除外固定架，采用切开复位内固定。

（5）Ⅴ型和Ⅵ型：常是伸膝位遭受轴向载荷所致，常合并严重的软组织损伤，许多病例属开放性骨折。Ⅳ型损伤与Ⅴ型的不同之处是骨折累及骨干上端，与干骺端发生分离。在这两种损伤中，胫骨棘骨折都比较常见。

为减少软组织剥离和改善对线，现已发展出了另外一些辅助方法。使用一个或两个股骨牵开器的间接复位技术就是较有效的方法之一，通过韧带整复作用常可改善胫骨髁的对线，经皮应用复位巾钳常可提高胫骨髁的复位质量。根据关节塌陷和骨折粉碎的部位，可在胫骨近端行局限的正中、内侧或外侧切口，通过劈裂的胫骨髁前方部分或小的皮质窗口，用弯曲的嵌入器或钉棒将关节面自下向上顶起复位，并且用植骨支撑。完成关节面重建后，用2或3枚空心拉力螺钉固定。若骨干与干骺端延续处严重粉碎，则很难恢复正常的力学轴线。若患者骨质良好，中度或轻度软组织损伤，可在外侧骨膜外用支撑接骨板固定。多数病例中，亦可用比较坚固的胫骨髁接骨板来桥接干骺端与骨干的粉碎区域，但在少数病例中，单纯在外侧采用拉力螺钉以期固定内髁骨折，结果并不理想。尽管在术后用支具等保护，内髁骨折的移位仍可导致内翻畸形。为防止出现这种情况，可在后内侧骨膜外放置一块小的支撑接骨板来固定内髁骨折。

若干骺端粉碎程度高，软组织损伤重，一般不宜在内侧放置接骨板。在这种情况下，放置接骨板所需要的软组织剥离会增加伤口坏死和感染的风险。在某些病例中，外侧用支撑接骨板，内侧以简单的只穿透侧皮质的超关节外固定架固定，足以替代内侧支撑接骨板固定。在膝关节近端用1或2枚固定针只穿透侧皮质，并且平行于关节面，将其与骨折远端内侧的固定针通过单臂连接杆相连。用外固定架固定6~10周，直到影像学检查结果显示有骨折愈合的证据方可去除，可大大减少内翻塌陷的危险。

锁定接骨板通过螺帽与接骨板螺纹接口的锁定，在角度和轴线两方面提供稳定性。由于其内在的稳定性，避免了在骨接触面上直接施加应力，保护了骨膜血运，降低了对接骨板塑形的要求。另外，锁定接骨板的角度和轴线的稳定性减少了骨折再移位的风险。有些锁定接骨板带有外置的瞄准器，可以使外科医生通过单一的小切口入路来处理复杂的V、VI型胫骨平台骨折。关于双髁骨折应用单侧锁定接骨板是否能提供与传统双侧接骨板技术相同的生物力学稳定性进行了一系列生物力学实验，结果表明双髁骨折单侧锁定接骨板固定的稳定性是可靠的。但是这些实验有共同的缺点：实验骨折模型不能完全模拟实际骨折形态，实验模型是简单双髁骨折、内髁完整。现实中骨折往往是内髁粉碎、后内侧劈裂。在临床实践方面，早期多位学者报道单侧锁定接骨板固定的效果较好，但近年来负面报道开始增多。失败的原因主要是技术失误和方法固有的缺陷和内固定物本身设计。因此单侧锁定接骨板固定不能完全替代传统双接骨板技术。它的适用人群为软组织损伤重，骨干及干骺端粉碎，内侧平台骨折线接近矢状面的患者。相对禁忌证为关节面粉碎、移位大、后内侧劈裂。

若软组织损伤非常严重，则不能进行外侧暴露和接骨板固定。此时可采用混合型外固定架固定，这种方法在理论和实践上都有其优点。近端用张力克氏针，远端用固定针常可获得稳定的固定。经皮置入克氏针保护了骨与软组织的血运，偶尔还可固定相对较小的关节周围骨折块。外固定架通过跨越干骺端和骨干的粉碎区域可维持长度和对线，也允许后期对成角或旋转畸形进行纠正，亦允许早期部分负重和膝关节活动。手术中应用X线监测，亦可采用局限小切口对关节面进行复位和植骨支撑。在临床实践中，外固定架虽不是首选方法，但是对于复杂胫骨平台骨折是可供选择的良好方法之一，特别适合于严重软组织损伤的患者。临床报道大多结果良好，并发症少，力学稳定，允许早期负重。但技术要求较高，可结合有限内固定，必要时可跨越膝关节暂时固定。

必须注意，在穿针时需要距离膝关节间隙至少1.5 cm，以避免克氏针通过关节囊引起严重的膝关节感染。

2016年Firoozabadi等首先报道了23例过伸内翻型胫骨平台双髁骨折患者（共25个肢体），平均年龄58岁，致伤原因以交通事故伤、绊倒、高处坠落伤多见。8个肢体（32%）有明显伴发损伤，3个肢体（12%）有腘动脉损伤需要急诊修复，4个肢体（16%）有腓总神经损伤。其中3个肢体（12%）随访1年无任何恢复，需穿戴足部矫形支具；3个肢体（12%）有小腿骨筋膜间室综合征，均进行了四间室切开减压；2个肢体（8%）为胫骨平台开放性骨折。

治疗该类骨折首先以跨膝关节的外固定架维持，待软组织恢复后，采用经后内侧和前外侧双切口入路进行内固定。手术方法：①首先经后内侧切口，在鹅足肌腱的后方，恢复后方干骺端皮质的对位，建立后方皮质铰链，为前方压缩骨折的抬高复位提供稳定基准。②在后方使用柔性内固定材料（如1/3管型板或从前下方打入后上方的长螺钉），柔性内固定材料在完成内固定后，仍允许进行轻微修正，便于从前方继续抬高胫骨平台，进行后倾角的恢复。③然后在鹅足肌腱的前方，显露塌陷的前内侧关节面，复位关节面骨块，紧靠关节面从前向后打入多枚克氏针临时固定，用宽的剥离子、骨刀或椎板撑开器进一步抬高、恢复胫骨平台后倾角。有的前内侧压缩塌陷达2～3 cm，需要进行结构性植骨，如大块自体骨（髂骨）或替代物（异体腓骨、脊柱Cage等），起到前内侧支撑作用。采用胫骨平台内侧锁定板，先将尾端倾斜偏后放置，在打入关节面的锁定螺钉后，再将接骨板尾端掰向前方的胫骨干，该方法能进一步矫正后倾角的不足。利用锁定螺钉进行支撑固定，有利于对抗骨块的前倾内翻趋势。④最后做前外侧切口，进行前外侧平台的复位与固定。所有患者3个月内禁止负重。

2017年Gonzalez等总结了15例过伸型Schatzker分类Ⅴ型和Ⅵ型胫骨平台双髁骨折的病例，其平均年龄51岁；其中过伸内翻型9例，过伸外翻型2例，单纯过伸型4例（即冠状面无内外翻畸形）。均通过前外侧、前内侧接骨板固定治疗，经平均15年随访，膝关节活动度达110°，平台后倾角较正常值（7°～10°）平均减少4°，但与非过伸型损伤的胫骨平台骨折患者无统计学差异。总结发现，过伸型胫骨平台骨折具有更高的软组织（韧带、半月板）损伤发生率、更差的功能评分、更严重的膝关节疼痛、更早出现创伤性骨性关节炎。因此，过伸型胫骨平台双髁骨折是一类损伤严重、预后较差的特殊亚型。

七、胫骨平台开放性骨折

对开放性骨折的治疗需要丰富的临床经验。有经验者一般在对创伤性伤口进行彻底的清创之后，立即行内固定治疗，可获得较好疗效。对于缺乏临床经验的医生来讲，延期行内固定或外固定治疗架也是可以的，在对伤口进行彻底清创和冲洗之后，可将关节用外固定架进行桥接或通过骨牵引暂时治疗，待进行充分的术前准备后，再行手术治疗。多数Gustilo Ⅲ型和Ⅱ型开放性胫骨平台骨折用外固定架治疗更为安全。当软组织损伤严重、不允许用接骨板螺钉进行治疗时，则治疗方式必须个体化。对多发损伤患者，不可能获得牢固的内固定时，可用简单的外固定架通过膝关节进行桥接。待全身情况和局部情况好转以后，再用混合型外固定架来取代桥接的外固定架。对于胫骨平台或干骺端严重粉碎者，若关节稳定性较差，可将关节桥接3～6周，以使骨折获得早期愈合。

八、血管损伤

高能量损伤，特别是Schatzker Ⅳ、Ⅴ、Ⅵ型损伤则有可能并发腘动脉或腘动脉分支处断裂。最基本的临床检查是评估末梢动脉搏动情况。动脉造影术的指征是：脉搏缺如或减弱，出现膨胀性血肿和血管杂音，肢体进行性肿胀，持续性动脉出血，与解剖相关的神经损伤等。若对血管的完整性存在怀疑，宜进行血管造影术，以排除隐匿性血管损伤。对血管损伤的治疗取决于缺血的严重程度和骨折后的时间。

若末梢动脉搏动良好，应首先固定骨折。若动脉损伤严重，或伤后时间超过6小时，则应首先重建血循环，进行临时的动脉血流转路或行血管修补术，常需静脉移植或人工血管移植来进行动脉修补。无论何时，均应同时修补受损的静脉。最常见的，也是应该防止的一个错误是，把修补的血管置于移位的骨折端，因在随后固定骨折时，骨折的复位手法可能将血管的吻合口撕裂。在修补血管时，使用股骨牵开器或外固定架维持长度或对线可降低这种危险的发生率。对所有缺血时间超过6小时，再灌注后骨筋膜间室内张力增加或有广泛软组织损伤者，应行筋膜切开减张术，监测骨筋膜间室压力。若患者有多处开放伤口并合并严重的血管损伤，就存在一期截肢的适应证，特别是在合并胫后神经损伤者，更具截肢的指征。保肢手术的目的是获得一个有功能的肢体。

九、术后处理

闭合骨折术后应静脉使用头孢菌素24小时；开放性骨折应再加用氨基糖苷类抗生素。常规放置引流管1~2天。

下肢关节内骨折的治疗特点是早期活动和延迟负重。若固定较稳定，建议使用关节恢复器，可增加关节活动、减轻肢体肿胀，改善关节软骨的营养。对Schatzker Ⅰ、Ⅱ、Ⅲ型骨折，一般4~6周可以部分负重，3个月时允许完全负重。对高能量损伤者，软组织包被的情况可影响膝关节活动恢复的时间和范围。无论何时，即使活动范围不大，也应尽可能使用关节恢复器。亦可用可控制活动的铰链支具，随软组织愈合，逐步增加活动范围。一般负重应在术后3个月左右开始，直到X线片上出现骨折牢固愈合的证据。对采用韧带复位法和混合型外固定架固定的患者，何时去除外固定架必须具体病例具体分析。在这些病例中，若骨折愈合慢，特别是在骨干与干骺端交界区域，过早地去除外固定架可导致成角和短缩畸形，可行早期植骨，以缩短骨愈合时间。

第二节　股骨干骨折

一、股骨干骨折的概述

（一）应用解剖特点

❶ 股骨干的解剖范围

股骨干的解剖范围为股骨小粗隆下缘至股骨髁上部的解剖段。

2 股骨干的外形结构特点

股骨干是人体中最坚固和最长的管状骨，当人体直立时，其向内向下倾斜；女性的骨盆相对较宽，其倾斜度更大一些。股骨干本身还有一个向前的凸度，其外形上部呈圆柱形，下部逐渐移行呈三棱柱形，在其后面有一条纵形骨嵴，称为"股骨嵴"或"股骨粗线"。向近端逐渐分为两唇，外侧唇终于臀肌粗隆，为臀大肌的附丽部；内侧唇一部分终于耻骨线，为耻骨肌附丽部，另一部分止于转子间线；股骨嵴向远端也分为两唇，分别移行至股骨内、外上髁。股骨干远端逐渐变扁、增宽，在横切面上呈卵圆形。股骨干骨皮质的厚薄不一，一般中间厚，两端逐渐变薄，向远端至髁部仅为一薄层。前后面对应点的皮质厚度除股骨嵴最厚外基本一致。股骨骨髓腔横断面呈圆形，长度自小粗隆底部起至股骨下端关节面上一手掌处止，骨髓腔狭窄不一。一般自股骨大粗隆至外上髁连线上1/4处开始狭窄，最狭窄处在此连线中点近端2~3 cm处。以此连线中点远近端4 cm连线代表股骨干髓腔的中线，并沿髓内钉进入方向引线，两线的交点在近端4~5 cm处，夹角为5°~7°，进行股骨髓内钉固定时应注意这些解剖特点。

3 股骨干的血液供应特点

股骨干滋养孔一般有1~3个，大部分为双孔，多位于股骨的中段及中上段。一般开口于股骨嵴上或股骨嵴的内外侧，上滋养孔大多位于股骨干上、中1/3交界处稍下方，下孔则位于上、下1/2交界处稍上方。滋养孔道多斜向近侧端，与股骨轴线成45°。股骨滋养孔也有单孔，多集中于股骨中1/3处。双滋养动脉的上滋养动脉一般发自第一穿动脉，而下滋养动脉则发自其余穿动脉。滋养动脉进入皮质后其行程可长可短，入髓腔后再向上、下分支做树枝状，血流呈远心方向，供应皮质内侧2/3~3/4。骨膜动脉为众多横形细支，来自周围肌支，呈阶梯状，只供应皮质外侧1/4~1/3，平时作用不大。股骨干骨折后，如果主要滋养动脉缺如，骨骺动脉和骨膜动脉不能代偿股骨干远侧断端的血供，新骨形成将受到影响。如骨折发生在上中1/3交界处，远骨折段近侧将缺乏血供。如骨折发生在中下1/3交界处，同时该股骨只有1个滋养动脉，在皮质内行程又较长，则远侧断端的血供将发生障碍，影响愈合。

股骨干骨折后采用髓内钉固定，将有可能损伤滋养动脉的髓支。另一方面，由于滋养动脉在股骨嵴处进入的较多，手术时应尽量不要剥离此处，采用钢板固定时，钢板不宜放在前面，因为螺丝钉可能穿入后部股骨嵴，从而损伤滋养动脉而影响骨折的愈合。

4 周围相关结构的解剖特点

围绕股骨有较多的肌肉，特别集中于上部及后部，因而通常从体表不易摸到股骨。由于股骨外侧无重要血管及神经等结构，且肌肉较薄，显露股骨以外侧最为适宜。股骨中段1/3的全部、上1/3的大部以及下1/3的一部分全为股内侧肌、股外侧肌及股中间肌所包围，股骨干任何部分的骨折都或多或少地引起股四头肌的损伤。由于出血、水肿、渗液进而机化，如果再给予较长时间的固定，缺少必要的肌肉功能锻炼，时间一长，必然引起挛缩或纤维增生，造成粘连，特别是骨折位于股骨下部或由于渗液向下流注更易引起肌肉及膝关节囊的粘连，严重影响膝关节的活动，使得屈曲范围大受限制。

（二）致伤机制

1 概述

股骨干骨折的发生率略低于粗隆部骨折和股骨颈骨折，约占全身骨折的3%。但其伤情严重，好发于20~40岁的青壮年，对社会造成的影响较大。10岁以下的儿童及老年人也时有发生。

2 致伤原因

由于股骨被丰富的大腿肌肉包绕，健康成人股骨骨折通常由高强度的直接暴力所致，例如机动车辆的直接碾压或撞击、机械挤压、重物打击及火器伤等均可引起。高处坠落到不平地面所产生的杠杆及扭曲传导暴力也可导致股骨干骨折。儿童股骨干骨折通常由直接暴力引起，且多为闭合性损伤，也包括产伤。暴力不大而出现的股骨干骨折者除老年骨质疏松外，应警惕病理性因素。

3 骨折移位

股骨周围肌群丰富，且大多较厚，力量强大，以致股骨干完全骨折时断端移位距离较大，尤其是横形骨折更明显。骨折后断端移位的方向部分取决于肌肉收缩的合力方向，另外则根据外力的强度与方向以及骨折线所处的位置而定。整个股骨干可以被看成一个坚固的弓弦，正常情况下受内收肌群、伸膝肌群及股后肌群强力牵引固定。股骨干骨折后该3组肌肉强力牵引使弓弦两端接近，使得骨折端向上，向后移位，结果造成重叠畸形或成角畸形，其顶端常朝前方或前外方。具体按照骨折不同部位，其移位的规律如下。

（1）股骨干上1/3骨折：近侧断端因髂腰肌及耻骨肌的收缩向前屈曲，同时受附着于股骨大转子的肌肉，如阔筋膜张肌、臀中肌及臀小肌的影响而外展外旋；近侧骨折断端越短，移位越明显；远侧断端因股后肌及内收肌群的收缩向上，并在近侧断端的后侧。由于远侧断端将近侧断端推向前，使后者更朝前移位。

（2）股骨干中1/3骨折：骨折断端移位情况大致与上部骨折相似，只是重叠现象较轻。远侧断端受内收肌及股后肌收缩的作用向上向后内移位，在骨折断端之间形成向外的成角畸形，但如骨折位于内收肌下方，则成角畸形较轻。除此以外，成角或移位的方向还取决于暴力的作用方向。这一部位骨折还常常由于起自髋部止于小腿的长肌的作用而将股骨远断端和小腿一起牵向上方，导致肢体短缩，Nelaton线变形，大粗隆的最高点比股骨颈骨折更位于髂前上棘与坐骨结节连线的上方。其另一个特点是，足的位置由于重力的作用呈外旋位。

（3）股骨干下1/3骨折：除纵向短缩移位外，腓肠肌的作用可使骨折远端向后移位，其危险是锐利的骨折端易伤及腘后部的血管和神经。

（三）临床表现

股骨干骨折多是强暴力所致，因此应注意全身情况及相邻部位的损伤。

① 全身表现

股骨干骨折多由于严重的外伤引起，出血量可达1 000～1 500 mL。如果是开放性或粉碎性骨折，出血量可能更大，患者可伴有血压下降、面色苍白等出血性休克的表现；如合并其他部位脏器的损伤，休克的表现可能更明显。因此，对于此类情况，应首先测量血压并严密动态观察，并注意末梢血液循环。

② 局部表现

可具有一般骨折的共性症状，包括疼痛、局部肿胀、成角畸形、异常活动，肢体功能受限及纵向叩击痛或骨擦音。除此以外，应根据肢体的外部畸形情况初步判断骨折的部位，特别是下肢远端外旋位时，注意勿与粗隆间骨折等髋部损伤的表现相混淆，有时可能是2种损伤同时存在。如合并有神经血管损伤，足背动脉可无搏动或搏动轻微，伤肢有循环异常的表现，可有浅感觉异常或远端被支配肌肉肌力异常。

③ X线片表现

一般在X线正侧位片上能够显示骨折的类型、特点及骨折移位方向。值得注意的是，如果导致骨折的力量不是十分剧烈，而骨折情况严重，应注意骨质有无病理改变的X线片征象。

（四）诊断

根据受伤史再结合临床表现及X线片显示，诊断一般并不复杂。但对于股骨干骨折诊断的第一步，应是有无休克和休克趋势的判断；其次还应注意对合并伤的诊断。对于股骨干骨折本身的诊断应做出对临床处理有意义的分类。传统的分类包括：开放性或闭合性骨折；稳定型或不稳定型骨折，其中横形、嵌入型及不全性骨折属于稳定型骨折。国际内固定研究学会（AO/ASIF）对于长管状骨骨折进行了综合分类，并以代码表示，用来表示骨骼损伤的严重程度并作为治疗及疗效评价的基础。AO代码分类的基础是解剖部位和骨折类型，解剖部位以阿拉伯数字表示，股骨为3、骨干部为2，股骨干即为32，骨干骨折类型分为"简单"（A型）及"多段"，多段骨折既有"楔形"骨折（B型）又有"复杂"骨折（C型），再进一步分亚组。其英文字母序列数及阿拉伯数字越大，表明骨折越复杂，治疗上的难度也越高。

二、股骨干骨折的治疗

股骨干骨折的治疗方法有很多，现代生物医用材料、生物力学及医疗工程学的发展，为股骨干骨折的治疗提供了许多方便和选择。在做出合适的治疗决策前，必须综合考虑到骨折的类型、部位、粉碎程度和患者的年龄、职业要求、经济状况及其他因素后，再酌情选择最佳疗法。保守治疗的方法包括：闭合复位及髋人字石膏固定、骨骼持续牵引、股骨石膏支架等。近十年来，手术疗法随着内交锁髓内钉的发展和应用，取得了令人鼓舞的进步。但总的来说，不外乎以下方法：首先是内固定装置系统，包括传统髓内钉，又可分为开放性插钉和闭合性插钉、内交锁髓内钉和加压钢板固定等；其次是骨外固定装置系统，此系统仍在不断改进及完善中。

（一）非手术治疗

以下病例选择非手术疗法已达成共识。

❶ 新生儿股骨干骨折

常因产伤导致，可采用患肢前屈用绷带固定至腹部的方法，一般愈合较快。即使有轻度的畸形愈合，也不会造成明显的不良后果。

❷ 4岁以下小儿

不论何种类型的股骨干骨折，均可采用Bryant悬吊牵引。牵引重量以使臀部抬高离床一拳为度，两腿相距应大于两肩的距离，以防骨折端内收成角畸形，一般3~4周可获骨性连接。

❸ 5~12岁的患儿

按以下步骤处理：

（1）骨牵引：Kirshner针胫骨结节牵引，用张力牵引弓，置于儿童用Braunes架或Thomas架上牵引，重量3~4kg，时间10~14天。

（2）髋"人"字石膏固定：牵引中床边摄片，骨折对位满意有纤维连接后，可在牵引下行髋人字石膏固定。再摄片示骨折对位满意，即可拔除克氏针。

（3）复查：石膏固定期间应定时摄片观察，发现成角畸形时应及时采取石膏楔形切开的方法纠正。

（4）拆除石膏：4~6周可拆除石膏，如愈合欠佳可改用超髋关节的下肢石膏固定。

（5）功能锻炼：拆除石膏后积极进行下肢功能训练，尽快恢复肌力及膝关节的功能。

❹ 13~18岁的青少年及成人

多采用胫骨结节持续骨牵引，初期（1~3天）牵引重量可采用体重的1/8~1/7，摄片显示骨折复位后可改用体重的1/10~1/9；在牵引过程中应训练患者每日3次引体向上活动，每次不少于50下。牵引维持4~6周，再换髋"人"字石膏固定3个月，摄片证明骨折牢固愈合后方能下地负重。

（二）手术治疗

保守疗法对于儿童骨折的治疗比较满意。因为股骨周围骨膜较厚，血供丰富，且有强大的肌肉包绕，成人股骨干骨折极少能被手法整复和石膏维持对位。持续牵引由于需要长期卧床易导致严重的并发症，加重经济负担，目前已成为不切实际的做法。现代骨科对股骨干骨折的治疗，在无禁忌的情况下，多主张积极手术处理。

1 髓内钉固定术

1940年，昆彻（Kuntscher）介绍髓内钉内固定用于股骨干骨折，创立了髓内夹板的生物力学原则。目前，关于股骨髓内钉的设计和改进的种类很多，但最主要集中在以下几方面：①开放复位髓内钉固定或闭合插钉髓内钉固定。②扩大髓腔或不扩髓穿钉。③是否应用交锁扩髓。④动力或静力型交锁髓内钉。

为了便于权衡考虑和适当选择，有必要对以下几方面进行阐述。

（1）优点：与闭合插钉比较，开放插钉不需要特殊的设备和手术器械，不需要骨科专用手术床及影像增强透视机，不需早期牵引使断端初步分离对位。直视下复位，易发现影像上所不能显示的骨折块及无移位的粉碎性骨折，更易于达到解剖复位及改善旋转的稳定性，易于观察处理陈旧性骨折及可能的病理因素。

（2）缺点：与闭合复位相比，开放复位髓内钉固定术有以下不足之处：①骨折部位的皮肤表面留有瘢痕，影响外观。②术中失血相对较多。③对骨折愈合有用的局部血肿被清除。④由于复位时的操作破坏了血供等骨折愈合条件，增加了感染的可能性。

（3）扩髓与否：一般认为，扩髓后髓内钉与骨接触点的增加提高了骨折固定的稳定性，髓腔的增大便于采用直径较大的髓内钉，钉的强度增大自然提高了骨折的固定强度。扩髓可引起髓内血液循环的破坏，但由于骨膜周围未受到破坏，骨痂生长迅速，骨折愈合可能较快。因此对于股骨干骨折，多数学者主张扩髓，扩髓后的骨碎屑可以诱导新骨的形成，有利于骨折的愈合。对于开放骨折，由于有感染的危险性，应慎用或不用。有文献报道，由于扩髓及髓内压力的增加，可导致肺栓塞或成人呼吸窘迫综合征，因此对多发损伤或肺挫伤的患者不宜采用。

（4）内交锁髓内钉：内交锁髓内钉是通过交锁的螺钉横形穿过髓内钉而固定于两侧皮质上，目的是防止骨折旋转、短缩及成角等畸形的发生。但是髓内钉上的内锁孔是应力集中且薄弱的部分，易因强度减弱而发生折断。因此，应采用直径较大的髓内钉，螺钉尽可能远离骨折部位，螺钉充满螺孔，延迟负重时间。不带锁髓内钉以Ender钉、Rush钉及膨胀髓内钉为代表，临床上也有一定的适应证。内交锁髓内钉通过安置锁钉防止了骨折的短缩和旋转，分别形成静力固定和动力固定；由于静力型固定的髓内钉可使远、近端均用锁钉锁住，适宜于粉碎、有短缩倾向及旋转移位的骨折。静力型固定要求术后不宜早期负重，以免引起髓内钉或锁钉的折断导致内固定失败。动力型固定是将髓内钉的远端或近端一端用锁钉锁住，适用于横形、短斜形骨折及骨折不愈合者，方法为一端锁定，骨折沿髓内钉纵向移动使骨折端产生压力，因而称为动力固定。静力固定可在术后6～8周短缩及旋转趋势消除后拔除一端的锁钉，改为动力型固定，利于骨折愈合。总之，由于影像增强设备、弹性扩髓器等的应用，内交锁髓内钉的应用范围扩大了。股骨内交锁髓内钉的设计较多，比较多见的有Grosse-Kempf交锁髓内钉、Russell-Taylor交锁髓内钉及AO通用股骨交锁髓内钉，这几种髓内钉基本原理及手术应用是相似的。

现就内交锁髓内钉在股骨干骨折的应用作一介绍。

（1）手术适应证：①一般病例。股骨干部小粗隆以下距膝关节间隙9 cm以上之间的各种类型的骨折，包括单纯骨折、粉碎性骨折、多段骨折及含有骨缺损的骨折。但16岁以下儿童的股骨干骨折原则上不宜施术。②同侧损伤。包含有股骨干骨折的同侧肢体的多段骨折，如浮膝（股骨远端骨折合并同侧胫骨近端骨折）。③多发骨折。包括单侧或双侧股骨干骨折或合并其他部位骨折，在纠正休克，等呼吸循环稳定后应积极创造条件手术，可减少并发症，便于护理及早期的康复治疗。④多发损伤。指股骨干骨折合并其他脏器损伤，在积极治疗危及生命的器官损伤之同时，尽早选用手术创伤小、失血少的髓内钉固定。⑤开放骨折。对一般类型损伤，大多无须选择髓内钉固定；粉碎型者，可酌情延期施行髓内钉固定或采用骨外固定方法。⑥其他。对病理骨折、骨折不愈合、畸形愈合及股骨延长等情况，也可采用髓内钉固定。

（2）术前准备：①拍片。拍股骨全长正侧位X线片（各含一侧关节），必要时拍摄髋关节及膝关节的X线片，以免遗漏相关部位。②判定。仔细研究X线片，分析骨折类型，初步判断骨折片再移位及复位的可能性和趋势，估计髓内钉固定后的稳定程度，决定采用静力型固定或动力型固定。同时应了解患者患侧髋关节及膝关节的活动度，有无影响手术操作的骨性关节病变，尤其是髋关节的僵硬会影响手术的进行。③选钉。根据术前患肢X线片，必要时拍摄健侧照片，初步选择长度及直径合适的髓内钉及螺钉，一般而言，中国人男性成年患者常用钉的长度为38～42 cm，直径11～13 mm；女性常用钉的长度为36～38 cm，直径10～12 mm。在预备不同规格的髓内钉及锁钉的同时，尚需准备拔钉器械及不同规格的髓腔锉等。此外，必须具备骨科手术床及X线片影像增强设备。④术前预防性抗生素。术前1天开始应用，并于手术当日再给1次剂量。

（3）麻醉方法：常用连续硬膜外麻醉，也可采用气管插管全身麻醉。

（4）手术体位：一般采取患侧略垫高的仰卧位，或将其固定于"铁马"（骨科手术床）上。后者的优点包括：①为麻醉师提供合适的位置，特别是对严重损伤的患者，巡回护士、器械护士及X线片技术员也满意用此位置。②对患者呼吸及循环系统的影响较小。③复位对线便于掌握，特别是易于纠正旋转移位及侧方成角畸形。④便于导针的插入及髓内钉的打入，尤其适用于股骨中下段骨折。

仰卧位的缺点是对于近端股骨要取得正确进路比较困难，尤其是对于一些肥胖患者。此时为了使大粗隆的突出易于显露，需将患肢尽量内收，健髋外展。

侧卧位的优点是容易取得手术进路，多用于肥胖患者及股骨近端骨折。缺点是放置体位比较困难，对麻醉师、巡回护士，器械护士及X线片技术员都不适用；术中骨折对线不易控制，远端锁钉的置入也比较困难。

无论是采用哪种体位，均应将患者妥善安置在骨科专用手术床上，防止会阴部压伤及坐骨神经等的牵拉伤等。

（5）手术操作步骤：①手术切口及导针入点。在大粗隆顶点近侧做一个2 cm长的切口，再沿此切口向近侧、内侧延长8～10 cm，按皮肤切口切开臀大肌筋膜，再沿肌纤维方向做钝性分离；识别臀大肌筋膜下组织，触诊确定大粗隆顶点，在其稍偏内后侧为梨状窝，此即为进针点，选好后用骨锥钻透骨皮质。正确选择进针点非常重要，太靠内侧易导致医源性股骨颈骨折或股骨头坏死，甚至引起髋关节感染；此外可造成钉的打入困难，引起骨折近端外侧皮质骨折。进针点太靠外，则可能导致髓内钉打入受阻或引起内侧骨皮质粉碎性骨折。②骨折的复位。骨折初步满意的复位是手术顺利完成的重要步骤，手术开始前即通过牵引手法复位；一般多采用轻度过牵的方法，便于复位和导针的插入。应根据不同节段骨折移位成角的机制来行闭合复位，特别是近端骨折仰卧位复位困难时，可采取在近端先插入一根细钢钉作杠杆复位，复位后再打入导针。非不得已，一般不应作骨折部位切开复位。对于粉碎性骨折无须强求粉碎性骨块的复位，只要通过牵引，恢复肢体长度，纠正旋转及成角，采用静力型固定是可以取得骨折的功能愈合的。③放置导针、扩大髓腔。通过进针点插入圆头导针，不断旋转进入，并保持导针位于髓腔的中央部分，确定其已达骨折远端后，以直径8 mm弹性髓腔锉开始扩髓，每次增加1 mm，扩大好的髓腔应比插入的髓内钉粗1 mm。扩髓过程中遇到阻力可能是将通过髓腔的狭窄部，通过困难时可改用小一号的髓腔锉，直到顺利完成为止。要防止扩髓过程中对一侧皮质锉得过多引起骨皮质劈裂造成骨折。④髓内钉的选择和置入。合适的髓内钉的长度应是钉的近端与大粗隆顶点平齐远端距股骨髁2～4 cm，直径应比最终用的髓腔锉直径小1 mm。此时，将选择好的髓内钉与打入器牢固连接，钉的弧度向前，沿导针打入髓腔；当钉尾距大粗隆5 cm时，需更换导向器，继续打入直至与大粗隆顶平齐。打入过程中应注意不能旋转髓内钉，以免此后锁钉放置困难，遇打入困难时不能强行，必要时重新扩髓或改小一号髓内钉。⑤锁钉的置入。近端锁钉在导向器的引导下一般比较容易，只要按照操作步骤进行即可，所要注意的是导向器与髓内钉的连接必须牢固，松动将会影响近端钉的置入位置。远端锁钉的置入也可采用定位器，临床实际中依靠定位器往往效果并不理想，这可能是由于髓内钉在打入后的轻微变形影响了其准确性，一般采用影像增强透视结合徒手技术置入远端锁钉，为减少放射线的照射，需要训练熟练的操作技巧。

（6）Kuntscher钉：Kuntscher钉是标准的动力髓内钉，其稳定性取决于骨折的完整程度及钉和骨内膜间的阻力，但适应证有所限制：一般只适宜于股骨干中1/3、中上1/3及中下1/3的横断或短斜形骨折。此项技术在半个世纪以来，其有效性和实用性已被数以万计的病例证实。一方面，其具有动力压缩作用，有利于骨折早日愈合；另一方面，由于交锁髓内钉需要在C形臂X线机透视下进行，部分医院仍不具备该设备，加上锁定孔处易引起金属疲劳断裂及操作复杂等问题，因此传统的Kuntscher钉技术仍为大众所选用。现将这项技术简述如下：

1）适应证：适用于成年人，骨折线位于中1/3、中上1/3及中下1/3的横断形、闭合性骨折，微斜形、螺旋形者属相对适应证，开放性者只要能控制感染也可考虑。该术式的优点是操作简便，疗效确实，患者可以早日下地。

2）操作步骤：①先行胫骨结节史氏钉骨牵。持续3～5天，以缓解及消除早期的创伤反应，并使骨折复位。②选择长短、粗细相适合的髓内钉。梅花形髓内钉最好，一般在术前根据X线片显示的股骨长度及髓内腔直径选择相应长短与粗细的髓内钉，并用胶布固定于大腿中部再拍X线片，以观察其实际直径与长度是否合适，并及时加以修正。③闭合插钉。骨折端复位良好的，可在大粗隆顶部将皮肤做一个2cm长的切口，使髓内钉由大粗隆内侧凹处直接打入，并在C形臂X线机透视下进行。其操作要领与前者相似，不赘述。④开放复位及引导逆行插钉。牵引后未获理想对位者，可自大腿外侧切口暴露骨折端，在直视下开放复位及酌情扩大髓腔；然后将导针自近折端髓腔逆行插入，直达大粗隆内侧穿出骨皮质、皮下及皮肤，再扩大开口，将所选髓内钉顺着导针尾部引入髓腔并穿过两处断端，使钉头部达股骨干的下1/3处为止。中下1/3骨折患者，应超过骨折线10cm。钉尾部留置于大粗隆外方不可太长，一般为15cm左右，否则易使髋关节外展活动受阻。一般在1年后将钉子拔出，操作一般无困难，原则上由施术打钉者负责拔钉为妥。⑤扩大髓腔插钉术。有条件的也可选用髓腔钻，将髓腔内径扩大，然后插入直径较粗的髓内钉以引起确实固定和早期下地负重。但学者认为如此操作会对骨组织的正常结构破坏太多，拔钉后所带来的问题也多。因此在选择时应慎重，既要考虑到内固定后的早期效果，又要考虑到拔除髓内钉后的远期问题。⑥术后。可以下肢石膏托保护2～3周，并鼓励早期下地负重，尤其是对于中1/3的横形骨折；但对中下1/3者，或是斜度较大者则不宜过早下地，以防变位。

有资料显示，欧美等发达国家近年对长管状骨骨折，又重新恢复了以髓内钉治疗为主流的趋势，其中包括交锁髓内钉等也日益受到重视。但就股骨干骨折而言，还有其他的一些可选用的手术方法。

❷ 接骨板螺钉内固定术

既往认为接骨板螺钉固定术的适应证为手术复位髓内钉固定不适合的患者，如股骨上1/3或下1/3骨折者，最近对股骨干骨折切开复位接骨板螺钉固定的观点已有所不同。由于传统髓内钉满意的疗效，以及当前闭合性髓内钉手术，特别是交锁髓内钉技术的发展，人们看到更多的是接骨板螺钉内固定的缺点。没有经验的骨科医师可能会造成一些力学上的错误，如钢板选择太薄或太短、操作中螺钉仅穿过一层皮质、骨片的分离等，尤其是当固定失败、发生感染时，重建就成了大问题，并且接骨板的强度不足以允许患者早期活动。此外，由于钢板的应力遮挡导致的骨质疏松，使得在拆除内固定后仍应注意保护骨组织，逐步增加应力才能避免再骨折。这些方面严重地影响了接骨板螺钉内固定术在股骨干骨折中的应用和推广，学者建议应慎重选择。

❸ Ender钉技术

Ender钉技术治疗股骨干骨折曾风行多年，操作简便，颇受患者欢迎。但其易引起膝关节病废，不如选用髓内钉。因此，近年来已较少采用。

❹ 外固定支架固定术

关于外固定支架，国内外有多种设计，其应用的范围适用于股骨干各段、各种类型的骨折，对开放性骨折、伤口感染需定期换药者尤其适用。应用外固定支架患者可早期下地活动，有利于关节功能的恢复。应注意防止穿针孔的感染和手术操作中误伤血管神经。由于大腿部肌肉力量强大，宜选用环型或半环型的支架，单侧支架很难维持对位对线，除非伴有其他损伤需卧床休养的病例。

三、股骨干骨折各种并发症的诊治

（一）术中并发症

术中并发症的发生均与操作不当有关，例如术中发生新的骨折。髓内钉固定时造成新的骨折主要与髓内钉规格尺寸选择不当、进针点太偏外或偏内、髓腔扩大过度皮质偏薄有关，手术时加以注意是可以避免的。髓内钉打入一部分后处于进退不能的与术前估计不足及术中粗暴强行打入有关，应采取相应的策略防患于未然。

（二）术后并发症

1 延迟愈合和不愈合

延迟愈合多发生在开放性骨折及粉碎性骨折，主要原因大多与处理措施不当有关，可通过改进不恰当的措施、延迟固定时间、局部确实制动和外加电磁场刺激等辅助手段，大部分能取得完全愈合；不愈合通常由于感染、严重骨缺损等引起。采用交锁髓内钉辅以自体植骨可以在取得骨愈合的同时照顾到膝关节功能的恢复。

2 畸形愈合

畸形愈合和内固定不当及活动过早有关，股骨干骨折成角畸形大于15°、旋转畸形大于20°或短缩畸形超过2.0 cm者，均应设法矫正，小儿及老年病例可放宽标准。一般可采用人工制造骨折重新固定的方法，固定时除矫正旋转成角外，应注意维持合适的肢体长度，必要时可考虑植骨。

3 再骨折

再骨折一般多发生在钢板固定拆除后。由于钢板的应力遮挡，局部骨质疏松，拆除后应暂缓负重，或外加石膏固定一段时间，逐步增加负重，预防应力损伤。对于已发生的再骨折，宜采用交锁髓内钉等较可靠的方法固定，一般愈合时间都较原骨折短。

4 内植物折断

内固定植入物的断裂并不鲜见，其原因一方面与材料的质量有关，另一方面与固定不当、过早负重有关。发生在骨折愈合前的折断，应视骨折对位对线情况及愈合趋势酌情处理。原则上应予去除，但技术操作困难，这种情况下如果强行取出，可能带来不良后果。

5 膝关节功能障碍

大多由于长期固定引起股中间肌的粘连、股中间肌本身的损伤与瘢痕化，以及膝关节内和髌骨两侧囊壁的病变而引起。主张在确实固定的基础上早期活动，可预防膝关节功能障碍的发生。轻者可通过理疗、加强功能锻炼得以恢复。重则行股四头肌成形术，手术松解膝关节及髌韧带下方粘连，切除已瘢痕化的股中间肌，并酌情行股四头肌延长术等。术后早期行CPM锻炼，疗效多较满意。

第三节　髌骨骨折

 应用解剖

髌骨是人体内最大的籽骨，位于股四头肌肌腱内，外观近似三角形，具有保护膝关节的作用，是下肢活动的重要结构。骨化中心在2～3岁时出现，亦可推迟至6岁左右。骨化异常的表现常常是在髌骨外上角出现另外一个附加骨化中心，称为"二分髌骨"。

髌骨外形呈倒三角形，下端为顶点。上极宽厚，有股四头肌腱附着。髌骨内、外侧缘分别接纳来自股内侧肌和股外侧肌的纤维。下极是髌腱起点。股四头肌腱的薄层部分常与较厚的Sharpey纤维一起通过髌骨前面，在远端参与组成髌腱。髌骨后方3/4有关节软骨覆盖，由中间嵴分为主要的内侧和外侧关节面。髌骨关节面与股骨远端的滑车相关节。

髌骨的血运由伸膝装置之外的疏松结组织内的骨外血管网提供。有几支血管参与组成这个血管网，包括：膝上正中血管，内外侧的膝上、下血管，以及胫骨返血管下支等。进入髌骨的血供主要由进入髌骨体前方中部的血管网和进入下极的血管来提供。了解血供组成对于理解髌骨骨折并发症中的缺血性坏死的发生机制非常重要。髌骨中部骨折，特别是移位明显的，阻断了自髌骨中部进入的主要营养动脉升支，只保留了髌骨上极的血运，使髌骨中部有发生缺血坏死的危险。髌骨下极有来自髌骨中部和下极的双重血供，在横断骨折后不易发生缺血坏死。

 生物力学

髌骨的功能是增加股四头肌腱的力学优势，有助于股骨远端前方关节面的营养供给，保护股骨髁免受外伤，并将股四头肌的拉伸应力传导至髌腱。还可通过增加伸膝装置至膝关节旋转轴线的距离，加长股四头肌的力臂，提高股四头肌效能。

行走时的髌股关节压力是体重的3倍，而在爬楼梯或完全下蹲时，髌股关节压力可超过体重的7倍。

髌骨的软骨面与股骨髁前方关节面相关节。髌骨间的接触区域因膝关节的位置不同而有变化。当伸膝时，只有髌骨远端与股骨髁相接触。随着屈膝角度的增加，髌骨的中部和近端部分才逐渐与股骨前方相接触。有纵嵴将髌骨后关节面分为两个主要部分——内侧面和外侧面，并与股骨远端的前方关节沟相关节。髌骨关节面的下方是一个无关节面的粗糙区，称为"下极"，为髌韧带提供了附丽点。

内侧和外侧的伸膝支持带，称为"扩张部"。由股内侧肌和股外侧肌的纵形纤维组成。股外侧肌纤维与阔筋膜纤维绕过髌骨，直接附着于胫骨近端的Gerdy结节。完整的前方筋膜和Sharpey纤维与内、外侧扩张部，允许髌骨骨折后仍可进行主动伸膝，这点在诊断和治疗上都重要。

三、损伤机制

髌骨骨折约占所有骨骼损伤的1%，主要发生于20～50岁的人群，并可见于所有的年龄组；男性发生率大约是女性的2倍。在左、右侧上没有发现区别，双侧髌骨骨折罕见，可为直接或间接暴力所致。当诊断为髌骨骨折时，一定要注意是否同时存在同侧的股骨干骨折、股骨髁或胫骨髁骨折，同侧髋部骨折后脱位等。

因髌骨位于皮下，增加了直接受伤的机会，受伤区域也常存在皮肤挫伤或有开放伤口。直接创伤所致髌骨骨折的类型有不完全骨折、星状骨折、粉碎骨折。因内侧和外侧的股四头肌扩张部没有撕裂，故骨折块没有或只有轻度分离，患者可以抗重力主动伸膝。

当附着于髌骨的肌腱和韧带产生的拉力超过了髌骨内在的强度之后，可发生间接暴力所致的骨折，如跌伤或绊倒伤。发生髌骨骨折以后，股四头肌继续作用，将内侧或外侧的股四头肌扩张部撕裂。

骨折近端和远端分离的程度与股四头肌扩张部撕裂的范围有关。支持带损伤的程度比直接损伤者要重。典型表现是横断骨折，某些髌骨下极呈粉碎状，支持带中度撕裂，多数患者不能主动伸膝。直接和间接暴力混合损伤的特征是皮肤有直接创伤，骨折块移位大。

四、分型

（一）Rockwood分型

Rockwood分型是髌骨骨折的常用分型。分为：Ⅰ型，无移位骨折；Ⅱ型，横断骨折；Ⅲ型，下部或下极骨折；Ⅳ型，无移位的粉碎性骨折；Ⅴ型，移位的粉碎性骨折；Ⅵ型，垂直骨折；Ⅶ型，骨软骨骨折。

（二）AO/OTA分型

A型，髌骨关节外骨折；B型，髌骨部分关节内骨折，伸膝装置完整；C型，髌骨完全关节内骨折，伸膝装置破裂。

（三）临床常用的六种分型

横断骨折、星状骨折、粉碎骨折、纵形或边缘骨折、近端或下极骨折、骨软骨骨折。其中以横断骨折最多见，占所有髌骨骨折的50%～80%，大约80%的横断骨折位于髌骨中部或下1/3；星状骨折和粉碎骨折占30%～35%；纵形骨折或边缘骨折占12%～17%。

五、症状和体征

有直接损伤的病史，膝部出现疼痛、肿胀及力弱，常提示发生了骨折。直接损伤者常合并同侧肢体的其他部位损伤。间接损伤者，膝部出现凹陷，伴有疼痛和肿胀。髌骨位于皮下，易于进行直接触诊检查，通过触诊可确定压痛范围、骨折块分离或缺损的情况。无移位骨折仅出现中度肿胀，解剖关系正常，但骨折端压痛是最重要的临床表现。

多数髌骨骨折有关节内积血，而且关节内积血可进入邻近的皮下组织，使组织张力增加，关节内积血时可以出现浮髌试验阳性。膝关节内张力性渗出可使疼痛加剧，必要时应进行抽吸或紧急外科减压。

六、 影像学检查

髌骨可拍摄斜位、正位、侧位及轴位X线片。关节造影、CT扫描或MRI检查有助于诊断边缘骨折或游离的骨软骨骨折。因正位片上髌骨与股骨髁部相重叠，不易进行分析，因此多采用斜位摄片，以便于显示髌骨。但正位X线片有助于诊断星状骨折、横断骨折和下极骨折及二分髌骨。从侧位X线片能够观察髌骨的全貌以及骨折块移位和关节面出现"台阶"的程度。行轴位X线检查有利于排除边缘纵形骨折，多无移位，常常易被漏诊。明显移位的髌骨骨折不建议拍摄轴位片，以免屈膝时加重患者疼痛。

七、 治疗方法

髌骨骨折的治疗目的是恢复伸膝装置的连续性，保护髌骨的功能，减少与关节骨折有关的并发症。治疗原则是尽可能保留髌骨，充分恢复后关节面的平整，修复股四头肌扩张部的横形撕裂，早期练习膝关节活动和股四头肌肌力。即使存在很大的分离或移位，也不要轻易选择部分或全髌骨切除术。治疗方法取决于患者的一般情况、年龄、骨骼密度以及手术危险性。

（一）非手术治疗

若骨折无移位或移位小于2 mm，关节面仍平滑，患者可以抗重力伸膝，说明伸膝装置完整性良好，可以采取非手术治疗。早期可用弹性绷带及冰袋加压包扎，以减少肿胀，亦可对关节内积血进行抽吸，以减轻肿胀、疼痛以及降低关节内压力，但应注意无菌操作，以防关节内感染。前后长腿石膏托是一种可靠的治疗方法，其长度应自腹股沟至踝关节，膝关节可固定于伸直位，但不能有过伸。应早期行直腿抬高训练，并且贯穿于石膏制动的全过程，可带石膏部分负重。根据骨折的范围和严重程度，一般用石膏或支具制动3～6周，然后改用弹性绷带加压包扎。内侧或外侧面的纵形骨折或无移位的边缘骨折，一般可不必石膏或支具制动，但仍应采取加压包扎治疗，3～6周内减少体力活动，可进行主动和被动的功能锻炼。

（二）手术治疗

髌骨骨折手术治疗的传统切口是经过髌骨中部的横切口，此切口暴露充分，能够对内侧或外侧扩张部进行修补。现在更多采用的切口是髌骨正中直切口或髌骨侧方直切口，可以获得更充分的外科暴露和解剖复位，也便于对膝关节进一步探查和修复。

对于年轻患者，特别是横形骨折者，其松质骨比较坚硬，常能够获得稳定的内固定；对于严重粉碎性骨折者，若同时存在骨质疏松，则很难获得稳定的内固定，需要进行其他的附加固定及延长制动时间，以期获得良好的骨愈合。

1 手术适应证

关节面移位超过 2 mm 或骨折块间分离大于 3 mm；粉碎性骨折合并关节面移位；骨软骨骨折移位至关节腔，边缘骨折或纵形骨折同时有移位或粉碎者。

2 手术方式

（1）切开复位，牢固地内固定。

（2）髌骨部分切除，即切除粉碎性骨折块，同时修补髌韧带。

（3）全髌骨切除，准确地修复伸膝装置。

3 切开复位内固定方式

（1）单纯钢丝固定：采用钢丝环绕结合克氏针或拉力螺钉固定。最常应用的钢丝环扎技术由 AO/ASIF 推荐，它结合了改良的前方张力带技术，适用于横断骨折和粉碎性骨折。生物力学研究表明，当钢丝放置于髌骨的张力侧（前方皮质表面）时，与其简单地行周圈钢丝环扎相比，极大地增加了固定强度。

（2）张力带固定：①单纯环形钢丝张力带固定，这种改良的张力带技术与钢丝环扎技术，即钢丝通过股四头肌腱的入点和髌腱，然后在髌骨前面打结拧紧相比有所不同。用 2 枚克氏针或 2 枚 4.0 mm 的松质骨螺钉以控制骨折块的旋转和移位，既有利于钢丝环的打结固定，也增加了骨折固定的稳定性。克氏针为张力带钢丝提供了安全锚定，并且中和了骨折块承受的旋转应力。②AO 张力带固定，即采用克氏针张力带钢丝固定髌骨骨折，固定较为可靠。③改良 AO 张力带，采用髌腱编织缝合加克氏针张力带技术，用于治疗髌骨下极鸟嘴样粉碎性骨折，或采用空心螺钉张力带钢丝固定。④环形尾翼克氏针钢丝张力带。⑤可吸收材料张力带固定。

（3）钛合金聚髌器固定：常用记忆合金髌骨爪内固定。

（4）接骨板内固定：2014 年泰勒（Taylor）等通过研究发现，简单无粉碎骨折块的髌骨骨折可采用多角度微型接骨板固定，粉碎程度相当严重的髌骨骨折可采用网状接骨板固定。网状接骨板可根据骨折类型切割塑形，而且接骨板上的螺钉孔可穿入缝合线，能够修补髌腱和股四头肌肌腱，尤其适用于严重骨粉碎性骨折。

在应用前方张力带钢丝固定时，可以有意识地使后方关节面产生轻微分离，术后屈膝时这种张应力将转化为压应力，有利于骨折的愈合。对于粉碎骨折亦可考虑将小的骨折块去除，然后对大的骨折块用张力带固定。术中应对内固定的稳定性进行检查，通过膝关节被动地屈伸活动，观察骨折块有无异常活动、内固定是否牢固等。若复位固定满意，术后可早期进行主动的膝关节功能锻炼。可使用夹板制动3～7天，在理疗师帮助下锻炼膝关节活动，然后去除夹板，进行部分负重。亦可在术后早期使用膝关节练习器进行被动关节锻炼。若骨折粉碎，或内固定不够牢靠，术后应制动3～6周。对于固定满意者，在术后6周X线片表现为进行性的骨愈合，可以逐渐至完全负重。

④ 髌骨部分切除术

若髌骨骨折后不可能再重建一个平滑的关节面，或一个大的髌骨骨折块合并有粉碎的上下极骨折，不能采用稳定的内固定时，可以考虑进行髌骨部分切除和伸膝装置修补术。应将保留下来的髌骨与伸膝装置进行紧密、准确地缝合，以防止在屈膝活动时出现髌骨倾斜。

若下极骨折严重粉碎，可以考虑切除，但切除下极后，会导致髌骨下移，出现"错格"现象和髌股关节压力增加。手术治疗骨折的目的应该是重建正常解剖结构。对严重粉碎的髌骨骨折，若能保留髌骨的主要部分，可以进行部分髌骨切除。术中应对保留的髌骨进行牢固的拉力螺钉内固定，重建髌骨的主要部分。实际上，采用间接复位方法，以几种改良的钢丝环扎方法治疗和固定严重粉碎骨折，可以取代部分或全髌骨切除术。

下极骨折常常不累及关节面，可以用1.2 mm钢丝环扎和4 mm拉力螺钉固定。可在紧贴下极骨折的远端、髌韧带矢状面的中部穿入钢丝，然后将其拧紧，以稳定骨折块、保护下极骨折、维持伸肌装置的功能长度。纵向骨折或边缘骨折，若无移位，表明伸肌装置完整，无须特殊治疗，常能获得愈合。对较小的关节面粉碎移位骨折，可行切除术，然后进行早期功能活动。

⑤ 全髌骨切除术

对严重粉碎、无法保留较大的髌骨折块时，可行全髌骨切除术。优点是能缩短制动时间，手术操作较简单，可以早期恢复活动；缺点是远期疗效不佳，并发症较多，包括股四头肌力弱、屈伸受限等。肌腱直接在股骨滑车软骨上滑动，不仅会增加运动时的摩擦力，而且因肌腱承受压力及摩擦的能力远不及其承受拉伸的能力，容易造成股骨髁软骨的磨损和肌腱断裂，现在已很少采用全髌骨切除术。

若不得已进行全髌骨切除术时，最好将多发的小骨折块剔除干净，然后将股四头肌腱和髌腱重叠缝合或直接缝合。对吻合口紧张度的判断是：术中将吻合口拉紧之前，膝关节至少能够被动屈曲90°；若术中被动屈膝达120°，会造成术后伸膝延缓、无力。术后可用石膏制动3～6周，制动时间越长，发生粘连的机会越多，需要理疗的时间越长。术中应注意修补内外侧支持带，尽量减少术后并发症。

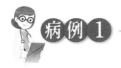

胫骨平台骨折

一、病例介绍

患者，男，32岁。

主诉：车祸致左膝关节疼痛、肿胀，活动受限3小时。

现病史：3小时前患者被车撞伤，左膝关节疼痛、肿胀，不能行走，来我院急诊就诊。

二、检查

（一）专科查体

左膝关节及小腿肿胀明显，大面积皮下瘀血、畸形，胫骨近端压痛，可触及骨擦音、骨擦感，股骨内侧髁内侧副韧带止点处肿胀、压痛。踝关节可主动屈伸，浅深感觉正常，足背动脉搏动正常。

（二）影像学检查

左膝关节CT：胫骨近端粉碎性骨折，塌陷、移位明显。（图5-1）

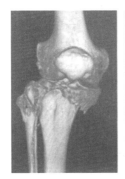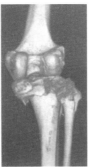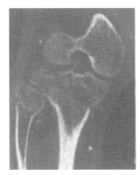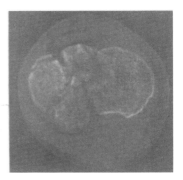

图5-1 左膝关节CT

三、诊断

左侧胫骨平台骨折（Schatzker分型Ⅵ型；AO分型A_1-C_3），内侧副韧带损伤。

四、治疗

患者入院后完善术前检查，跟骨牵引，消肿治疗。伤后第6天，患肢消肿，在全身麻醉下行骨折切开复位钢板内固定、内侧副韧带股骨端止点断裂修复重建术。手术采用内外侧联合切口，切口的设计需要根据主要骨折块的形态和复位要求调整，但要注意两切口的距离。中央皮肤宽度窄小有皮肤缺血坏死的风险，所以分别复位内外侧平台，双钢板坚强固定。术后复查X线显示骨折复位满意，内固定位置良好。

五、术后随访

术后早期关节逐渐进行屈伸功能锻炼。

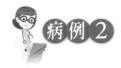

股骨粗隆下骨折

一、病例介绍

患者，男，32岁。

主诉：车祸伤后左大腿疼痛、肿胀，活动受限10天。

现病史：患者于10天前不慎被汽车撞伤，伤后左大腿疼痛、肿胀，活动受限，转来我院。

二、检查

（一）专科查体

左大腿中上段明显肿胀、畸形，皮下大面积瘀青，反常活动，左髋部叩痛。左足趾感觉活动良好，左足背动脉搏动可触及，末梢血运良好。

（二）影像学检查

骨盆正位X线：左股骨粗隆下多段骨皮质不连续。（图5-2）左股骨CT三维重建3D-CT：左股骨粗隆下多段骨皮质不连续，骨质碎裂、移位。（图5-3）左下肢深静脉彩超显示左下肢腘静脉血栓形成。

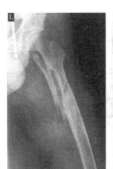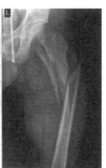　　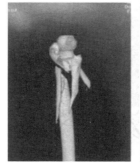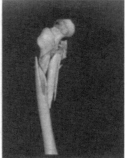

图5-2　左股骨正侧位X线片　　　　　　　图5-3　左股骨3D-CT

三、诊断

左股骨粗隆下粉碎性骨折（Russell-Taylor II_B 型），左下肢腘静脉血栓，眶壁骨折，头面部外伤。

四、治疗

患者入院后急诊介入科行经皮穿刺下腔静脉滤器置入术，术后收入眼科病房行眶骨骨折手术治疗，骨科暂行左侧胫骨结节牵引术，后患者转入骨科病房继续治疗。骨科择期于全麻下行左股骨粗隆下骨折局部有限切开复位、钛缆捆扎固定、加长型PFNA内固定术。由于患者骨折累及范围较长，移位明显，术中试行闭合复位效果不佳，故给予骨折局部有限切开复位，在导向器引导下微创钛缆捆扎固定，选用加长型PFNA内固定，术中经过顺利。术后早期康复锻炼，恢复良好。术后3天复查X线片，骨折复位及内固定物位置良好。

五、术后随访

术后1个月、3个月、6个月、8个月分别复查X线，显示骨折生长愈合良好。（图5-4至图5-7）目前患者已下地自由行走，恢复正常生活和工作，髋膝关节功能恢复良好。

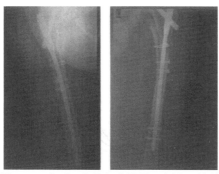

图5-4　术后1个月复查股骨正侧位X线片

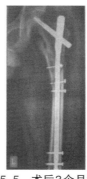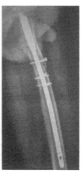

图5-5　术后3个月复查股骨正侧位X线

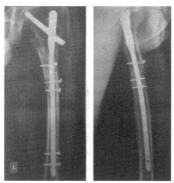

图5-6　术后6个月复查股骨正侧位X线片

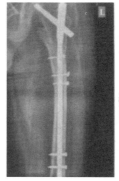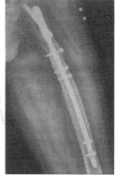

图5-7　术后8个月复查股骨正侧位X线片

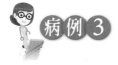

股骨髁骨折

一、病例介绍

患者，男，18岁。

主诉：车祸致右大腿肿痛畸形，活动受限1天。

现病史：患者于1天前车祸致右大腿外伤，伤后肢体肿胀、疼痛、畸形伴活动受限，由当地医院转入我院。

二、检查

（一）专科查体

右膝上部肿胀，内翻畸形，触压痛（++），可触及骨擦感。膝关节屈伸活动受限。右足背动脉搏动可触及，末梢血运良好。右足趾感觉活动正常。

（二）影像学检查

右股骨正位X线：右股骨髁及髁上骨质连续性中断，呈粉碎性，远端内翻成角畸形。（图5-8）右膝关节CT三维重建（3D-CT）：右侧股骨下段及髁部骨质不连续，髁部累及关节面，髌骨下移，髌骨外侧缘骨质不连续，分离移位。（图5-9）

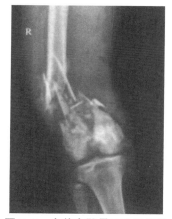

图5-8　术前右股骨正位X线片

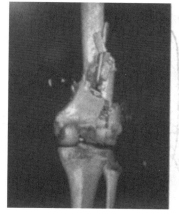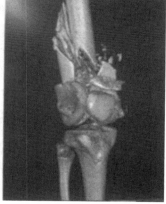

图5-9　右膝关节3D-CT

三、术前诊断

右股骨髁粉碎性骨折（AO分型：$C_{3.3}$型）。

四、治疗

患者入院后立即给予胫骨结节骨牵引，同时完善术前检查，无手术禁忌证，在全麻下行右股骨远端骨折切开复位植骨钢板内固定术。术中采用常规前外侧切口，分离软组织后显露骨折端，清除血肿及骨折断端嵌入软组织，沿下肢力线复位骨折断端及周围碎片的解剖关系，股骨髁间及髁上骨缺损处给予植骨填充、支撑，于股骨外侧行解剖接骨板锁定固定。术后复查的右股骨正侧位X线显示右股骨髁骨折断端对位对线满意，内固定确实。患者术后膝关节屈伸功能锻炼，两周后出院。术后定期复查，影像学检查显示骨折端骨痂丰富，骨折线模糊，愈合良好。

五、术后随访

术后1年半复查的X线片显示断端骨痂丰富，骨折线模糊，愈合良好。

第六章

脊柱损伤

第一节　枢椎骨折

一、枢椎侧块骨折

枢椎的侧块是齿突两侧骨膨大部，其表面为关节面并与寰椎下关节面构成寰枢关节，侧块后外方为椎间孔，有椎动脉通过。侧块骨折为一种较少见的损伤，损伤机制与寰椎椎弓骨折基本相似，垂直压缩和侧方屈曲为其主要暴力方式。

颈部或枕部疼痛和头颈活动受限为主要局部临床表现。极少合并脊髓或神经根损伤，尽管合并 C_1、C_2 其他部位损伤，较少出现神经症状。治疗主要依据损伤严重程度来选择合适治疗方法：①轻度压缩骨折而无移位者，仅需要颈领固定直至骨折愈合；②侧块严重骨折者，需要牵引复位；③关节面不平的陈旧性损伤，合并有退行性改变及存在不稳定因素，且有局部疼痛或功能受限者，需要寰枢椎固定融合。

二、枢椎椎弓骨折

（一）损伤机制

枢椎椎弓骨折发生在上、下关节突之间的峡部。上关节突，也称"侧块"，位于椎体侧方。下关节突在椎体后外侧。所以，枢椎的峡部与其他节段的峡部相比长而薄弱。当头部过度后伸时，上关节突绕横轴向后下旋转，带动下关节突及峡部向前下移动，下关节突受 C_3 上关节突阻抗，在峡部产生折屈力，导致峡部骨折。骨折线往往由后上向前下方向。外力继续作用导致 $C_{2\sim3}$ 椎间盘与后纵韧带断裂。枢椎及其以上的结构向前方移，骨折端分离，也称"创伤性滑椎"。头部过伸可同时伴有向后上或向前上牵拉外力，也可以伴有轴向压缩外力。滑椎移动的方向因外力不同而有所不同。单纯椎弓骨折对颈椎的稳定影响不大；滑椎出现时表明颈椎不稳。少数病例合并程度不等的脊髓损伤。

（二）临床表现及诊断

大多数病例发生于交通事故。伤后颈部疼痛，活动受限，头痛头晕，局部压痛等。常常因怀疑下颈椎骨折或脱位，摄取颈椎正、侧位X线片而被发现。无移位的椎弓骨折容易漏诊。颈椎左、右斜位X线片或CT检查常常为确定诊断的必要手段。

（三）治疗原则

无移位的单纯椎弓骨折，可直接采用头颈胸石膏或头环背心固定2～3个月，多数可愈合。滑椎较轻微者，可采用颅骨牵引或枕颌带牵引复位，或滑椎较明显者复位后用上述外固定方法治疗，如果复位满意则比较容易愈合。复位不满意的病例，合并脊髓损伤的病例，或陈旧性骨折并滑椎3周以上未能复位的病例，应实行手术治疗。经前外侧入路，$C_{2\sim3}$椎间盘切除、椎体间植骨融合，并用$C_{2\sim3}$钢板螺钉固定为常用的手术方式。术后仍需围领制动。

颈椎间盘是颈椎稳定的重要结构，损伤之后愈合能力差。所以，伴有滑椎的椎弓骨折，经保守治愈后容易残留损伤节段不稳定，产生颈肩痛、头痛、头晕等颈部劳损症状。因此，有学者主张凡有滑椎的椎弓骨折，均应早期手术治疗。

三、枢椎椎体骨折

关于枢椎椎体骨折的报道不多，实际上这种损伤并非不常见，只是散见于绞刑者骨折和齿突骨折的专题报道中。一些非典型的绞刑者骨折的报道实际上是枢椎椎体骨折，而Anderson D'Alonzo分类的Ⅲ型齿突骨折从其定义上就是枢椎椎体骨折，确切地讲并非齿突骨折。

（一）病因、分类和损伤机制

枢椎椎体骨折位于齿突基底部和双侧椎弓根之间，按照骨折的形态，可分为3型。

❶ Ⅰ型

Ⅰ型为骨折线呈冠状排列的垂直的枢椎椎体骨折，其机制如下。

（1）较引起绞刑者骨折的暴力略少伸展，并伴较小的轴向负荷的暴力作用引起枢椎椎体背侧部位的垂直骨折。

（2）主要的轴向压缩负荷加伸展暴力作用于额顶部，从而引起椎体后背侧部位的垂直骨折加$C_{2\sim3}$椎间盘前部断裂，C_2椎体前下缘撕脱骨折，伴C_1和C_2大部分椎体的过伸（但往往不能表现出骨折）。

（3）屈曲暴力加轴向负荷作用于枕顶部，引起颈椎体侧垂直骨折，椎间盘断裂，C_2复合体（寰椎和枢椎大部分椎体）前移和前纵韧带撕裂。

（4）屈曲加牵张暴力可引起枢椎椎体后部骨折，椎间盘部分断裂和C_2复合体屈曲。

（5）一个急性过伸和旋转的暴力。施奈德（Schneider）等曾描述了1例类似的骨折，是因绞索套的绳结放置于耳下位置而发生的。

❷ Ⅱ型

Ⅱ型为骨折线呈矢状方向的垂直枢椎骨折，即枢椎侧块骨折或枢椎上关节突骨折，其损伤机制是轴向压缩和侧屈暴力通过枕骨肌传导到寰椎侧块再传递到枢椎侧块，引起压缩性骨折。

❸ Ⅲ型

骨折线呈水平方向的椎体部骨折，即齿突Ⅲ型骨折，此处不做赘述。

（二）临床表现和诊断

枢椎椎体骨折的临床表现特点依骨折类型有所不同。

（1）Ⅰ型骨折的患者伴随神经损害的概率较高。

（2）枢椎椎体前半部分连同寰椎移位，而枢椎椎体后侧骨折碎片仍留在原位，从而造成脊髓受压的危险，但也有神经功能完整仅有颈部剧烈疼痛为主要症状者。

（3）Ⅱ型骨折的患者一般不伴有神经损害症状，仅有局部症状，颈部疼痛、僵硬。诊断时应根据准确、详尽的病史，体格检查并结合多种影像学检查结果综合研究。

（三）鉴别诊断

普通X线检查中，颈椎侧位片和矢状面的断层片对Ⅰ型骨折的诊断非常有用。侧位片可显示骨折线通过枢椎椎体背侧，椎体的前方大部分和寰椎一道向前移位，并伴屈曲或伸展的成角畸形，而其椎体后、下部分仍在原处，位于C_3椎体上方的正常位置，断层片可清楚显示骨折线及骨折块移位的情况。开口位片和冠状面的断层片对Ⅱ型骨折的诊断非常有价值，可显示枢椎侧块塌陷、寰椎侧块进入枢椎上关节面。CT及CT三维重建对了解骨折的全面信息非常重要。MRI对软组织的良好分辨率使其在脊髓损伤中使用广泛；同样，在枢椎椎体骨折患者中，MRI可清楚显示脊髓损伤和受压的情况。

（四）治疗

① 保守治疗

枢椎椎体骨折的治疗应以保守治疗为主，根据每名患者的独特的损伤机制，采取不同的治疗。对无神经损害、无明显移位的患者行石膏固定；有移位的患者行牵引复位，注意事项同绞刑者骨折的治疗。对屈曲加牵张暴力所致损伤的患者，牵引可能造成移位加重或过牵，需改用Halo支架固定，并在影像学监视下略作加压。对伴有神经损害的患者，可先行牵引复位，密切观察，同时行多种的影像学检查明确骨折移位情况和脊髓受压情况，如能复位，症状改善，可继续维持牵引。

② 手术治疗

如症状无改善或症状改善后停滞，则根据影像学检查所显示脊髓压迫的部位选择手术的入路及术式。对Ⅱ型骨折不能复位者，为防止长期的不稳、畸形愈合和退变性寰枢关节炎，也可考虑行后路融合手术。

第二节　腰骶椎骨折脱位

一、病因和病理

屈曲压缩或垂直压缩暴力所致的脊柱骨折合并脱位，根据临床统计约占脊柱损伤的

90%，其中70%好发于胸腰段及腰椎中下部。在腰部前屈体位时，背部受砸压伤则发生腰椎的屈曲压缩损伤，轻者椎体前楔形压缩骨折，重者发生骨折脱位。当脊柱遭受垂直方向的压缩暴力时，位于中间的脊柱被上下椎体挤压暴力粉碎，并向后移位或整个椎体被压缩前移或骨折脱位。L_5处于脊柱最低位，与骶骨交界，当遭受垂直压缩暴力和来自足、臀部对冲挤压力共同作用下，极易造成爆裂骨折。有时骨折常发生在两个不相邻的腰椎，出现多个椎体压缩骨折，称之为"跳跃"型骨折。骨质疏松症患者，在轻微暴力作用下，容易发生椎体压缩骨折。当脊柱发生病变时，常出现病理性骨折。低骨裂缝骨折多为暴力直接打击所致，未发生移位者不影响骨盆的稳定性。当下楼梯失足滑落，急骤后仰跌倒，高处坠落，骶部背侧触地可引起骶骨横断或粉碎性骨折；挤压、砸击所致的骶骨骨折，严重者可发生变位及前环骨折。后两种损伤均属不稳定性骨折。根据丹尼斯（Denis）等将骶骨骨折分为3区。Ⅰ区为骶骨翼骨折：L_5神经根从其前方经过，可因骨折而致损伤。Ⅱ区为骶孔区骨折：$S_1 \sim S_3$孔区骨折，可损伤坐骨神经，但一般无膀胱功能障碍。Ⅲ区为骶管区骨折：骶管骨折移位可损伤马尾，可出现骶骨区、肛门会阴区麻木及括约肌功能障碍。

二、临床表现和诊断

（一）腰椎骨折脱位

（1）有屈曲压缩或垂直压缩暴力致伤史。

（2）伤后腰背部疼痛，活动严重受限。

（3）伤椎局部压痛、后凸畸形，棘突间隙增宽或皮下瘀血。

（4）影像学检查：X线片可明确骨折椎被压缩及移位程度，同时测量后凸角。CT检查可显示椎体骨折块向椎管移位椎管狭窄程度。MRI检查可明确脊髓或马尾损伤情况。

（二）骶骨骨折

（1）有骶骨损伤史。

（2）伤后骶骨部位肿痛、压痛，活动受限。

（3）骶骨横断或粉碎骨折，肛门指诊时，触及远端骨折块并轻轻向背侧摆动，可引起骨折处剧烈疼痛或异常活动。

（4）影像学检查：X线片侧位片可比较明确显示远骨折段向前移位。CT片可显示骨折位于骶骨的区位及移位情况。

（5）根据Denis骶骨分区与神经支配关系，应进行感觉及运动检查，以明确马尾或坐骨神经损伤情况。

三、治疗

（一）非手术治疗

1 腰椎骨折脱位

对未合并马尾神经根损伤的Ⅰ度、Ⅱ度脱位，可在局麻下俯卧位双踝悬吊过伸牵引或仰卧过伸牵引法，过伸位用石膏或支具固定。待3~4个月后如有伤椎不稳定者可行植骨融合。

2 骶骨骨折

骶骨裂隙骨折、骶孔直线骨折、无移位的骶骨横断骨折，由于不影响骨盆稳定性，骶骨海绵骨骨折愈合快，宜早期闭合复位并结合骨牵引治疗。治疗延误1周以上，将难以复位。牵引重量要大，为体重的1/5，牵引6周，不减重量以防再移位。远骨折块向前移位明显者，可用手指从肛门向后挤推复位，其后卧厚垫硬板床，4~6周后逐渐下地活动，并给予物理治疗。

（二）手术治疗

1 腰椎骨折脱位

凡骨折脱位者不论脱位程度均为不稳定骨折，宜手术复位内固定并植骨融合。腰椎椎管较大，其内为马尾，有较多的操作空间，不像在胸椎或胸腰段，牵拉脊髓进行操作，可加重脊髓损伤。故多选用后入路，关节突脱位亦以后入路整复方便，对硬膜前方的骨块，可牵开硬膜囊进行去除。探查发现马尾断裂者，还可进行缝合修复。

2 骶骨骨折

移位的骶骨横断骨折或粉碎骨折，是否需要手术治疗，取决于骨折有无并发骶神经损伤，如果合并有神经损伤，可行骨折手术复位内固定及骶管减压术，无神经损伤者则可行非手术治疗。

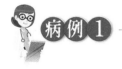

胸腰椎骨折

一、病例介绍

患者，男性，68岁。

主诉：外伤致腰痛及双下肢疼痛无力8小时。

现病史：患者8小时前因车祸摔伤，当即出现腰部剧烈疼痛，伴双下肢大腿前外侧放射痛，自觉下肢无力，无法站立。否认意识丧失、头痛、头晕、胸闷、憋气、恶心、呕吐、腹痛、二便失禁等不适。为进一步诊治收住我院。

既往史：无特殊。

个人史：无特殊。

二、检查

（一）专科查体

表情痛苦，强迫仰卧位，平车推入病房。翻身活动明显受限，胸腰段棘突叩痛（+），椎旁压痛（+）。会阴区及大腿前方痛觉感觉过敏，双侧髂腰肌肌力4-级，双侧股四头肌肌力4-级。

（二）辅助检查

1.实验室检查

WBC：18.50×10^9/L，NE%：84.9%，HGB：160 g/L，D–Dimer：2.15 mg/L。余大致正常。

2.影像学检查

（1）腹部B超：轻度脂肪肝；左肾先天发育异常可能。

（2）双髋正位X线：未见明确骨折征象。

（3）腰椎正侧位X线：L_1椎体上缘塌陷，椎体前缘皮质不连续，可见游离骨片。（图6–1）影像诊断"L_1椎体压缩骨折"。

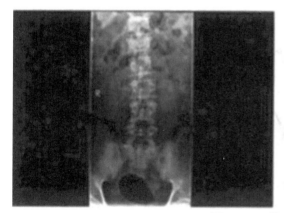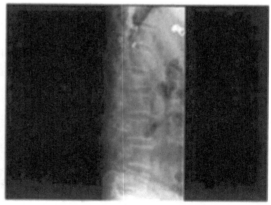

图6–1 腰椎正侧位X线片

（4）腰椎CT检查：L_1椎体压缩变扁，中上1/3骨质不连续，可见横行骨折线，断端压缩呈致密带，上部呈多发碎骨块，后部碎骨块向后移位，压迫椎管，局部椎管前后径约0.5 cm。（图6–2）影像诊断"L_1椎体压缩骨折，椎管狭窄"。

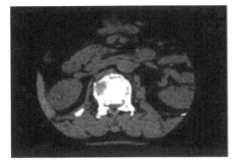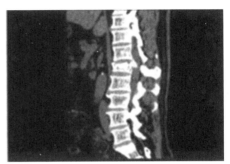

图6-2　腰椎CT检查

（5）腰椎MRI：L_1椎体高度降低，上缘塌陷，椎体后缘向椎管内突出，椎管狭窄，硬膜囊及脊髓受压，双侧椎间孔狭窄，神经根受压。（图6-3）影像诊断"L_1椎体新鲜压缩性骨折，椎管狭窄，脊髓受压"。

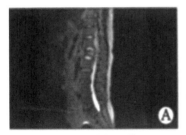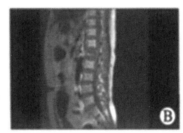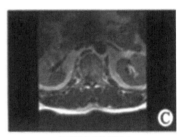

A.T_2压脂相冠状面　　　　　　B.T_1相冠状面　　　　　　C.T_2压脂相横截面

图6-3　腰椎MRI

三、诊断

L_1椎体爆裂性骨折（A_3），脊髓损伤（ASIA评级：D级）。

四、治疗

于骨科急诊在全身麻醉下行L_1骨折复位，$T_{12} \sim L_1$椎管减压，$T_{12} \sim L_2$ PLF术。
术后腰椎正侧位X线检查见图6-4。

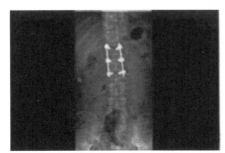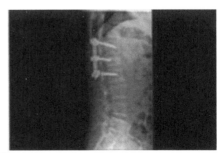

图6-4　术后腰椎正侧位X线片

五、随访

术后3个月随访时患者恢复良好，无腰痛及下肢神经症状。

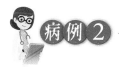

寰枢椎脱位

一、病例介绍

患者，女，35岁。

主诉：颈部疼痛不适伴四肢无力1年。

现病史：患者1年前无明显诱因出现颈部疼痛不适感，未系统诊治，症状逐渐加重，并出现四肢无力症状，来我院门诊就诊。

二、检查

（一）专科查体

颈部压痛阳性，四肢肌力4～5级，感觉正常，生理反射存在，病理反射未引出。

（二）影像学检查

颈椎正侧位X线：侧位片可见寰枢椎脱位。（图6-5）

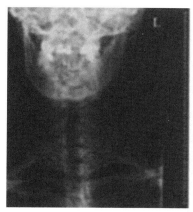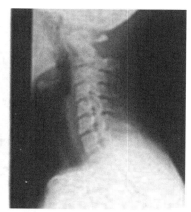

图6-5　颈椎正侧位X线片

颈椎前屈后伸位X线：可见寰枢椎动态不稳定。（图6-6）

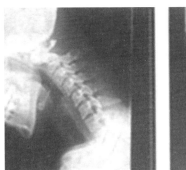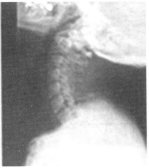

图6-6 颈椎前屈后伸位X线片

颈椎CT三维重建（3D-CT）带血管重建：可见齿样齿突，寰枢椎旁血管走行密集。（图6-7）

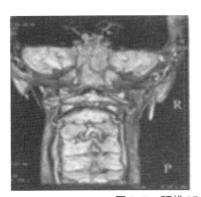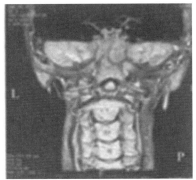

图6-7 颈椎3D-CT带血管重建

颈椎MRI：可见延髓脊髓角大于135°，脊髓受压改变。（图6-8）

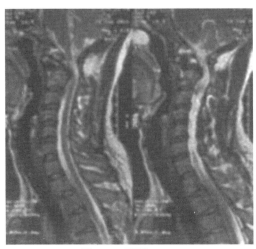

图6-8 颈椎MRI

三、诊断

1.齿样齿突。

2.寰枢椎脱位。

四、治疗

患者入院后完善术前检查，术前行颅骨牵引试行复位，无手术禁忌证，于全麻下行后路切开复位寰枢椎椎弓根钉棒系统融合内固定术。术中全麻后颅骨牵引下进行复位。术中采用后路正中切口显露寰枢椎后方结构，具体包括枕骨大孔上缘、寰椎后弓、枢椎棘突、椎板及两侧侧块，显露过程中要密切注意神经及大血管解剖位置及走行，细致操作，避免神经血管损伤。于寰椎及枢椎双侧置入椎弓根钉，C形臂透视螺钉位置，取长度合适的钛棒预弯、加压固定，取合适大小三面皮质自体髂骨及适量松质骨进行植骨融合，注意打磨寰椎后弓、枢椎棘突、椎板及侧块骨膜制作充分的植骨床。术后复查的颈椎正侧位X线显示复位满意，内固定位置良好。

五、术后随访

术后1年复查的颈椎正侧位X线显示内固定位置良好。

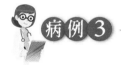

胸椎爆裂性骨折

一、病例介绍

患者，男，34岁。

主诉：摔伤后双下肢运动感觉障碍1天。

现病史：患者昨日于树上不慎跌落，在臀部着地后出现双下肢运动感觉障碍，遂就诊于所在市中心医院行相关检查后提示：T_2椎体爆裂性骨折、压缩性骨折、T_2棘突骨折。为行进一步治疗转入我院急诊科。发病以来精神状态尚可，无发热，未进食水，小便导尿中，大便未排，睡眠尚可。

二、检查

（一）专科查体

腰背部疼痛，双上肢肌力感觉未见明显异常，双下肢肌力感觉丧失，会阴区有感觉，不能自主排二便，膝反射左侧未引出，右侧未引出；踝反射左侧未引出，右侧未引出；Babinski征左侧阴性，右侧阴性。ASIA评级：B级。TLICS评分：8分。VAS评分：腰部5分，左下肢0分，右下肢0分。

（二）影像学检查

胸椎正侧位X线：T₂爆裂性骨折、压缩性骨折。（图6-9）

胸椎CT平扫：T_{12}爆裂性骨折、压缩性骨折（图6-10）。

胸椎MRI：T₂椎体爆裂、压缩性骨折，碎骨片突向椎管，椎管变窄，脊髓受压明显，T₂棘突骨折。（图6-11）

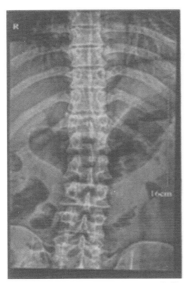
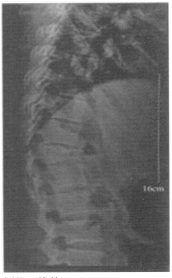

图6-9　胸椎正侧位X线片

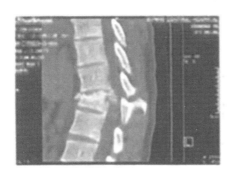
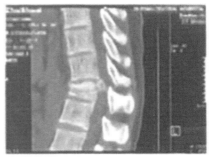

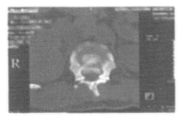
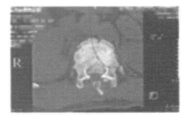
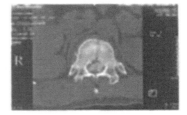

图6-10　胸椎CT平扫

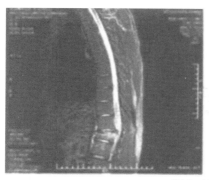
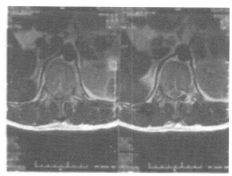

图6-11 胸椎MRI

三、诊断

T_{12}椎体爆裂性骨折，脊髓损伤（ASIA评级：B级）。

四、治疗

患者入院后完善术前检查，无手术禁忌证，在全麻下行胸椎后路骨折复位椎管减压后外侧植骨融合内固定术。（手术要点及注意事项）术中右侧T_{12}椎板开窗减压，用L型铣子铣回骨块，行骨折复位，拍片显示骨折复位良好，椎间隙恢复正常。减压及骨折复位时避免脊髓损伤。于关节突外侧植骨，术中拍片见内固定位置良好。术后复查的胸椎正侧位X线显示骨折复位满意，内固定位置良好。（图6-12）患者术后第4天拔掉引流管见切口愈合可，对患者行双下肢被动屈伸锻炼及按摩小腿周围肌肉，预防下肢深静脉血栓形成；定期翻身预防压疮；术后交代家属引导患者积极面对病情，预防心理疾病发生。

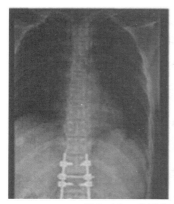
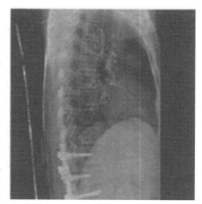

图6-12 术后复查的胸椎正侧位X线片

五、术后随访

术后转入康复医院，行康复治疗。腰部疼痛较术前缓解，感觉平面较术前有所下移，双侧大腿可有感觉。ASIA评级：B级。VAS评分：腰部1分，左下肢0分，右下肢0分。患者于术后第7天出院，术后1个月随访，可带支具坐起，感觉及运动于术后未见明显变化。

第七章

脊柱退行性疾病

第一节　颈椎病

颈椎病是指颈椎间盘退行性变及其继发性改变所致的脊髓、神经、血管损害，以及由此所表现出的相应症状和体征。颈椎病病因与发病机制尚未完全清楚，一般认为是多种因素共同作用的结果，发病机制主要有机械压迫学说、颈椎不稳学说和血液循环障碍学说。颈椎间盘退行性变是颈椎病发生和发展中最基本的始动因素，可导致椎间隙狭窄，关节囊、韧带松弛，进而引起椎体、关节突关节、钩椎关节、前后纵韧带、黄韧带及项韧带等变性、增生及钙化，最后发生脊髓、神经、血管受压迫或刺激的表现。急性的损伤可使原已退变的颈椎和椎间盘损害加重而诱发颈椎病，慢性劳损可加速颈椎退变的进程。此外，颈部炎症、发育性颈椎管狭窄、先天性颈椎畸形也与颈椎病的发病相关。颈椎病是一个比较旧、宽泛的概念，随着认识不断深入，现已根据主要致病因素将颈椎病细分为颈椎间盘突出症、颈椎管狭窄症和颈椎后纵韧带骨化症（OPLL）等。

一、颈椎病专有的体格检查

（一）压头试验（spurling's test）

是鉴别神经根型和脊髓型颈椎病的重要检查。将患者头部向一侧和后方压迫，出现同侧上肢放射痛为阳性，此动作可使同侧的神经根管明显变窄，神经根型颈椎病患者由于神经根受到增生的骨赘或突出的椎间盘压迫而出现症状。

（二）臂丛牵拉试验（eaton's test）

是鉴别神经根型和脊髓型颈椎病的另一个重要检查。检查者一手扶患侧颈部，一手握患腕，向相反方向牵拉，刺激已受压的神经根而出现同侧上肢放射痛。

（三）Barre-Lieou征

将患者头部向一侧旋转、侧屈并保持几秒钟，出现头晕目眩、恶心等症状为阳性。椎动脉型或交感型颈椎病患者，椎动脉或交感神经受到颈椎增生的压迫，这样的动作可以使压迫更加明显而诱发症状。

（四）Hoffmann征

患者前臂旋前，掌面向下，检查者一手握其腕部上方，另一手中、示指夹住其中指，使其腕部轻度背伸，然后用拇指向掌侧弹拨中指远端指甲，患者拇指及其余各指迅速屈曲为阳性，提示有上位运动神经元损害，常见于脊髓型颈椎病患者。

二、分型

（一）神经根型颈椎病

是颈椎间盘侧后方突出，钩椎关节或关节突关节增生、肥大，刺激或压迫神经根所致。多表现为颈肩痛，并向上肢放射，范围根据受压神经根不同而表现在相应皮节。皮肤可有麻木、过敏等感觉异常，同时可有上肢肌力下降、手指动作不灵活。检查可见患侧颈部肌痉挛、压痛，患肢上举、外展和后伸有不同程度受限，臂丛牵拉试验、压头试验阳性，神经系统检查有较明确的定位体征。

X线平片可见颈椎生理前凸消失，椎间隙变窄，椎体前后缘骨质增生，钩椎关节、关节突关节增生，椎间孔狭窄等退行性改变征象。CT或MRI可显示椎间盘突出、椎管及神经根管狭窄及脊神经受压情况。

（二）脊髓型颈椎病

突出的髓核、椎体后缘骨赘、增生肥厚的黄韧带及钙化的后纵韧带等均可导致脊髓受压。下颈段椎管相对较小（脊髓颈膨大处），活动度大，故退行性变发生较早、较重，容易发生脊髓受压。脊髓受压早期，压迫物多来自脊髓前方，出现侧束、锥体束损害表现，以四肢乏力、行走不稳为最先出现的症状。随病情加重，发生自下而上的上运动神经元性瘫痪。有时压迫物也可来自侧方（关节突关节增生）或后方（黄韧带肥厚），而出现不同类型的脊髓损害。X线平片表现与神经根型相似，CT、MRI可显示脊髓受压情况。

（三）交感神经型颈椎病

由于颈椎各种病变结构的刺激通过脊髓反射或脑–脊髓反射而发生一系列交感神经症状：

❶ 交感神经兴奋症状

头痛或偏头痛，头晕，在头部转动时加重，有时伴恶心、呕吐；视物模糊，视力下降，瞳孔扩大或缩小，眼后部胀痛；心跳加速、心律不齐，心前区痛和血压升高；头颈及上肢出汗异常以及耳鸣、听力下降，发音障碍等。

❷ 交感神经抑制症状

头昏、眼花、流泪、鼻塞，心动过缓、血压下降及胃肠胀气等。X线、CT、MRI等检查结果与神经根型颈椎病相似。

（四）椎动脉型颈椎病

颈椎横突孔增生狭窄、上关节突增生肥大可直接刺激或压迫椎动脉；颈椎退变后稳定性降低，在颈部活动时椎间关节产生过度移动而牵拉椎动脉；颈交感神经兴奋，反射性地引起椎动脉痉挛等均是本型病因。当患者原有动脉硬化等血管疾病时则更易发生本病。

临床表现有：

❶ 眩晕

为本型的主要症状，可表现为旋转性、浮动性或摇晃性眩晕，头部活动时可诱发或加重。

❷ 头痛

由椎-基底动脉供血不足而侧支循环血管代偿性扩张引起，主要表现为枕部、顶枕部痛，也可放射到颞部。多为发作性胀痛，常伴自主神经功能紊乱症状。

❸ 视觉障碍

为突发性弱视或失明、复视，短期内自动恢复。是大脑后动脉及脑干内第3、第4、第6脑神经核缺血所致。

❹ 猝倒

由椎动脉受到刺激突然痉挛引起。多在头部突然旋转或屈伸时发生，倒地后再站起即可继续正常活动。

❺ 其他

还可有不同程度的运动及感觉障碍，以及精神症状。椎-基底动脉血供不足的临床表现常为突发性，并有反复发作倾向。在复发中其表现可不完全相同，神经检查可正常。

三、 脊髓型颈椎病的鉴别诊断

（一）肌萎缩型脊髓侧索硬化症

属于运动神经元疾病，常于40岁左右无原因突然发病。上肢先发生肌无力，肌萎缩以手内肌明显，双手可呈鹰爪状。可引起颈部肌肉萎缩，而颈椎病罕有受累肌肉超过肩部以上者。当病损波及延髓时，可出现发音含糊，渐而影响嚼肌和吞咽运动。患者无感觉障碍，少有自主神经症状。各期所特有的肌电图征、肌肉活组织检查以及CT和MRI等，均有助于本病与脊髓型颈椎病相鉴别。

（二）原发性侧索硬化症

与前者相似，唯其运动神经元变性仅限于上神经元而不波及下神经元，较少见。主要表现为进行性、强直性截瘫或四肢瘫，无感觉障碍和膀胱症状。如病变波及皮层延髓束，则可出现假性延髓性麻痹征象。鉴别要点与前者一致。

（三）进行性肌萎缩症

指运动神经元变性限于脊髓前角细胞而不波及上神经元者。肌萎缩先局限于一部分肌肉，渐而累及全身，表现为肌无力、肌萎缩及肌束颤动，强直征不明显。鉴别诊断要点与肌萎缩型脊髓侧索硬化症相似。

（四）脊髓空洞症

以脊髓内空洞形成及胶质增生为特点，可累及白质内的长传导束。脊髓空洞症多见于颈胸段脊髓，有分离性感觉障碍，早期为一侧痛温觉障碍，而触觉、深感觉基本正常，当病变波及前连合时，可出现双侧感觉障碍。患者可出现神经营养性障碍，甚至出现Charcot关节。

（五）颅底凹陷症

患者可在20～30岁开始发病。因上颈椎凹入颅内而呈短颈外观。临床上表现为高位颈脊髓受压的症状和体征，严重者出现四肢痉挛性瘫痪，而其部位较脊髓型颈椎病为高，程度较重。多伴有颈椎其他畸形，可有疼痛性斜颈畸形。后期出现颅内压升高则出现颅内症状。X线片显示齿突顶高于硬腭－枕大孔连线。

（六）多发性硬化症

为一病因尚不十分明了的脱髓鞘病变，因可出现锥体束症状及感觉障碍，易与脊髓型颈椎病相混淆。好发年龄在30～40岁，女性稍多。患者多有程度不同的精神症状，以欣快色彩较多，情绪易冲动。病变波及小脑者，可出现发音不清和共济失调症状。脑神经症状以视神经受累较多。

（七）周围神经炎

中毒、感染、变态反应等所引起的周围神经病变，主要表现为对称性手套－袜子型感觉减退、四肢远端对称性不全瘫痪、对称性自主神经功能障碍。对称性自主神经功能障碍主要表现为手足部血管舒缩、出汗和营养性改变。

（八）颈椎管内肿瘤

颈脊髓内外肿瘤和颈椎骨上的原发性、继发性肿瘤均可引起颈脊髓受压的症状，其诊断可通过MRI检查而明确。

四、治疗

（一）非手术治疗

①　枕颌带牵引

分为坐位和卧位牵引，可解除肌痉挛、增大椎间隙、减少椎间盘压力，从而减轻对神经根的压力和对椎动脉的刺激，并使嵌顿于小关节内的滑膜皱襞复位。

②　颈托和围领

主要是限制颈椎过度活动。

③ 推拿、按摩及理疗

可减轻肌痉挛，改善局部血循环。注意手法轻柔，不宜次数过多，否则反而会增加损伤。

④ 自我保健疗法

颈部及上肢适当锻炼，定时改变坐姿，平板床休息，避免高枕。

⑤ 药物治疗

常用非甾体抗炎药、肌肉松弛剂及镇静剂。

非手术治疗有可能使颈椎病症状明显好转，对早期病例效果尤佳。任何超出颈椎生理限度的粗暴操作不仅难达预期效果，还可能造成不良后果，例如推拿手法太重或不得要领，患者可出现神经症状加重，甚至瘫痪。应在充分了解每例颈椎病的病情后，选择最合适的治疗方法，避免发生意外。

每种疗法应按具体要求结合病情灵活掌握，例如对伴有黄韧带肥厚的颈椎病患者，牵引时采用仰颈位，当然无效；反之，对一个颈椎管前方有巨大骨刺者，头颈前屈位牵引也难以奏效。如果保守治疗无效，应反过来思考诊断是否正确，将脊髓侧索硬化症、椎管内肿瘤等误诊为颈椎病加以治疗，当然无效。对于诊断明确而又具备手术指征的患者，不宜盲目而过久地进行非手术治疗，以免耽误手术时机。

（二）手术治疗

① 前路手术

主要用于以下情况：以椎间盘突出为主者；椎体后缘有骨性或软骨性致压物压迫脊髓或其血管者；椎间关节松动不稳伴有神经症状需行固定术者；椎体前方骨刺已压迫食管，引起吞咽困难，需切除骨刺者。

② 后路手术

主要用于以下情况：颈椎病有多节段损害造成广泛椎管狭窄，狭窄节段超过3个者。部分患者狭窄未超过3个节段，但狭窄非常严重者，可先行后路减压，而后再酌情行前路减压。

第二节　颈椎管狭窄症

颈椎椎管狭窄症是指由于先天性或继发性因素作用，使组成颈椎椎管的诸解剖结构发生增生或退变，造成颈椎椎管狭窄，从而导致脊髓及神经根的受压或脊髓血液循环障碍而出现的一系列临床症状。包括先天性（或原发性）椎管狭窄及获得性（继发性）椎管狭窄两类。先天发育性颈椎椎管狭窄症是由于先天性椎管发育不全，以致颈椎椎管矢状径狭窄并出现的一系列临床症状；后天伤病所造成的颈椎椎管狭窄，则属于后天获得性（继发性）椎管狭窄。

 一、病因和病理

（一）病因

1 先天性因素

颈椎椎管狭窄的先天发育性因素主要是软骨发育不全，临床较为多见，软骨发育不全与家族及地区差异有一定关系，但其确切原因尚不清楚。其病理改变除椎管发育扁平外，还有椎弓发育过短等。

由于椎管本身发育性狭小，致使椎管内容积缩小，局部有效间隙下降，导致椎管内的脊髓组织处于临界饱和状态。在某些继发性因素作用下，如外伤、椎节不稳、髓核突出、骨刺形成及黄韧带肥厚等均易刺激椎管内脊髓组织而引起神经症状，此种情况在颈椎过度屈曲或仰伸时表现更为突出。矢状径越小，病情越重；同样，致压物越大，症状也越明显。

2 发育性因素

颈椎在胚胎发生和发育过程中，由于某种因素造成椎弓发育障碍，导致椎管矢状径小于正常的长度，椎管扁平。

3 颈椎退行性变

退变性因素既可以表现为无明显器质性改变，也可表现为器质性改变明显的病理状态。前者主要是椎节松动与不稳，并由此而引起的椎体间关节、后方两侧小关节及钩椎关节的松动及移位；后方的黄韧带可因椎节松动而出现内陷，使得椎管内容积进一步减小，从而直接构成椎管狭窄症的病因或先天性椎管狭窄症发病的诱发性及动力性因素。有器质性病变者其病理改变主要是增生的骨刺、肥厚的黄韧带、髓核的突出或脱出等，与发育性椎管狭窄因素共同构成其发病的直接因素，并具有持续性的特点。

4 外伤

严重的颈椎外伤可引起外伤性颈椎管狭窄症。骨折的椎体向背侧突入椎管腔，使局部椎管变形；外伤性颈椎脱位、半脱位使相应节段颈椎管狭窄，引起颈髓或神经根受压。

5 医源性病变

主要由手术所引起，在临床上并不少见，并有增多的趋势。医源性因素引起颈椎椎管狭窄的原因主要包括：

（1）手术创伤：由于手术创伤及出血在椎管处形成血肿，血肿本身或其机化后的瘢痕组织缩小了椎管容积，并对硬脊膜形成压迫。

（2）继发性颈椎不稳：颈前路或后路（多见）手术切除骨质较多且未行重建融合术者，易继发颈椎的不稳，并引起颈椎生理曲度的变直及椎节松动移位，使得椎管容积缩小，并引起相应的临床症状。

（3）植入物突入椎管：实际上是一种颈椎手术的并发症，如前路减压术用植骨块植入后，骨块植入太深或骨块松动脱落于椎管内，使椎管容积迅速减小或直接压迫脊髓。颈后路手术后植骨块更易突入椎管形成新的压迫源。

（4）减压不彻底：以行后路椎板减压术者多见。主要由于椎板减压术时减压区域的上下缘处减压范围不够或交界区骨质未作处理，当脊髓向后漂浮后，在减压的上下缘重新形成死角，造成压迫。

（5）椎管成形术失败或椎板再生：在行后路单开门或双开门椎管成形术时，由于椎板的再生可导致椎管的骨性狭窄。另外，如椎管成形术时铰链处断裂，可使得回植的椎板造成对脊髓的压迫。

6　其他

后纵韧带骨化症、黄韧带骨化症、特发性弥漫性骨肥厚症、氟骨症、强直性脊柱炎等疾病均可伴有颈椎管狭窄。

（二）病理

发育性、退变性或其他原因所致的颈椎管狭窄症，均可引起脊髓血液循环障碍，导致脊髓压迫。因此，引起颈椎管狭窄症的病理改变也是多方面的。

（1）椎弓根变短，引起椎管矢状径较正常狭窄，但是单纯先天性狭小一般不致产生脊髓和脊神经根病变，只有在原有椎管先天性狭小基础上再附加有其他病变，使管腔有进一步的不规则狭小时，才产生神经系统的症状。

（2）椎体后缘骨质增生，后纵韧带骨化和髓核的突出或脱出等，均易造成脊髓前方受压，尤以仰伸时最为明显。

（3）椎板增厚、黄韧带肥厚、硬膜外瘢痕等在颈后伸时，从后方刺激、压迫脊髓。

（4）小关节突增生肥大，从脊髓侧后方压迫脊髓。

（5）钩椎关节的增生性改变引起椎间孔的狭窄，从而导致颈椎神经根受刺激或压迫。

上述病理改变可使构成颈椎管后壁、前壁和侧壁的骨性和纤维性结构均存在不同程度的增生、肥大，向椎管内占位，使椎管狭窄而压迫脊髓。另外，椎间孔狭窄亦属椎管狭窄的范畴，其狭窄症的表现以神经根受刺激而引起的根性神经症状为主。

二、分类

根据病因可将颈椎管狭窄症分为两大类，即先天发育性颈椎椎管狭窄和后天性颈椎椎管狭窄症。后天性颈椎椎管狭窄症又可分为：①退变性颈椎管狭窄；②医源性颈椎管狭窄；③其他病变和创伤所致的继发性椎管狭窄，如颈椎病、颈椎间盘突出症、颈椎后纵韧带骨化、颈椎肿瘤、结核、创伤等引起的颈椎管狭窄，但这类疾病是独立性疾病，椎管狭窄只是其病理表现的一部分，故不宜笼统称之为颈椎管狭窄症。

（一）先天性（发育性）颈椎椎管狭窄症

先天性（发育性）颈椎椎管狭窄症是颈椎在胚胎发生和发育过程中，由于某种因素造成椎弓发育过短，导致椎管矢状径小于正常的长度。

由于椎管发育性狭窄，致使椎管内容积缩小。在正常椎管里，脊髓周围有一定的间隙存在，称之为"缓冲间隙"，即椎管储备间隙；而在发育性椎管狭窄的患者中，椎管原来就狭窄，"缓冲间隙"甚小，以致椎管内的脊髓组织处于临界饱和状态，其受压发生位移的可能性很小。虽然先天发育性颈椎管狭窄患者在幼年可无症状，因为椎管内的脊髓在发育时期适应了骨性狭窄的管腔，在一定时间内能维持这种相对稳定状态，但是随着发育过程和其内容物逐渐不相适应时，尤其是在后天稍遇某些继发因素时，均易激惹椎管内的脊髓组织，引起神经症状。患者矢状径越小，病情越重；致压物越大，症状亦越明显。

（二）后天性（发育性）颈椎椎管狭窄症

该种类型是颈椎管狭窄中最常见的类型。中年以后，脊髓逐渐发生改变，退变发生脊柱疾病基础与手术外科治疗的迟早和程度与个体差异、职业、劳动强度、创伤等有关。首先是颈椎间盘的退变，其次是韧带、关节囊及骨退变增生。椎间盘退行性改变，引起椎间不稳，椎体后缘骨赘增生，加上后纵韧带骨化等形成脊髓前方致压物压迫脊髓，而椎板增厚、黄韧带肥厚等从后方刺激压迫脊髓，小关节突的肥大从侧后方压迫脊髓，另外还有钩椎关节的增生对神经根的刺激，等等。种种因素均导致椎管储备间隙的大大减少甚至消失，引起相应节段颈脊髓、神经根受压；此时如遭遇外伤，即使轻微的外伤，也会破坏椎管内骨性或纤维结构，迅速出现颈脊髓受压的表现。

三、临床表现

颈椎管狭窄症多见于中老年人，发病缓慢，好发于下颈椎，以$C_4 \sim C_6$节段最为多见。颈椎管狭窄引起颈髓受压，从而出现颈脊髓损害的症状与体征。典型的颈椎椎管狭窄症一般具有以下临床特点。

（一）感觉障碍

为颈椎椎管狭窄症患者最多出现的临床症状，甚至超过95%以上。表现为四肢麻木、皮肤过敏或感觉分离等现象，主要是脊髓丘脑束及其他感觉神经纤维束受累所致。该症会出现感觉障碍，特点是：

❶ 出现较早

感觉障碍症状大多在本病早期首先出现，并比较明显。患者多主诉在本病初发时有手指（多在指尖）或手臂部的疼痛及麻木感，尤以刺痛为多见。而脊髓型颈椎病的感觉障碍症状出现则较晚。另外，患者亦可主诉有胸部束带感。

❷ 上肢先发

90%以上的患者感觉障碍首先从上肢的手臂部或肩部开始，逐渐发展至躯干，然后到下肢。

❸ 症状持续

感觉障碍出现后，一般持续时间较长，且在多种诱发因素作用下，可有阵发性加剧。经非手术疗法治疗后可出现缓解期。

❹ 伸颈痛

由于黄韧带内陷等原因刺激周围窦椎神经，患者常表现为颈部后伸时颈部疼痛，同时感觉障碍症状加重。

（二）运动障碍

脊髓前部的锥体束受累后出现以锥体束征为主要表现的运动障碍，多在感觉障碍症状出现后数周或数月出现。患者多从步态沉重、下肢无力、抬步困难及易跌倒等症状开始，并随着病程的发展日益加重。重者可完全瘫痪，下肢肌张力可有增高。

（三）反射障碍

锥体束受累后，腱反射多亢进。上肢的肱二头肌反射、肱三头肌反射及桡骨膜反射、下肢的膝反射和踝反射，多呈对称性活跃或亢进。踝阵挛、髌阵挛可呈阳性，腹壁反射、提睾反射及肛门反射等多减弱或消失。Hoffmann征（或动态Hoffmann征）掌颏反射及Babinski征等病理反射多呈阳性。

（四）其他表现

❶ 大小便障碍

多在中后期出现，以尿频、尿急、小便无力及大便次数减少或便秘为多见；后期则可引起尿潴留，甚至大小便失禁，但后者在临床上较为少见。

❷ 自主神经症状

大约35%的颈椎管狭窄症患者可出现自主神经症状，以胃肠及心血管症状居多，包括心慌、失眠、头晕、耳鸣等，严重者还可出现Horner征。有时术前不易被发现和确诊，大多在术后治愈或明显好转后才证实为椎管狭窄所引起。

❸ 局部症状

患者颈部可有疼痛、僵硬感。颈部常保持自然仰伸位，由于颈椎伸屈位椎管容积有相应变化，因而多数患者可前屈，但惧怕仰伸。如同时伴有明显退行性变，椎节后缘有骨刺形成者，亦惧前屈。

四、诊断和鉴别诊断

（一）诊断

颈椎管狭窄症的诊断主要依据临床症状、体征和影像学检查。

1 一般特点

患者多为中老年，发病缓慢，逐渐出现四肢麻木、无力、行走不稳等脊髓受压症状。往往从下肢开始，双脚有踩棉花的感觉，躯干部有"束带感"。

2 检查和体征

查体可见患者呈痉挛步态，行走缓慢，四肢及躯干感觉减退或消失，肌力减退，肌张力增加，四肢腱反射亢进，Hoffmann征阳性，重者存在踝阵挛及Babinski征阳性。

3 X线平片

在X线平片侧位片上可清晰显示颈椎椎管矢状径和椎体矢状径，而在标准侧位片行椎管矢状径测量是诊断发育性颈椎管狭窄简便的方法。椎管矢状径为椎体后缘中点到椎板棘突结合部之间的最短距离，一般以C_5、C_6椎节为标准，其他椎节也应逐一测量。实际测得的颈椎管中矢径绝对值<12 mm，为椎管相对狭窄；<10 mm为绝对狭窄。为排除放大率的影响，测量颈椎管中矢状径与椎体中矢状径的比值更为准确。若3节以上的比值均<0.82，则提示椎管狭窄；当比值<0.75，则可确定为椎管狭窄。

而继发性颈椎管狭窄症的影像学表现除上述所见外，尚可见到原发病的相应表现，如侧位片显示颈椎变直或弧度反曲、多发性椎间隙狭窄、颈椎不稳、关节突增生等；而动态测量颈椎过伸、过屈位颈椎管功能性矢状径对了解颈椎管的退变状况有意义。功能性矢状径Ⅰ：椎体后下缘到下位颈椎棘突根部前上缘的距离；功能性矢状径Ⅱ：下一椎体后上缘至自体棘突根部前上缘的距离。

而对于后天性颈椎管狭窄症，我们尚可计算有效颈椎管率，分别测量椎管矢状径（a）及其相应的椎体中矢径（b），测量如前述。因椎体的退变首发于椎体上下缘，我们测量同一椎体下缘的椎体矢状径（c），包括向椎管内突入的骨嵴，但不包括向椎体前方突出的骨嵴。有效颈椎管率=（$a+b-c$）1e，当数值<0.6时，临床应考虑退行性颈椎管狭窄。

4 CT扫描

CT扫描可清楚地显示骨性椎管，但对软性椎管显示不良。CT的轴位断层扫描时须注意平面与椎管纵轴相互垂直，否则斜面扫描而呈椎管扩大伪像，影响测量效果。将增强造影和CT扫描结合在一起的CTM检查可清楚地显示骨性椎管、硬膜囊和病变的相互关系，可在CTM图像上对颈椎横断面的各种不同组织和结构的面积及其之间的比值进行测量，从而诊断病变程度和判定预后。有椎管内造影增强CT扫描和静脉注入造影剂颈椎对比增强CT扫描两种方法。静脉注入造影剂颈椎对比增强CT扫描不能用来评定脊髓型的颈椎病，主要用来诊断神经根性的椎管狭窄，尤其是在带有特殊软件CT机上，可重组出椎管和颈椎45°斜位三维立体图像，骨窗上可以非常准确地描绘出神经孔的形状和大小。另外，随着CT三维成像技术的迅速发展和不断完善，在颈椎管狭窄症的评价中，三维重建图像能更精确显示解剖结构和病变的立体毗邻关系，在骨性病变的评价上具有积极意义，为手术提供更多更丰富的影像信息。而CT尚可通过测量椎管与脊髓的截面积来诊断椎管狭窄。正常人颈椎管截面积在200 mm^{2}以上，而椎管狭窄者最大横截面积为185 mm^2；椎管与脊髓面积之比值，正常人为2.24∶1，而椎管狭窄者为1.15∶1。

⑤ MRI检查

MRI技术是当前了解脊柱脊髓内在图像和各种病理变化最敏感的图像技术，它可了解椎管内外的解剖结构情况，对确定椎管的矢径、椎体后缘骨质增生、椎间盘退变程度及局部炎症情况等可提供准确的依据。但其不能清晰显示椎体、椎板骨皮质及骨化的韧带。颈椎管狭窄症的MRI特征表现为颈髓蛛网膜下隙的消失，伴有脊髓的受压变形、髓内改变和致压因素。MRI尤其在T$_2$加权图像上可看到象征伴随着椎管狭窄的软组织水肿或脊髓软化的髓内信号强度增强。奥卡多（Okado）等在T$_1$加权的横切面图像上定出颈髓正中矢状距和左右最宽横距，设计脊髓受压率的等式为：压迫率＝矢状距/横距×100%，并可用求积仪测绘出颈髓横截面积。而且对于带有钛钢内植入的机体MRI可提供安全的检查，并且图像清晰，有助于手术后的随访检查。

⑥ 脊髓造影检查

颈椎椎管造影术对确定颈椎管狭窄的部位和范围及手术方案制定均具有重要意义。颈椎管造影可采取两个途径：腰椎穿刺椎管造影和小脑延髓池穿刺椎管造影。可诊断椎管内占位性病变和椎管形态变化及其与脊髓的相互关系。能早期发现椎管内病变，确定病变部位、范围及大小。对某些疾病尚能作出定性诊断。

（二）鉴别诊断

颈椎管狭窄症临床需与多种疾病鉴别，分述如下。

① 脊髓型颈椎病

临床上颈椎管狭窄症与颈椎病经常伴发，而且约80%以上的颈椎病是建立在椎管狭窄这一病理解剖基础上的，但两者仍需鉴别，尤其发育性颈椎管狭窄症和脊髓型颈椎病。鉴别要点：前者好发年龄较轻，起病缓慢，早期以上肢或手部麻木、疼痛为早发症状，临床表现以感觉障碍为主，X线平片显示椎管狭窄；而后者好发年龄多在55岁以后，起病较快，早发症状主要为下肢无力、易跌倒，临床以运动障碍为主，X线主要显示椎间隙狭窄、骨刺及颈椎不稳表现。对临床难以鉴别者，凭借MRI检查多能做出诊断。

2 颈椎后纵韧带骨化症

因颈椎的后纵韧带发生骨化，压迫脊髓和神经根，从而产生肢体感觉和运动障碍，借助影像学检查可予以鉴别。要点如下：侧位X线片上可见椎体后有长条状钙化阴影，必要时加摄断层片即可确诊；CT片上则可见椎体后方有骨化块，从而临床可予鉴别。

3 椎管内肿瘤

椎管内有占位性病变从而导致脊髓压迫的症状。鉴别如下：临床表现为脊髓呈进行性受压，患者症状逐渐增多，从单肢发展至四肢，感觉障碍及运动障碍同时出现；X线平片可有椎弓根变薄、距离增宽、椎间孔增大等椎管内占位征象；如瘤体位于髓外硬膜下，造影可有杯口样改变；脑脊液蛋白含量增加。MRI检查对鉴别诊断很有帮助。

4 脊髓空洞症

多见于青年人，病程缓慢。痛温觉与触觉分离，尤以温度觉减退或消失更为突出。脊髓造影通畅。MRI检查可见颈髓呈囊性变，中央管扩大。

5 脊髓侧索硬化症

系运动神经元性疾病，症状以肢体无力为主，手部早发，呈进行性、强直性瘫痪，无感觉障碍及膀胱症状；可有明显肌肉萎缩，尤以双手为重；影像学检查可无阳性所见。另外，患者可多伴有发音障碍、舌偏斜及吞咽困难等症状。

五、非手术治疗

本病早期以及轻型者以非手术疗法为主，但经正规的非手术疗法久治无效，或合并有外伤、颈椎病等，有明显的神经症状且进展迅速难以缓解者，则需行手术治疗。

1 适应证

主要用于本病的早期阶段以及作为手术治疗前后的辅助疗法。

2 具体措施

以颈部保护为主，并辅以理疗及一般的对症治疗。

（1）牵引：适用于伴有颈椎间盘突出及颈椎节段性不稳者，以轻重量持续牵引为主。按摩及推拿疗法对此类病例应视为禁忌证。

（2）劳动保护：平日应注意颈部体位，不宜过伸，更不宜长时间或突然过度屈颈，以免引起脊髓损伤。出入活动强度大的场所时，应戴颈围保护。

3 药物疗法

口服复方丹参等改善微循环的药物，有助于本病的症状改善。此外在病情发作时可予以止痛剂，并定期给予神经营养药物，如维生素B、甲钴胺（弥可保）等。

六、手术治疗

1 适应证

（1）发育性椎管狭窄，椎管矢状径＜10 mm，伴有明显临床症状者。

（2）椎管狭窄经保守治疗无效，症状反复发作并呈进行性加剧者。

（3）继发性椎管狭窄出现明显的椎间盘突出或后纵韧带骨化等致压物者。

（4）椎管狭窄或其他颈部手术后症状缓解不彻底且影像学显示在手术区域或邻近节段仍有压迫者。

2 手术方式选择

（1）颈椎发育性椎管狭窄，椎管矢状径狭小（＜10 mm或＜12 mm），伴有明显感觉障碍症状者，原则上先施后路减压。

（2）椎管前方致压物明显，并以运动障碍症状为主者，先行前路减压术。

（3）合并颈椎病、黄韧带或后纵韧带骨化等继发性椎管狭窄者，酌情先行后路减压术，并可在术中同时切除骨化之黄韧带。

（4）椎体后方有骨赘或有局限性后纵韧带骨化者，则可先行前路切除；术后再根据病情的恢复情况等酌情考虑是否行颈后路减压术。

七、手术方式

后路术式可选用椎板切除术或椎管减压及扩大成形术。前路手术方式为兼具椎管扩大作用的减压术。需前后路手术者，应在第一次手术1～3个月后再酌情行第二次减压术。患者身体情况佳，医生及手术室条件许可者亦可同时行前后联合入路手术。

（一）颈后路手术

为颈椎管狭窄症最常用的手术方式，包括椎板切除减压术及椎管成形术两大类。

1 颈椎半椎板切除术

颈椎半椎板切除术是通过切除一侧椎板来达到减压目的的术式，该术式对椎节的稳定性影响较小，因而在临床上应用较多。

（1）适应证：①局限性椎管狭窄。如椎板骨折后骨折碎片塌陷引起继发性椎管狭窄，或黄韧带局限性肥厚及钙化者，尤其是单侧病变者。②椎管探查。外伤后继发性椎管狭窄伴有一侧神经症状者及椎管内占位病变经CT或MRI等证明局限于椎管后方一侧者，可通过半椎板切除先行椎管探查，并酌情决定再作更进一步的处理；对处理困难者，仍需将另侧椎板切开。③椎板本身病变。包括椎板局部肿瘤及炎症等引起的继发性椎管狭窄需局部切除者。

（2）颈后路减压特种器械：主要包括特种薄型椎板咬骨钳、三关节尖嘴咬骨钳和高速磨钻等。

（3）手术步骤如下。

1）体位：患者取俯卧位，头部置于制式头架上。术中使用时，将头架放置略低于手术台平面位置，以使头颈部略向前屈，以有利于手术操作和椎板的暴露。涉及高位颈椎或颈椎椎节不稳者，为防止意外，可让患者卧于预制的石膏床上，该石膏床颜面部呈敞开状，以便于观察及必要时采用气管插管及供氧，颈部亦应略向前屈。病情需要时，亦可在颅骨牵引或Halo架外固定下施术。

2）切口选取：患者体位摆妥后，用两条长约1 m的宽胶布（10 cm）条自一侧肩部斜向另一侧臀部，将颈部皮肤向下牵拉，双侧交叉，如此可使皱褶的颈后部皮肤舒展，以便于暴露。一般多取后路正中切口，长度视减压范围而定。上方最高起自枕骨粗隆部或在粗隆部上方，下端止于颈7至胸1棘突之间，长10～14 cm。

3）暴露棘突及椎板：切开皮肤、皮下，用梳式拉钩快速撑开，术者和助手用手掌尺侧压住切口两侧以减少出血量或用电凝止血。当确认皮肤及皮下全层切开后，应选用锐性梳式自动拉钩迅速将切口撑开，以便于起止血作用，或用电刀逐层切开，并注意止血。

4）显露术野：根据手术需要可切开及分离一侧或双侧椎旁肌。操作时先用电刀自切口中部棘突向一侧切开椎旁筋膜。因椎旁肌附着于椎板处，而在椎板之间为结缔组织，因而可沿棘突切开椎旁肌的肌膜，再以Cobb骨膜剥离器沿棘突向下、向外剥离椎旁肌，椎板之间的结缔组织会较易剥开，剥离过程中一般不会出血，但如遇肌肉或筋膜出血，可以尖镊夹起出血点，并使其远离椎板，再电凝止血；助手用钝性骨膜剥离器将止血纱条塞至深部起止血作用（纱布条尾部留于切口外方）。按此法依序向上、向下进行，其范围视深部手术需要而定，一般手术显露颈2～7段，仅行枕颈及寰枢椎手术者可仅显露枕骨粗隆至颈3～4椎节处。完成一侧后再按同样步骤切开剥离对侧椎旁肌，并按同法用纱条充填止血。用深部拉钩牵开椎旁肌群，并继续用锐性骨膜剥离器将残留的椎旁肌向侧方剥离，以充分显露椎板。如仅需暴露一侧椎板时，则可用单椎板拉钩牵开。操作中如局部出血较多，除可采用纱条充填及自动拉钩牵拉外，尚可用冰盐水冲洗，或以双极电凝止血。

5）定位及确定手术范围：颈椎各节棘突多不相同，可根据棘突特点进行定位，寰椎仅有后弓而无明显的棘突；第2颈椎棘突较为宽大且呈分叉状，可以此定位；颈3～5棘突亦呈分叉状，但较小；颈6棘突无分叉；颈7棘突既大又长，亦作为体表及术中定位的标志之一。现在均需通过术中C形臂X线机透视加以进一步确认。显露范围一般包括减压范围上下各一个椎节。

6）开窗：用薄型咬骨钳或微型磨钻，选择一较宽之椎板间隙开一缺口，或用四关节尖嘴咬骨钳纵向将椎板外侧缘咬除作为窗口。

7）半椎板切除：从开窗处按预定范围向上，或向下切除椎板，用神经剥离子小心松解分离其下方的黄韧带，以暴露一侧之硬脊膜囊。对椎管狭窄明显者，即使是薄型冲击式咬骨钳，也易因其头部在椎管内占有一定空间而引起对脊髓的压迫，甚至造成瘫痪，因此，操作时应绝对小心。另外，有条件者应尽量选用微型磨钻。

8）椎管内探查及处理病变组织：对局限性椎管狭窄者椎板切除后手术即可完成，而对椎管内肿瘤、椎板塌陷性骨折等，可在直视下探查椎管壁周围是否有致压物，并将其逐块切除。如术中发现病变范围较大，或病变位于硬膜内者，则需改为全椎板切除术以扩大视野范围。

9）缝合切口：术毕用明胶海绵敷于椎板处硬脊膜囊外，而后依序缝合切开诸层。

10）固定及融合：临床研究表明，后路椎板单侧切除超过5个椎节以上者，会影响术后的稳定性，尤其是前屈状态下易引发不稳，故应行植骨融合及内固定术。对于单侧椎板切除减压的患者，可仅固定手术侧，而将切除椎板的骨块植于对侧椎板及关节突间，固定方式目前多选用侧块螺钉钢板（棒）固定系统。其手术方式后文有述。另外，术前预计到切除范围较大，需固定者，可在减压之前先将钢板螺钉安装好，然后减压，以便减少出血量。

（4）术后处理：同一般颈后路手术。因本手术对颈椎的稳定性破坏及影响不大，故可早日起床活动，仅一般颈围保护2～3周即可。用内固定者，术后2～3天即可下地活动。

（5）预后：预后较佳。但超过5个椎节者，如行单纯减压手术，可能出现颈椎不稳征。

②　颈椎双侧椎板切除减压术

即切除颈椎双侧椎板达到减压目的的术式。该术式较为简便，因此，在临床上使用较为广泛，但其对椎节的稳定性影响较大，多需同时辅以椎节内固定及植骨融合术，否则预后欠佳。

（1）适应证：①发育性颈椎椎管狭窄症。先天性、发育性颈椎椎管狭窄症，伴有神经受压症状者，当非手术疗法无效时，欲获得彻底减压，既往大多采用此种术式。②创伤后继发椎管狭窄。除椎板骨折需后路直接减压（复位）外，各型颈椎骨折脱位，包括以椎体压缩或碎裂为主者，凡伴有椎管狭窄，脊髓受压需减压者，均可作为前路减压后的补充手术而行全椎板切除术。③其他包括椎管内肿瘤、黄韧带钙化、脊髓空洞症、椎管前方有致压物，但因各种原因不能自前路施术者等，均可从后路通过双侧椎板切除施术。

（2）手术步骤如下。

1）定位及确定施术范围：同颈椎半椎板切除术。

2）切除棘突：在拟减压的椎节棘突之间切断棘间韧带，以棘突剪沿棘突根部切断棘突，切下的棘突骨质咬碎备用。

3）开窗：在双侧椎板处同时开窗，一般从椎板之间软组织处开始向上逐步咬除椎板，减压时从椎板与硬脊膜囊之间间隙最大处开始，逐步向四周扩大。

4）椎板切除：从双侧开窗处，按预定范围向两侧切除椎板及黄韧带以暴露硬脊膜囊。每次切骨前，先用神经剥离子进行松解分离，以防因硬脊膜囊粘连而造成误伤。对椎管绝对狭窄者，可采用尖嘴咬骨钳，由后向前逐渐咬薄骨质，并小心咬开椎板；由于冲击式咬骨钳易因其头部在进入椎管内占有一定空间而引起对脊髓的压迫，在使用时应加注意。亦可选用微型磨钻将椎板磨除。

5）椎节内固定及植骨融合：对椎板切除范围较大。超过3个椎节以上者，有学者认为其可明显影响术后颈椎的稳定性，因而可考虑同时予以植骨融合并辅助后路侧块螺钉钢板（棒）内固定系统固定，此尤适用于合并前方椎体间关节不稳定者。植骨可选择将局部切除的骨块剪碎置于关节突外，或取髂骨制成片状置于两侧椎板处，其长度超过减压椎节上下各一个节段以上；对椎节需撑开之病例可采用H形植骨术，后者多用于椎节不稳及伴有骨折的情况下。后路固定可选用Axis或Cervifix系统，两者操作方法类似，Cervifix应用于颈椎管狭窄时不必固定枕骨部，而且Cervifx除了可用侧块螺钉方式外，尚可提供颈7及胸1椎板钩结合颈2~6的螺钉固定方式。具体技术详见（5）。

6）切口缝合：透视下或拍片确认螺钉及钢板位置无误后，伤口内置放半管引流条或负压引流管，然后逐层缝合双侧椎旁肌、皮下和皮肤。

（3）术后处理：同一般颈后路手术。24小时拔除引流条，用内固定者术后2~3天颈椎制动下即可下地；未固定者拆线后卧石膏床，或用头—颈—胸石膏固定3个月。

（4）预后：此种术式之最大问题是对椎节稳定性的影响，尤其是切除范围大及植骨融合失败之病例，较易引起颈椎的成角畸形。因此，在选择术式时应注意，必要时可辅以植骨内固定术。

（5）颈椎Axis侧块螺钉固定技术：适用于颈2至胸1段椎管狭窄症需行内固定手术者。为了使解剖定位更加准确且减少由于椎管减压所造成的出血较多，可在减压前先行螺钉钢板固定，然后再行减压术。

Axis手术操作要点：①螺钉定位点及方向。a.颈2螺钉定位钻孔：颈2螺钉进针点在颈2峡部顶端的矢状面延长线上，颈2下关节突内缘外，上方约2 mm处，钻孔方向与矢状面平行，并向头端倾斜约45°，但可不钻透颈2上关节突。钻孔后测量螺钉长度，用3.5 mm丝攻攻丝，然后拧入螺钉。颈2螺钉也可采用椎弓根螺钉固定技术，进钉点为颈2下关节突内缘外侧2~3 mm，颈2椎板上缘下方3 mm处，钻头方向为头侧倾斜10°~15°，向内侧倾斜20°~25°。透视确定方向和深度，深度以接近颈2椎体前部骨皮质为宜。b.颈3~6螺钉定位钻孔：Magerl定位方法进钉点为侧块中心靠内上方2 mm处。置入方向为向头端倾斜30°~40°（与关节突关节面平行），并向外倾斜20°~30°。文献资料提示此方法上关节突骨折与神经根损伤概率较高。在进钉点定位及进钉角度上，国内金大地根据国人的具体特点进行解剖测量，发现进钉点在侧块中心1 mm处，向头端倾斜5°~25°，向外侧偏斜35~159°，此范围螺钉位于安全范围并能获得最大的固定力度。将长度可调式钻套的初始长度设定为最大钻深14 mm，钻到设定长度以后，每次增加钻套长度2 mm，直到钻透对侧皮质。c.颈7螺钉：既可按上述方法定位行侧块螺钉固定，也可行颈椎椎弓根螺钉固定。（有关颈椎椎弓根螺钉内固定的适应证与技术在后面将有详细的论述）d.胸1螺钉：胸1均为椎弓根螺钉固定，进钉点为横突基底部、小关节中心外侧约3 mm处，螺钉方向向内倾斜7°~10°，向尾端倾斜10°~20°。②钻孔及攻丝：按照上述定位点依次钻孔及攻丝。一般先分别钻入头端及尾端各一枚螺钉。③预弯钢板：模板预先测量颈椎拟固定椎节的长度及曲度，以折弯器预弯钢板。④拧入螺钉：将钢板放入伤口内，按照预先钻孔分别拧入头端及尾端螺钉，然后按照上述定位方法及螺钉方向，分别拧入钢板其余螺钉孔的螺钉。

❸ 颈椎后路扩大椎板切除减压术

该术式是在常规颈后路椎板切除减压的基础上，向椎板两侧扩大减压范围达两侧小关节的一部分或大部分。由于将双侧椎间孔后壁切开，从而使神经根得以减压，从减压角度来看，此种术式较为彻底，但如果对颈椎的稳定性破坏更多，势必影响远期疗效。因此，在选择时需全面加以考虑，并酌情选用内固定或外固定。

（1）适应证：与常规双侧椎板切除减压者基本相似，但患者的病变范围大多较前者更为广泛，需要更多地暴露椎管或是扩大减压范围。

（2）手术要点：其术式是在常规双侧椎板切除的基础上再进一步扩大减压范围，具体操作如下。

1）保护硬脊膜囊及根袖：用冰盐水冲洗清除积血后，将脑棉覆盖于硬脊膜囊外，再用神经剥离子于两侧椎板及小关节下方小心松解神经根，以防粘连引起误伤。

2）扩大减压范围：用薄型冲击式咬骨钳或鹰嘴钳，或安全凿，或磨钻等器械，将两侧小关节逐块切除以达到扩大减压之目的。清除碎骨片及凝血块后，除去脑棉片，再次用冰盐水反复冲洗。

3）椎管内探查：可从侧后方对椎管前方的骨赘或OPLL进行切除。但操作时务必小心，对硬脊膜囊不可过多牵拉，以防误伤。

4）椎节固定或植骨融合：对椎节明显不稳者，应行后路椎弓根（或侧块）螺钉固定和植骨融合术。对节段较少者可用切除的椎板的骨质，切除范围较大者可酌情用自体髂骨片植入。

（3）术后处理：同一般颈后路手术，未行内固定者拆线后用头–颈–胸石膏固定3~4个月。

（4）预后：较前种术式问题更多，术后易出现颈5脊神经根刺激症状等。因此，在选择时务必严格手术适应证，以防引起颈椎成角畸形。

❹ 单（侧方）开门式椎管成形术

颈椎椎管开门式成形术是通过将椎板一侧全切断，另侧仅切断外板，并造成骨折及移位而扩大椎管矢状径，从而获得扩大椎管矢状径及达到减压目的。

（1）适应证：①原发性椎管狭窄症，椎管与椎体矢状径比值<0.75∶1或绝对值低于12 mm者，其中尤以一侧症状为重者更适用于本法。②继发性椎管狭窄症，OPLL从前路切除十分困难者；骨源性颈椎病前路减压术后疗效欠满意者；黄韧带骨化症者。

（2）手术步骤：①体位、切口及暴露。同常规的颈后路减压术。②切除一侧椎板之外板。先用椎板咬骨钳在椎板上缘（预定骨质折断处）咬一缺口，之后用四关节尖嘴咬骨钳将一侧椎板之外板纵向切除。邻近小关节处之外板骨质较硬，在切除时应小心，亦可用电钻操作。注意此手术关键在于仅切除椎板外板，以形成铰链，故操作时应特别注意，勿使全层切断。③切开另侧椎板全层。按前述方法切除椎板外板，使椎板厚度减少，之后用薄型冲击式咬骨钳将另侧椎板完全切断，并显示硬脊膜囊。此为本手术之关键步骤，操作时为防止误伤脊髓或脊神经根，应边切除边用神经剥离子松解，并小心切断黄韧带。椎板切断部位一般距小关节内侧缘2~3 mm。其椎节数视椎管狭窄范围而定。④扩大椎管矢状径。当另侧椎板完全切断后，将棘突向非切断侧掀动并略加压而扩大该椎板切开处间距，以使椎管矢状径扩大。此时，另侧外板切开侧形成骨折。为防止术后椎板恢复原位，可于切开间隙内、椎板内层与硬脊膜囊之间放置肌肉组织或脂肪块充填并相互靠拢。被切开的椎板间隙越大，椎管矢状径增加越多。其宽度每增加1 mm，矢状径约增加0.5 mm。但如切除间隙增加过宽，则造成对侧完全骨折的机会增大，甚至可造成椎板向椎管内移位，引起严重后果。因此，一般将椎板切开间隙扩大至6~8 mm比较合适。⑤固定椎板或切除。棘突椎管矢状径扩大后，为维持有效间隙的间距，防止"再关门"，最好将棘突缝合固定至椎板骨折侧的椎旁肌中，以降低"再关门"率。亦有学者主张将棘突切除，以减少受力面积，从而降低"再关门"率。⑥闭合切口。切口内放置引流条并依序缝合切口诸层。

（3）术后处理：按一般颈椎后路手术处理，因对正常结构破坏较少，可早期戴硬质颈托或颌-胸石膏下床活动。

（4）预后：约80%以上的病例有效，但术后易出现"再关门"或椎板切开处椎板再生，以致重新引起症状，甚至症状明显加重。

⑤ 双（正中）开门式椎管成形术

即从棘突正中劈开并将其向两侧掀开，以便将椎管矢状径扩大。该术式可明显增加椎管的矢状径，且"再关门"率较低，但其在操作上难度较大，易误伤，应注意。

（1）适应证与禁忌证：适应证与前者基本相似。在具体病例选择上应注意以下情况，手术应慎重：①椎管严重狭窄者不宜选用，尤其是脊髓受压症状明显者；②黄韧带钙化者亦不宜选用，因在施术过程中容易损伤前方的硬脊膜及脊髓组织，且不能直接彻底切除骨化的黄韧带。

（2）手术步骤：①切除双侧椎板外板，按前述方法将两侧椎板之外板纵向咬除。②劈开棘突，用骨刀自中线将棘突至椎板后缘全层劈开。如选用微型电钻，则更易操作；亦可将棘突切除，而仅将棘突基底部至椎板全层切开，棘突已切除者则以四关节尖头咬骨钳咬断较为方便。③扩大矢状径。将棘突向两边分开，造成双侧椎板内板不全骨折，间距0.8~1.2 cm为佳，如此可扩大椎管矢状径。④嵌入植骨块。对保留棘突者可取髂骨块或人工骨植入局部，并用钢丝或粗丝线穿孔结扎固定。

（3）术后处理：同一般颈后路手术。有植骨块者颈部不宜过早活动。

（4）预后：此种术式预后大多较好，复发率较低。

（二）颈前路手术

（1）适应证：适用于继发性椎管狭窄以前方压迫为主者，主要是合并有椎间盘突出以及较局限的后纵韧带骨化，其骨化率不超过30%者。

（2）术式选择：以椎管狭窄症行前路减压者多选用椎体次全切除减压，植骨融合内固定术，对于后纵韧带骨化不十分严重、粘连较轻者可直视下直接切除后纵韧带，不必行椎体次全切除，只行椎间盘切除。对于后纵韧带骨化严重的病例，如术中发现难以切开后切除，则应该往上或下再行椎体次全切除，至后纵韧带接近正常处以便于切开，再切除整块的骨化韧带，切忌在骨化处反复操作、企图直接切开切除而引起脊髓损伤。

（三）前后联合入路手术

对于椎管狭窄明显、前后方均有压迫者，可酌情先行前路或后路手术，如症状缓解不满意，4～6周后再行后路或前路手术。条件许可者，亦可一起行前路加后路手术，一般多先行后路减压手术，再行前路减压植骨内固定术。

第三节　腰椎管狭窄症

腰椎管狭窄是指由于腰椎中央管、侧隐窝及椎间孔的直径减小而导致的临床综合征，主要发生于65岁以上的老年人，狭窄的程度与症状不成正比，凡疑诊为腰椎管狭窄症必须得到影像学检查的证实。同时由于缺乏客观的体征，而95%的患者仅有疼痛的主观症状。正确的诊断和治疗完全取决于临床症状和病史，同时要同血管性跛行、周围血管性疾病、周围神经性疾病相鉴别。

一　病因

多数有症状的患者，其腰椎管横断面积在正常值的下限，侧隐窝和椎管形状常常变异，故代偿能力由于骨关节退变引起的腰椎管狭窄而有限。随着年龄增长，椎间盘后突、黄韧带卷曲以及关节突增生逐渐发展，最终累及腰椎管，椎管的容积逐渐减小，马尾神经可占据的相对空间逐渐缩小。有些患者的神经结构可以适应这种变化，因此，有时很严重的退变性椎管狭窄却没有或少有神经症状，而另一些患者失代偿，出现脊髓神经根功能异常。退变性腰椎管狭窄症多发生在L_2～L_4之间，因为腰椎管最狭窄处位于L_2和L_4之间，它的容积在脊柱前屈时增加而后伸时减小，因此，临床症状在前屈时加重而后伸时减轻。除此以外，其他的解剖因素也参与腰椎管狭窄的发病。现将腰椎管狭窄的成因分述如下。

（一）椎间盘退变

正常成人的退变性腰椎管狭窄最早是由于椎间盘退变引起。随着年龄增长，椎间盘脱水、干燥、纤维性变，弹性与韧带逐步丧失，继而椎间隙变窄、塌陷，高度下降；椎间盘向周围膨出，脊柱失稳，出现不同程度上的关节突间关节移位；黄韧带皱缩，椎体移位，椎管容积减少。随着腰部积累性劳损的不断刺激，椎间盘组织退变加速，椎体、椎板、关节突出现骨质增生，黄韧带出现肥厚、皱缩，弹性进一步下降，椎管容积进一步减少，致使硬膜囊与神经根受压，出现相应的神经症状，即马尾神经症状和神经根性症状。虽然椎间盘退变是引起腰椎管狭窄的原因之一，但单纯的椎间盘突出导致出现神经受累症状时，一般仍诊断为腰椎间盘突出症，因为其已成为一种独立的诊断。

（二）小关节退变

目前，已明确腰椎管狭窄与由关节表面的滑膜退变而引起的骨质过度增生有关。由于椎间盘退变引起该运动节段的运动力学发生改变，小关节的骨关节病开始出现，椎体和小关节处形成骨赘，此时若患者因前屈体位造成施予小关节前方的剪力积累性增加，小关节的排列方向更趋矢状位，则更易出现小关节前内方的骨质增生。通常所有的腰椎关节突的排列取向是相似的，并且与其病理解剖变化是对应的。

运动节段的上位椎体的下关节突位于中央椎管侧隐窝壁的中后方，关节突增生的结果导致中央椎管的狭窄；运动节段的下位椎体的上关节突位于侧前方，由退变引起的关节面的增生及肥大，造成了侧隐窝及椎间孔的狭窄。如L_4、L_5椎体之间的关节面的增生可影响侧隐窝中的L_5及L_4神经根的出口。

关节面的退变可以是节段不稳的结果，如不正常的节段运动形式可导致小关节的退变。小关节的退变性囊肿，也会增加椎管变窄的程度。这些囊肿常常压迫神经根，并引起与椎间盘突出相类似的放射性神经痛。

（三）退变性腰椎畸形

成年的脊柱退变性疾病的结果所引起的腰椎畸形，也是腰椎管狭窄的主要因素之一。特发性腰椎侧凸畸形常发生于左侧，而成年退变性侧凸则左右均等。成年人退变性侧凸是椎间隙不对称狭窄及椎间隙变窄后，腰椎不稳定造成椎体旋转的结果。如果有轻度特发性腰椎侧凸，或已有King Ⅱ型特发性胸椎侧凸的代偿性腰椎侧凸，随其进展，也会发生退变性脊柱改变，但多见于脊柱左侧凸。与成年腰椎侧凸相关的神经压迫症状，常产生与体力有关的放射性痛。

弧顶的旋转与弧凹处小关节的半脱位有关。弧凹处的塌陷也可使相邻椎弓根之间的椎间孔变狭小。如患者大腿前面出现的症状，主要是因腰椎主弧的凹侧压迫头侧和中腰部的神经根；而下肢后方的放射痛，则常见于腰弧的凸侧，痛的原因是尾侧腰骶神经根受到压迫，因为当脊柱弯曲的后方与骨盆相遇时，骶神经正好位于弧顶处。

（四）退变性脊柱滑脱

多发生在L_4、L_5椎体，是局部腰椎管狭窄的常见原因。退变性脊柱滑脱与解剖学变异有关。变异本身可引起L_5/S_1的运动节段间的活动受限。L_4、L_5的小关节变为相对矢状位后，则屈曲时L_4、L_5运动节段的剪力会增加，此时的小关节不能传导正常的作用力，依次会形成恶性循环。前部椎体的半脱位导致L_4椎板下部及下关节突之间椎管狭窄（即L_4前移使其下缘与L_5上缘间形成"嵌夹"方式）。这种退变性滑椎引起的腰椎管狭窄及同时存在的小关节增生，则会影响侧隐窝及中央管。但 L_4 神经根常不受累，除非有椎间隙严重塌陷及椎间孔狭小。

二、病理

成人的腰椎管狭窄症多为继发性退变性椎管狭窄症，椎管的狭窄由于三关节复合体退变而致。首先是由于后关节突关节滑膜缺失引起，导致关节突关节囊松弛、软骨变性，致椎体的活动增加，使椎间盘退变加快。由于活动度加大，骨赘增生加快，使得椎管狭窄，上关节突骨赘能使侧隐窝狭窄，下关节突骨赘能使中央椎管狭窄。

在先天性和发育性椎管狭窄中主要是椎管容积变小。正常椎管正中矢状径大于15 mm，当矢状径小于10 mm为绝对狭窄，在10~13 mm为相对狭窄。

关于发病机制，大多数学者认为有以下几种。

（1）亚临床神经根病学说：Verbiest认为在发育性椎管狭窄症患者中，他们的马尾及神经根处于3种不同状态：第一为正常神经根；第二为亚临床神经根病；第三为具有症状与体征的神经根病。由于腰椎的后伸大，患者的神经根若处于第二、三种状态，即可出现间歇性跛行。

（2）压迫：大多数学者认为压迫是造成间歇性跛行的主要原因，认为压迫了神经根致使其水肿、血循障碍而导致神经根的传导功能的减弱。

（3）脊神经根的营养：引起神经根源性间歇性跛行的另一个可能的原因是动脉供血不足。慢性神经压迫首先发生循环障碍的是静脉，其次是毛细血管，最后是动脉。多名学者经过实验证实压迫可引起神经根循环障碍而致神经根的营养障碍。另一学说是椎管内静脉高压和椎管内静脉瘀滞。

（4）双平面狭窄假说：有学者提出临床检查（指影像学）多为2个平面以上狭窄，在2个狭窄之间的神经根由于静脉的充盈，减少该节段的神经根的血流、氧和营养，代谢产物堆积而引起神经根性间歇跛行。

（5）炎症刺激：压迫可引起神经传导功能障碍、可导致神经缺血，但不会直接引起疼痛。腰椎管狭窄症所致的压迫导致神经根血流障碍，营养障碍，而致化学性和代谢性炎症的发生，从而导致神经根结构和功能损害，从而出现疼痛。

三、分类

（一）国际分类

艾洛迪（Alnoldi）等于1976年对椎管狭窄症进行了一个分类，即所谓的国际分类。

1 先天性-发育性椎管狭窄症

（1）特发性狭窄。

（2）软骨发育不全性。

2 获得性椎管狭窄症

（1）退变性：①中心部，即主椎管狭窄；②周围部，即侧隐窝及神经根管狭窄；③退变性脊椎滑脱。

（2）混合型：先天性（发育性）退变性及椎间盘突出三者任何两种的混合存在。

（3）椎弓崩裂滑脱。

（4）医源性：椎板切除术后、脊椎融合术后，及髓核溶解术后。

（5）创伤后晚期改变。

（6）其他：畸形性骨炎、氟骨症等。

后来椎间盘突出与椎体滑脱等病成为独立的疾病，出现了一些不同的分类法。尼尔森（Nelson）则将之分为原发性和继发性两大类。韦尔比斯（Verbiest）则强调先天性和发育性椎管狭窄。Aryanpur等按病因学将腰椎管狭窄分为先天性或发育性及获得性或退变性狭窄。

（二）按解剖分类

1 中央椎管狭窄

通常发生于椎间盘水平，通常是关节面局部过度生长、增厚（主要是上位椎体的下关节突）和黄韧带肥厚。

2 侧椎管狭窄

入口区多为椎间盘膨出或膨出合并突出，中区（侧隐窝）和出口区（椎间孔）多为小关节突及椎弓出口区（椎间孔）骨质增生。

3 混合型

狭窄为前两型混合型。本型发生率最高。

（三）临床常用分类

1 原发性或发育性椎管狭窄

由先天性的脊柱畸形引起神经受压，包括特发性狭窄或并发于骨发育不全（如软骨发育不全的椎管变窄）、先天性脊柱裂、先天性椎弓峡部不连及滑脱。先天性椎弓峡部不连及滑脱一般均发生在发育后期或中年后合并脊柱不稳。

2 获得性狭窄

于代谢性疾病如帕吉特（Paget）病、肿瘤、感染、创伤性骨关节炎性改变，以及因早期手术所造成的脊椎滑脱不稳定。

3 退变性椎管狭窄

本类最多见，多数是在原有发育性狭小的基础上加腰椎的三关节复合体退变发生的。包括关节突增生骨赘、椎间隙狭窄、关节囊肥厚、椎间孔狭小；椎间盘膨出、椎体边缘及关节突增生、黄韧带肥厚、关节囊松弛、节段间不稳，促成狭窄症状的产生。

四、辅助检查

X线片表现对于诊断很有参考意义。CT检查对诊断有重要意义，但CT所测量的是骨性管道的数据，对纤维管道狭窄显示较差。CT测量诊断腰椎管狭窄的数值，各地报道不尽相同。有的患者腰椎管矢状径虽多在11～13 mm，但临床症状已经很典型，而有的患者腰椎管矢状径为11 mm，却没有腰椎管狭窄症的表现。因此，不能单纯用影像学的测量来衡量临床。腰椎管造影影像直观，在腰椎管狭窄症的诊断上很有意义，但属于有损伤的检查方法，不宜作为常规检查手段，有逐渐被MRI所取代的趋向。MRI矢状位及断层切片可直接显示椎管狭窄的部位、程度及范围，并可显示导致狭窄的组织来源，且对人体无伤害，是目前影像学常用的诊断方法。

（一）X线检查

随着影像技术的发展，CT和MRI越来越高的分辨度能显示许多细节，但也不可低估X线平片的重要性。X线平片能很好地提供骨的详情，显示骨折（包括椎板骨折）骨赘、关节突肥大、脊椎滑脱、椎间盘退变、棘突下沉（吻状棘突）椎弓间距变窄、脊柱侧弯、肾实质移位等。腰骶部动力位片（前屈位和过伸位），可用于评价腰椎不稳定的程度，斜位还能诊断狭部裂。一般认为椎管横径＜20 mm，前后径＜12 mm，应考虑为椎管狭窄。

（二）CT检查

CT具有较高的密度分辨率和空间分辨率，CT的平扫加增强扫描及螺旋CT多平面重建（MPR），能明确诊断各种原因引起的侧隐窝狭窄或/和椎间孔狭窄，能区分压迫是来自椎间盘、黄韧带还是骨质增生，为临床医生选择治疗方案提供有价值的信息。CT在诊断腰椎管狭窄症方面有以下优势：①能够发现引起腰椎退变性椎管狭窄的各种病因；②可直接观察骨性和软组织性椎管形状的改变，通过显示椎管内各种结构，确定骨性和软组织性椎管与硬膜囊和神经根的对应关系；③清楚地显示椎管狭窄的部位和范围，确定狭窄类型；④精确地测量椎管狭窄程度，指导临床治疗，有助于治疗方案的制定。

❶ CT分型

目前，国内外并没有统一的标准，根据Nelson分类法，按解剖对CT表现进行分型：

（1）Ⅰ型：中央椎管狭窄型。多表现为椎间盘膨出或膨出合并突出或黄韧带肥厚。一般认为，骨性椎管前后径范围是12～25 mm，＜11.5 mm即为狭窄。

（2）Ⅱ型：脊神经根管型。入口区的狭窄CT表现多为椎间盘膨出或膨出合并突出中区（侧隐窝），出口区（椎间孔）的狭窄CT表现为小关节突及椎弓根的骨质增生。

（3）Ⅲ型：为Ⅰ、Ⅱ型混合型，表示腰椎退变性椎管狭窄系多种病因共同所致。这种分型对指导临床治疗及手术方式选择具有重要临床意义。

2 CT表现

（1）腰椎侧隐窝狭窄：腰椎管侧隐窝为椎间孔的入口，因为神经根通过它进入椎间孔，所以也称神经管。它的前壁是椎体后外缘和相邻椎间盘，外壁是椎弓根，后壁是上关节突和黄韧带。侧隐窝入口处最窄，也是神经根容易受压的地方。侧隐窝前后径正常 > 3 mm，< 2 mm 肯定狭窄，2～3 mm 为可疑狭窄。引起侧隐窝狭窄的原因有椎间盘的病理性膨突、侧方椎间盘突出、上关节突基部内侧面增生肥大和关节滑脱、椎体后外缘骨质增生、黄韧带肥厚（厚度 ≥ 5 mm）钙化等，其中最常见的是椎间盘病变的侧隐窝填塞和上关节突肥大。CT扫描可显示引起侧隐窝狭窄的原因，狭窄的部位、范围、类型以及狭窄的程度等。高分辨率CT可清晰地显示侧隐窝内神经根受压现象，为手术方案的选择提供可靠依据。但也有一部分侧隐窝狭窄患者，临床确无神经根压迫症状，分析原因是在慢性侧隐窝狭窄形成过程中，神经根被推向椎管内而未受压，此类患者如无其他病变则不需要手术治疗。

（2）腰椎间孔狭窄：正常椎间孔高 11～22 mm，上部矢径 8～10 mm，容积 40～160 mm³。椎间孔狭窄的临界值：椎间孔高 15 mm，宽 4 mm。少于此值考虑狭窄。CT可显示椎间盘突出、椎体及椎小关节突骨质增生。腰椎向前滑脱等致椎间孔严重狭窄时（椎间孔宽度 < 2 mm）均可压迫椎间孔的神经根和神经节。

腰椎间盘外侧型突出，可突至侧隐窝、椎间孔内，也可在椎间孔外，主要压迫神经根或神经节、脊神经或根静脉等。当局部脂肪受压吸收，神经根与突出的髓核之间缺乏对比，多不能区分两者，称为神经根湮没，为神经根压迫的CT表现。

（三）MRI

MRI能很好地描绘出黄韧带肥厚、椎间盘突出、神经根受压、硬膜囊受压、侧隐窝狭窄以及椎间孔狭窄的情况，可显示脊柱矢状面与轴平面的影像，另外还可以排除其他椎管内病变。然而，对于骨性异常如关节突肥大、腰椎滑脱等情况则不及CT可靠。因此，CT与MRI相结合，可取长补短，对椎管情况管能提供比较全面的信息。

五、临床表现

（一）神经源性间歇性跛行

当患者直立或行走时，下肢发生逐渐加重的疼痛、麻木、沉重、乏力等不同的感觉，以至于不得不改变姿势或停止行走；而蹲下或用其他姿势休息片刻，症状可以减轻或消失，再度行走或站立，将再次出现上述症状而被迫休息。以上表现即为间歇性跛行。由腰神经根受压迫引起的称为"神经源性间歇性跛行"，由血管疾病引起的称为"血管源性间歇性跛行"。

疼痛主要在双小腿、足部，也可在大腿后侧、外侧及前侧；可为双下肢，也可为单侧下肢，或在不同时期出现在不同的下肢。在发育性椎管狭窄症患者中，有56%～85%的人出现间歇性跛行，且多为双下肢。退变性患者中也较常见，但以单侧下肢较多见，在某些患者，可能是唯一的临床表现。

（二）下腰痛

无论是哪种类型的椎管狭窄，大多数都有下腰痛的病史或伴有下腰痛。发育性椎管狭窄症中有67%～78%的人伴有这一症状。退变性椎管狭窄症则常常有反复发作的下腰痛，椎间关节退变，特别是节段不稳定是下腰痛的原因。

疼痛一般轻微，卧床时则消失或减轻，腰前屈不受限，甚至可过度前屈，然而后伸活动往往受限，退变性患者常常发生腰扭伤或韧带损伤，此时可出现下腰部局限性压痛、肌肉疼挛及活动受限等症状。

（三）神经根压迫症状与体征

神经根管狭窄引起相应的神经根受损的症状和体征，有些表现为间歇性跛行，另一些则表现为根性痛，多数为痛、麻痛、胀痛，神经根症状的部位与受压神经根有关。发育性的多发生上腰神经根受累的可能性比较大，退变性的较多累及L_5和S1神经根。狭窄者多数直腿抬高试验阴性。

（四）马尾神经压迫

中央管狭窄导致马尾神经受压。发育性椎管狭窄者比退变患者容易出现马尾受压症状。因为发育性多发生在上部腰椎水平。鞍区的症状及体征及括约肌的症状为马尾神经受压的常见表现。

六、诊断与鉴别诊断

（一）诊断

诊断应包括：是否是椎管狭窄症，椎管狭窄的部位、范围、水平；是骨性还是软组织性狭窄或是两者相复合；神经受累的部位及水平。

诊断原则：临床表现是做出诊断的基础，没有临床症状或体征作为依据，任何影像学阳性发现都没有诊断意义；根据临床表现选择适当的辅助检查方法（X线片、CT、MRI等），以做出精确的定位、定性及定量诊断；辅助检查显示的阳性征象必须和临床症状与体征一致才有意义。

（二）鉴别诊断

腰椎管狭窄症与其他疾病可能表现出相同症状，这就需要对具有下腰痛的疾病进行鉴别，主要对临床上常见的疾病进行鉴别。

❶ 恶性肿瘤

有恶性肿瘤病史，主要是夜间痛，体重下降，疼痛并不由于体位的改变或服用止痛药而减轻，考虑脊髓肿瘤、原发或继发椎体肿瘤。

❷ 感染和骨折

发热，腰部有局限性压痛，病史短，畸形，有外伤史，腰部活动明显受限等，感染应考虑脊柱结核、脊柱炎。

❸ 血管性跛行

对于有腿痛的中老年患者，神经性跛行必须同血管性跛行加以鉴别。血管性跛行患者，行走时和休息时均有下腰痛，站立和短距离行走后疼痛减轻，下肢动脉搏动减弱或消失。大多数患者有糖尿病史和吸烟史。用一诱发试验可资鉴别：骑固定自行车，血管性患者症状会加重，而神经性患者由于腰椎前屈，症状极少见。

❹ 周围神经疾病

这类患者通常存在似长袜、手套样分布区的疼痛、麻木，还有双侧对称性反射丧失，肢体的振动感减弱。持续性麻木是其典型症状。

七、治疗

治疗腰椎管狭窄症有非手术治疗和手术治疗两种方法，但保守治疗对于发育性椎管狭窄来说作用甚少，最终难以逃避手术治疗；而退变性椎管狭窄症，可因保守治疗而使症状缓解，但频繁的反复发作往往使患者不堪忍受而最终接受手术治疗。

（一）非手术治疗

保守治疗虽然不能解除神经组织受到的压迫，但可以消除或减轻神经根、马尾、硬膜囊以及硬膜外组织的炎性反应和水肿，从而减轻或缓解症状。常用的方法有：卧床休息、物理疗法、药物疗法。

❶ 卧床休息

患者卧床休息3~5周往往可使下腰痛及肿痛症状得以减轻或缓解。然而卧位会影响工作及正常生活，因而常常难以实行。

❷ 物理疗法

适当的物理疗法可消除肌肉的痉挛与疲劳，对消除腰痛有利。

❸ 药物疗法

（1）消炎止痛：常用非激素类消炎止痛药作对症处理。

（2）激素：对严重的放射痛患者，激素的抗炎效应能够有效减轻神经根激惹，但应考虑它的严重不良反应。

（3）硬膜外封闭：被认为是在炎症患者中一种有用的可替代手术的治疗方法。但此方法疗效报道不多，意见不一，有待进一步研究。同时应考虑激素的不良反应。

（4）其他药物：肌松剂能够短暂地缓解疼痛导致的肌肉痉挛；抗抑郁药物能缓解肢体麻木和下肢痛，并有利于恢复患者的睡眠；降钙素也被报道有镇痛作用。

（二）手术治疗

1 **手术指征**

（1）发育性椎管狭窄症。

（2）括约肌功能障碍者。

（3）神经根传导功能严重缺失，有明显的感觉缺失或运动缺失者。

（4）反复发作影响工作或正常生活，或经非手术治疗半年以上无效者。

2 **相对禁忌证**

（1）全身状况不佳和伴有严重的其他系统疾病，不能耐受手术者。

（2）症状与体征较为复杂，而影像学检查虽有阳性征象，但不能完全解释其临床表现者。

3 **手术目的**

（1）手术治疗目的是减轻下肢症状，而不是减轻腰痛。

（2）手术目的是减轻症状，而不是治愈。

（3）并不是所有非手术治疗失败的患者都需要手术治疗。只有非手术治疗不能使患者恢复到能够耐受生活的程度时，可考虑手术治疗。

（4）与退变相关的疾病，如滑椎、阶段不稳和侧弯都应被考虑在内。

4 **手术方式**

如果保守治疗无效，可以考虑实行减压手术。

（1）减压范围及手术要点：退行性腰椎管狭窄症的病理生理基础是明显的关节突内聚、黄韧带肥厚、椎间盘突出、椎体上下端后缘骨赘形成、椎体终板增生等一系列退行性病理改变导致侧隐窝狭窄，而侧隐窝狭窄又压迫神经根并影响其血液循环诱发出现间歇性跛行症状。故椎管狭窄症的减压重点在侧隐窝和（或）椎间孔。手术中需要对椎管进行减压的部位在绝大多数情况下仅局限在椎间院附近的一段椎管中，这样就可以完全保留在椎体后方中段的骨性椎管，通过椎板间开窗完成腰椎管狭窄症的神经减压，并可以扩大上位椎体的下 1/4 和下位椎体的上 1/4 的中央椎管（1 cm 左右）。

单侧侧隐窝和神经根管狭窄症病例应在术前定位的基础上，结合术中所见。如神经根被卡压常表现为明显增粗、水肿、粘连、相邻黄韧带肥厚（正常平均 3.59～3.65 mm）和关节突增生内聚，神经根段相对固定，神经根管明显狭窄，术中采用半椎板减压，适当上下扩大，充分切除侧隐窝黄韧带和部分关节突甚至部分椎弓根骨质，以扩大侧隐窝和神经根管空间。临床上以 X 线片相应狭窄间隙的上一椎管（如 $L_4 \sim L_5$ 椎间隙应充分显露 L_4 椎管）

的侧隐窝和下位神经根管为重点减压区，能轻松移位（1 cm左右），最终达到使侧隐窝区和出口区神经根完全松弛的目的。此外，应同时检查相邻上下神经根，有明显卡压者应同时有效减压。影像学上的狭窄与临床症状并不一定平衡，有研究结果表明，单侧症状的椎管狭窄患者仅行单侧椎管减压，仅有4%的患者在随访中出现对侧症状，故多数学者认为减压应以症状侧局部为主，对侧少动甚至不动为好。

对于确诊为中央管狭窄症患者，应行广泛的狭窄椎管减压术，采用全椎板切除或双侧减压术式。术中尽量保护好硬膜外脂肪囊，在充分止血、冲洗的基础上，适当采用生物防粘剂（如玻璃酸钠胶体）曲安奈德或自体脂肪瓣覆盖等措施，以减轻、减少术后严重粘连，增加远期疗效。

（2）植骨融合、内固定术：腰椎管狭窄的减压治疗是一个疗效满意的手术，可提高伤残患者的生活质量。但减压后是否行融合术，一直存在争论。

目前，我们认为单侧椎板减压、双侧减压小关节破坏小于50%者，可不应用内固定；广泛后路减压仅行椎间或横突间植骨疗效不可靠；减压+植骨融合+器械固定术适用于以下情况：小关节切除过多，伴有退行性椎体滑脱、脊柱不稳、侧凸或后凸；同一平面复发性椎管狭窄。减压+植骨融合+器械固定术的优点是提高植骨融合率、恢复椎间隙高度、矫正畸形、即刻稳定脊柱；缺点是增加了手术难度和损伤以及内固定的并发症，以及患者的经济负担。

（3）疗效评价：因腰椎管狭窄症病因病理及治疗的复杂性，使得手术疗效相当不同。一般认为腰椎管狭窄症手术的优良率为60%～80%不等，而不满意率达35%～45%。疗效不佳的原因有：①减压不充分导致术后无效或早期复发。因术者担心切除过多会导致医源性不稳而使减压范围过小、减压区错误或遗漏；②硬膜外术后瘢痕形成；③术后椎间盘突出复发等。有文献报告术后高达31%～42%的病例遗有腰痛、腰部酸胀、腰部乏力、下坠感等症状，均是因为显露不充分，减压不彻底所致。因此，要保证良好的术后效果，不仅要术中细致操作，减压彻底，术后密切观察治疗，避免椎间隙感染、硬膜外血肿等并发症，而且要加强术后康复锻炼。

（三）"立体微创"治疗

老年腰椎退行性改变（DLSS），病理改变复杂，致使临床症状多样、顽固。一般药物及保守治疗效果多不尽满意。传统上，经后路椎板切除或开窗减压术仍然是临床运用最多的术式，中远期疗效优良率达80%左右。但开放性手术易导致医源性腰椎节段不稳，常需辅以后路腰椎融合术。腰椎后路融合内固定术虽然能够缓解患者的疼痛症状，但也会使固定节段丧失其原有的活动度，而且会增加相邻节段椎体前屈和后伸方向上的活动范围，从而加速了相邻节段的退变。更需关注的是，临床上DLSS患者年龄偏大、系统并发症多，常不能耐受开放性手术治疗。

脊柱微创手术对脊柱结构和椎旁肌肉软组织破坏小，术后很少发生因为手术创伤导致的腰背部疼痛，术后恢复快，特别有利于老年腰椎疾患的治疗与康复。针刀松解椎间孔区联合药物局部注射治疗，为临床常用针刀医学技术，对于老年DLSS患者也具有一定的临床疗效。通过针刀于下位椎体上关节突外侧、横突上缘根部行针刀刺入，于椎间孔外口、神经根周围做小心提插式切割，可有效松解经椎间孔走行的同节段神经根。同时，在神经根周围注射少量激素及营养神经药物，可减轻神经根炎性反应，缓解疼痛不适症状。但是，针对复杂性DLSS，单一微创治疗技术疗效常不尽如人意，诸如适应证窄、减压不彻底、维持时间短、症状易复发等。"立体微创"采用了综合、整体治疗理念，联合应用各项微创技术，针对脊柱前、中、后柱及椎管外不同部位病理改变，综合应用中西医不同治疗手段，以最小的创伤为代价缓解或消除DLSS患者的临床症状，可有效提高腰椎退行性疾病患者的生活质量。

射频联合臭氧消融椎间盘、椎间孔区射频联合臭氧调治神经根、腰神经后内侧支热凝松解及椎管外病变针刀减压松解术均为相对成熟的脊柱微创手术技术，临床应用广泛。利用神经专用射频仪在CT或C形臂直视监护下，直接将椎间盘突出部分的髓核通过靶点热凝原理使其变性、凝固，收缩减少体积，理论上可解除压迫并修复髓核和纤维环，从根本上治疗椎间盘对神经组织的压迫。臭氧本身具有极强的氧化性能、抗炎和镇痛作用，注入突出的椎间盘髓核组织，可充分氧化分解髓核组织内的蛋白多糖等大分子聚合物，使髓核体积缩小，可降低椎间盘内压力，消除对神经根的压迫产生的疼痛和无菌性炎症。在行椎间孔区射频治疗时，射频针进入预定部位，行常规运动及感觉测试，确定接触到神经根主干，即可行脉冲调治；随后，微调进针方向，于神经根周围行热凝治疗，使得周围致压组织皱缩，神经根得以减压。腰神经后支热凝或松解，直接作用于神经及其周围组织，可有效缓解椎小关节退变所致腰神经后支的卡压症状。

应用针刀在腰臀部进行切割、松解骶棘肌、棘间韧带、关节囊、黄韧带、横突间肌、横突间韧带、臀部肌肉等病变软组织，直接或间接起到对椎管、神经根管的减压的作用，达到"以松治痛"的效果；同时针刀具有中医学"疏通经络"的治疗目的，从而达到"通则不痛"。研究显示，针刀治疗的作用机制主要有以下3点：①针刀松解法能有效改善脊柱关节退变和慢性软组织损伤病灶局部的组织形态学表现，促进病变组织的修复，从而改善功能；②能够降低局部组织的炎症因子，具有明显的抑制炎症作用，因而可以减轻疼痛和改善功能；③具有较强的镇痛作用，能够对人体各级中枢神经系统的疼痛相关神经递质进行调节，明显提高痛阈和耐痛阈，减轻疼痛症状。因而，中西医结合、多种微创治疗手段的联合应用，确实起到了"1+1＞2"的效果。

应用针刀行黄韧带有限切开松解，该技术常为临床医师所不了解或诟病。实际上，对于经验丰富的脊柱微创外科或针刀医师来说，该技术是切实可行、安全可靠的。行黄韧带松解术时，先于硬膜外腔注入生理盐水，将硬脊膜推向中线，此为进一步确保针刀松解操作的安全性，控制进针深度不超过5 mm，松解减压时针刀并不进入椎管内。术中患者局部麻醉，在针刀行进过程中可引起神经刺激等异感，及时调整方向不会对神经造成损伤。应用针刀松解黄韧带主要是在其止点（下位椎板上缘）进行有限切割，紧贴骨面操作确保了手术安全性，但很难，也无必要将黄韧带完全切断，因此，不存在黄韧带回缩或加重对神经根压迫等问题。黄韧带、盘黄韧带、膜性纤维隔，脂肪组织的机化、粘连是神经根在椎间孔卡压的主要病理改变，开放性手术在摘除髓核、切除黄韧带的同时强调神经根管的清理减压，实际上也是对神经根管粘连软组织的松解，为针刀潜行松解减压提供了思路。应用针刀沿关节突内、外侧缘，于下位椎板后方黄韧带止点及神经根管出口处的盘黄韧带、膜性纤维隔、变性脂肪组织、横突间韧带做潜行提插式切割松解减压，可有效松解粘连的神经根。

对脊柱前、中、后柱及椎管外不同病变部位采用个体化、综合治疗手段，针对DLSS的"立体微创"治疗起到了精准、精致、精巧的治疗效果，短期随访疗效肯定，在一定程度上克服了腰椎退变疾病的微创治疗难点，拓宽了脊柱微创手术的临床适应证。

但不可回避的是，临床随访中患者会出现腰腿疼痛复发的问题。笔者认为，首先应深入分析病情变化，仔细辨别是原症状复发，抑或是腰椎其他部位退行性病理改变所致。另外，腰椎微创手术优势在于疗效明显、创伤小，不会对后续治疗产生影响。对于高龄、超高龄患者，"立体微创"治疗技术安全、"绿色"，可以在较长的一段时间内维持临床疗效，有效改善患者生活质量，延长患者的预期寿命。再者，如全身状况许可，即便术后腰腿痛症状复发，仍可根据临床查体及影像学检查，分析、确认责任节段及靶点，在安全系数大、痛苦指数小的前提下再次选择"立体微创"治疗，最大限度地降低DLSS所致的老年并发症的发生率。

❶ 手术方案的制定

主要包括射频联合臭氧消融椎间盘减压、椎间孔区腰神经根脉冲刺激或射频热凝松解联合臭氧消炎减压、腰神经后支射频热凝或针刀松解、可视化针刀行椎管外及神经根管出口黄韧带有限切开松解及椎管外软组织针刀减压松解术。根据患者的具体情况，从上述方法中选择适宜的治疗手段，制定个性化的方案，一期完成主要治疗。术后3~5天评估临床疗效，针对残留症状，继续应用针刀行椎管外软组织松解术1~2次。

❷ 术中定点

在CT或C形臂引导下定点，患者采取俯卧位或侧卧位，腹下或腰下垫软枕，充分暴露腰部治疗范围，选定治疗部位，做好定点标记。腰椎中线旁开7~9 cm椎间盘水平附近为常规穿刺点，根据椎间孔区、椎间盘靶点具体调整穿刺部位及穿刺方向，根据术中显影确定椎管正中部位黄韧带切开穿刺点，横突根部上缘与关节突交界区投影为腰神经后支松解或热凝、椎间孔区黄韧带松解穿刺点，横突尖端投影为椎管外软组织松解穿刺点。

❸ 操作技术

指射频热凝、臭氧消融主要治疗参数及应用针刀行软组织松解技术。到达预定治疗点后，须行CT扫描或C形臂正侧位透视，确定位置。射频治疗前常规行感觉（50 Hz、1 V）、运动（2 Hz、0.5 V）电生理检测，通常患者会出现与平时症状相吻合的疼痛感，脉冲治疗为42℃ 300秒，神经根周围射频热凝治疗为60℃、65℃、70℃各60秒（监测下肢运动感觉情况，可随时调整射频参数或停止治疗），椎间盘射频热凝治疗为70℃、75℃、85℃各60

秒。术中应用臭氧椎间盘内浓度为50 μ/mL、量为2～7 mL，椎间孔区为30 μ/mL、量为 5～10 mL。腰神经后支射频治疗前，先给予50 Hz感觉功能及2 Hz运动功能测定，患者无腰骶部及下肢肌肉运动异常，确定靶神经在热凝范围内，依次在75 ℃、80 ℃、85 ℃进行射频治疗。

应用针刀行黄韧带有限切开松解术时，先用7号腰麻针穿刺进入硬膜外腔；注入生理盐水5～10 mL，将硬脊膜推向中线。然后，用3号针刀紧贴关节突内下方向控制针体缓慢进针，达下位椎板上缘，切割椎板黄韧带止点及关节囊黄韧带融合连接部。应用针刀行椎管外软组织减压松解术时，主要是针对腰骶部棘间、棘突旁、横突尖端及臀部软组织病变，达骨面后稍提起，行纵行切割、横行剥离，然后横转刀口，松解部分肌纤维。

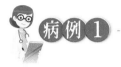

颈椎病

一、病例介绍

患者，男性，60岁。

主诉：左上肢麻木10年余伴走路不稳1年。

现病史：患者10年前无明显诱因出现左上肢麻木，伴间断左肩部疼痛，予膏药等保守治疗后可缓解，未予特殊诊治。1年前患者逐渐出现走路不稳，自觉双腿发沉，易打软，伴行走踩棉花感。患者左上肢麻木症状亦逐渐加重，主要为前臂尺侧及尺侧三指。3个月前患者就诊于当地医院，查颈椎核磁提示$C_{2\sim7}$椎间盘变性伴突出，$C_{3\sim7}$椎间盘水平相应椎管狭窄。现为进一步诊疗收住我院。

既往史：糖尿病3年余，有磺胺类药物过敏史。

个人史：无特殊。

二、检查

（一）专科查体

患者走路不稳，痉挛步态。颈部无畸形，叩痛（+）。左手肌肉无明显萎缩，关节活动无明显受限。左前臂及左手尺侧伴皮肤感觉减退。左侧肱二头肌、肱三头肌、三角肌肌力4+级，指屈肌肌力3级。压颈试验阴性，上肢牵拉试验阴性。双下肢肌力、皮肤感觉无明显减退。左侧肱二头肌腱反射（+），肱三头肌腱反射（+），双侧膝腱反射、跟腱反射亢进，双侧Hoffmann征（+），双侧Babinski征（+）。

（二）辅助检查

入院后行颈椎间盘CT检查提示：颈椎曲度变直，$C_{2\sim7}$椎体缘骨质增生变尖，部分趋于骨桥形成，C_4、C_5、C_6椎体后缘后纵韧带增生骨化，以C_5椎体为著，对应水平椎管狭窄，伴脊髓受压。$C_{3\sim4}$、$C_{4\sim5}$、$C_{5\sim6}$、$C_{6\sim7}$椎间隙变窄。$C_{5\sim6}$、$C_{6\sim7}$双侧钩椎关节骨质增生。$C_{2\sim3}$、$C_{3\sim4}$、$C_{4\sim5}$、$C_{5\sim6}$、$C_{6\sim7}$椎间盘向后方突出，相应层面硬膜囊前缘受压。

相关影像学检查见图7-1至图7-6。

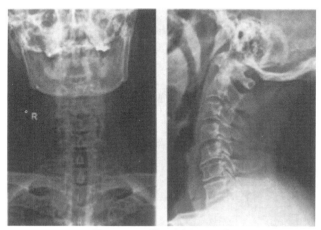

图7-1　颈椎正侧位X线片

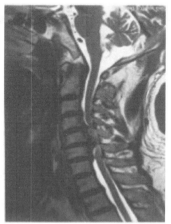

图7-2　颈椎MRI T_2相矢状位

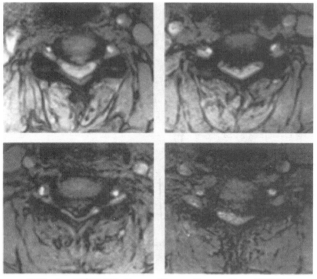

图7-3　颈椎MRI $C_{3\sim4}$、$C_{4\sim5}$、$C_{5\sim6}$、$C_{6\sim7}$横截面

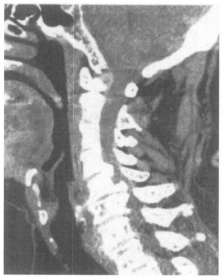

图7-4　颈椎间盘CT矢状位

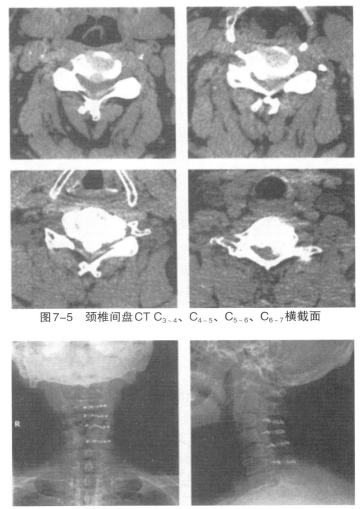

图7-5　颈椎间盘CT $C_{3\sim4}$、$C_{4\sim5}$、$C_{5\sim6}$、$C_{6\sim7}$横截面

图7-6　颈椎术后正侧位X线片

三、诊断

脊髓型颈椎病，颈椎后纵韧带骨化（C_4、C_5、C_6），颈椎间盘突出，颈椎退行性变。

四、治疗

完善术前检查及准备，未见手术禁忌，于全身麻醉下行颈椎后路单开门椎管成形术（$C_{3\sim6}$）。术后第1天戴颈托下地活动，术后前3天分别给予患者甲强龙120 mg、80 mg、40 mg以减轻脊髓水肿。术后恢复良好，复查颈椎X线片无明显异常。院外佩戴颈托1个月，并坚持康复锻炼。

五、术后随访

术后随访1年，患者症状恢复良好，JOA评分明显改善。

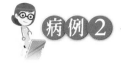

腰椎滑脱

一、病例介绍

患者，女，48岁。

主诉：下腰痛10年，加重伴左下肢疼痛、麻木1年。

现病史：患者10年前无明显诱因出现下腰部疼痛，未予以治疗，1年前出现下腰部疼痛，活动受限加重伴左下肢疼痛、麻木，于当地医院保守治疗后未好转收入我院治疗。

二、检查

（一）专科查体

下腰部疼痛，腰椎压痛、叩击痛阳性，前屈活动受限，左侧大腿后外侧疼痛，足背部麻木，右下肢感觉正常，双下肢肌力无明显异常，双侧Babinski征阴性，双侧直腿抬高试验阴性。ODI评分：51.1分。JOA评分：7分。VAS评分：腰部7分，左下肢3分。

（二）影像学检查

腰椎正侧位及前屈后伸位X线：椎体轻度前滑脱，腰椎前屈受限。（图7-7、图7-8）腰椎椎体3D-CT：L$_4$椎体轻度前滑脱，腰椎前屈受限及L$_4$右侧椎弓根峡部裂。（图7-9）

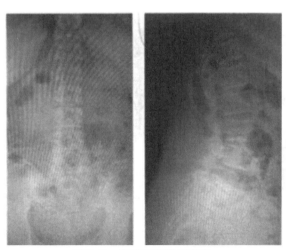

图7-7 腰椎正侧位X线片

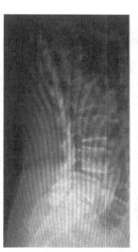
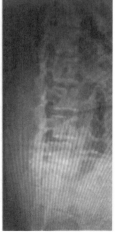

图7-8 腰椎前屈后伸位X线片

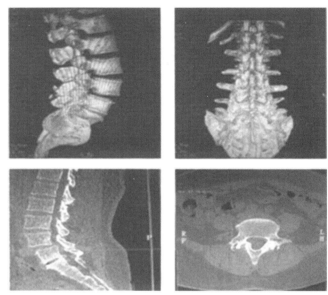

图7-9　腰椎椎体3D-CT

三、诊断

腰椎前滑脱（L_4）。

四、治疗

入院后积极完善术前检查，全麻下行腰椎后路L_4椎体滑脱复位及椎管减压椎间植骨融合内固定术。术中于L_4、L_5双侧置入椎弓根钉，切除L_4左侧椎板，L_4、L_5间盘植入椎间融合器后上棒矫正L_4前滑脱，于关节突外侧植骨。术中拍片见内固定位置良好，滑脱矫正良好。术后予以激素、甘露醇止痛、消炎，对症治疗3天。

五、术后随访

患者术后第3天拔除引流后佩戴护具下地活动。复查腰椎正侧位X线片示：内固定位置良好，滑脱复位良好。（图7-10）腰部疼痛较术前缓解。ODI评分：22.9分。JOA评分：11分。VAS评分：腰部1分，左下肢0分。患者于术后第5天出院。术后3个月随访，患者腰腿部症状均恢复，并已基本恢复生活劳动功能。

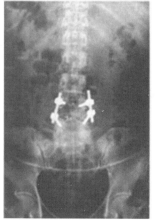
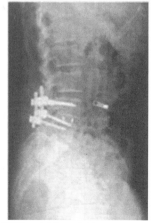

图7-10　术后复查腰椎正侧位X线片

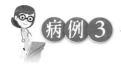

腰椎滑脱症、峡部裂

一、病例介绍

患者，中年女性。

主诉：腰痛3月余，加重1个月。

现病史：患者3个月前有明显诱因出现腰痛，卧床休息后逐渐缓解，当时未予重视，此后逐渐出现腰部疼痛加重，久坐、站立行走后明显，休息后好转，口服止痛药、针灸、推拿、外用膏药等治疗后症状可有好转。近1个月来劳累后出现腰背痛加重，腰部活动受限，伴有腰骶部酸胀感，久坐久站后可出现右侧大腿、小腿后外侧的麻木感。就诊于我院门诊，行腰椎MRI检查，提示腰椎滑脱。为进一步治疗入院。

既往史：10年前因外伤导致右掌韧带断裂，行韧带重建术，术后右手功能正常。

个人史：无特殊。

二、检查

（一）专科查体

脊柱生理曲度大致正常，脊柱前屈、后伸及左右旋转功能无明显受限，各棘突椎旁压痛不明显，无叩痛，痛觉正常，肌力及反射正常，肌张力正常。双侧Eaton试验阴性，双侧压颈试验阴性，双下肢直腿抬高试验阴性，加强试验阴性，双下肢骨神经牵拉试验阴性。双侧膝髋关节活动度良好，未见明显异常。双侧足背动脉搏动良好。

（二）辅助检查

腰椎正侧位X线片：L_5椎体向前滑脱Ⅱ度，L_5椎弓峡部裂。腰椎双斜位提示L_5双侧峡部裂。（图7-11）

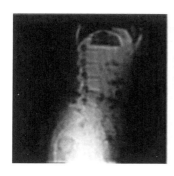
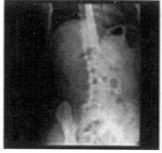
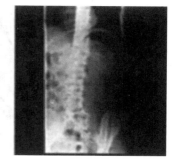

图7-11 腰椎X线片

腰椎CT平扫：L_5椎体前缘向前滑脱（Ⅱ度），L_5双侧椎弓峡部裂，椎间孔狭窄，$L_5 \sim S_1$双侧神经根受压。$L_{4\sim5}$、$L_5 \sim S_1$椎间盘膨出。（图7-12）

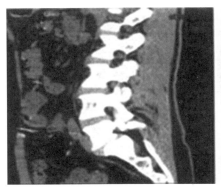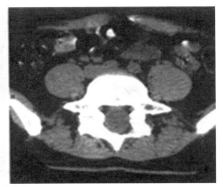

图7-12 腰椎CT

三、诊断

L₅双侧椎弓峡部裂，腰椎滑脱（L₅，Ⅱ度）。

四、治疗

入院完善常规术前准备，排除手术禁忌后，在全身麻醉下行L₅～S₁经椎间孔腰椎椎间融合术（transforaminal lumbar interbody fusion，TLIF），术中探查发现L₅双侧峡部裂，椎板及棘突浮动，椎体明显前滑，L₅上关节突发育狭小。手术过程顺利，出血少。患者术后恢复良好，术后第6天顺利出院。

五、术后随访

术后半年电话随访，患者术后恢复良好，恢复正常生活，无特殊不适。

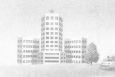

第八章

骨关节脱位

第一节　肩关节脱位

　　肩关节由肩胛骨的关节盂和肱骨头构成，属球窝关节。关节盂周缘有纤维软骨环构成的盂缘附着，加深了关节窝。肱骨头的关节面较大，关节盂的面积仅为关节头的1/3或1/4，因此，肱骨头的运动幅度较大。关节囊薄而松弛，下壁尤甚，附着于关节盂的周缘，上方将盂上结节包于囊内，下方附着于肱骨的解剖颈。关节囊的滑膜层包被肱二头肌长头腱，并随同该肌腱一起突出于纤维层外，位于结节间沟内，形成肱二头肌长头腱腱鞘。肩关节周围的韧带少且弱，在肩关节的上方有喙肱韧带连接于喙突与肱骨头大结节之间。盂肱韧带自关节盂周缘连接于肱骨小结节及解剖颈的下方。

　　因为肱骨头较大，呈球形，关节盂浅而小，仅包绕肱骨头的1/3，关节囊薄而松弛，所以肩关节是人体运动范围最大而又最灵活的关节，可作屈、伸、收、展、旋转及环转运动。肩关节周围有大量肌肉通过，这些肌肉对维护肩关节的稳固性有重要意义。但关节的前下方肌肉较少，关节囊又最松弛，所以是关节稳固性最差的薄弱点。因为肩关节的上方有肩峰、喙突及连于其间的喙肩韧带，可以防止肱骨头向上脱位。肩关节的前、后、上部都有肌肉、肌腱与关节囊纤维层愈合，增强了其牢固性。而只有关节囊的前下部没有肌肉、肌腱的增强，这是肩关节的一个薄弱区。

　　参与肩关节活动的肌肉有三角肌、胸大肌、冈上肌、冈下肌、肩胛下肌、小圆肌、大圆肌、肱二头肌、肱三头肌、背阔肌、前锯肌、胸小肌、斜方肌、肩胛提肌、菱形肌、锁骨下肌等。三角肌起自锁骨外1/3、肩峰和肩胛冈，止于肱骨三角肌粗隆。使肩关节外展、前屈和后伸，由腋神经支配，前缘在锁骨中点和肱骨干外缘中点连线上，头静脉和喙突也在此连线上。胸大肌起自锁骨内侧半、胸骨和第1～6肋软骨，止于肩胛骨喙突，使肱骨内收、旋内和前屈，由胸内、外侧神经支配。冈上肌起自冈上窝，止于大结节上部，使肩关节外展，由肩胛上神经支配。冈下肌起自冈下窝，止于大结节中部，使肩关节内收和外旋，由肩胛上神经支配。肩胛下肌起自肩胛骨前面，止于肱骨小结节，使肩关节内收、内旋和后伸，由肩胛下神经支配。小圆肌起自冈下窝下部，止于大结节下部，使肩关节内收和外旋，由腋神经支配。大圆肌起自肩胛下角背面，止于肱骨小结节嵴，使肩关节内收、内旋和后伸，由肩胛下神经支配。肱二头肌起自肩胛骨盂上粗隆和喙突，止于桡骨粗隆，有屈肘和前臂旋后的作用，由肌皮神经支配。肱三头肌起自肩胛骨盂下粗隆和肱骨后面，止于尺骨鹰嘴，有伸肘的作用，由桡神经支配。胸小肌起自第3～5肋，止于肩胛骨喙突，有拉肩胛骨向前下的作用，由胸内、外侧神经支配。前锯肌起自上8个肋骨外面，止于肩胛骨内侧缘，有将肩胛骨固定于胸廓的作用，由胸长神经支配。锁骨下肌起自第1肋软骨上面，止于锁骨肩峰端，有拉锁骨向内下的作用，由锁骨下神经支配。斜方肌起自枕外隆突、上项线及全部胸椎棘突，止于锁骨外1/3、肩峰及肩胛冈，有提肩、降肩或拉肩胛骨向内的作用，由副神经和颈丛肌支（$C_{2\sim4}$）支配。背阔肌起自下6个胸椎及全部腰椎棘突和髂嵴后部，止于肱骨小结节嵴，有使肱骨内收、内旋和后伸的作用，由胸背神经（$C_{6\sim8}$）支配。肩胛提肌起自上4个颈椎横突，止于肩胛内侧角，有上提肩胛骨的作用，由肩胛背神经（$C_{3\sim5}$）支配。菱形肌起自下2个颈椎及上4个胸椎棘突，止于肩胛骨内侧缘，有牵肩胛骨向内上的作用，由肩胛背神经（$C_{4\sim5}$）支配。

韧带有盂肱韧带、喙肱韧带、喙肩韧带、肩锁韧带、喙锁韧带、肋锁韧带、胸锁韧带、锁骨间韧带等。

肩袖又叫旋转袖，是包绕在肱骨头周围的一组肌腱复合体。肱骨头的前方为肩胛下肌腱，上方为冈上肌腱，后方为冈下肌腱和小圆肌腱。这些肌腱的运动导致肩关节旋内、旋外和上举活动，但更重要的是，这些肌腱将肱骨头稳定于肩胛盂上，对维持肩关节的稳定和肩关节活动起着极其重要的作用。

肩峰下滑囊又名三角肌下滑囊，分为肩峰下部分和三角肌下部分，两部分之间相互连通，这两部分滑囊间有中隔阻挡。肩峰下滑囊位于肩峰和喙肩穹隆下，滑囊将肱骨头与三角肌及肩峰喙肩穹隆分开，并位于肩袖上部，保护肩袖。肩峰下关节的主要结构是肩峰下滑囊，肩峰下关节又称第二肩关节，肩关节的任何活动都要涉及这一关节，但这一关节的活动发生在肩峰下结构与肱骨头之间，与盂肱关节即所谓的狭义肩关节不同，这两个关节间由肩袖组织和肩峰下滑囊壁相隔，正常情况下不会互相连通。当肩袖发生撕裂时，肩峰下滑囊与肩关节相通。

肩关节是人体中最复杂的关节，其组成结构极其复杂，活动范围远远超过其他任何关节，上肢的活动范围超过半球，因而不能简单沿用描述其他关节的方法描述肩关节活动。肩关节最大的活动为上举，肩关节上举是指上肢离开体侧的活动，经常涉及的上举情况有前屈、外展、肩胛骨平面上举，正常人这些方向的上举接近甚至超过180°，肩关节向后上举可达到60°。上肢在外展90°位，水平向前即水平内收，正常约135°，向后即水平伸展，正常约45°。肩关节的旋转幅度因上臂所处位置而异，上肢冠状面外展90°位，上肢的内、外旋正常均可达90°左右。除此之外，肩关节的活动还包括向前过伸、向上耸肩等特殊的运动。肩关节之所以能完成如此大幅度的活动，是因为：①盂肱关节的骨性限制很小，其周围的软组织柔韧性很好，因此可提供更大的自由活动度；②盂肱、肩锁、胸锁和肩胸等各个关节中，每一个都能增添肩关节的活动，其总和大于任何单一关节的活动。上述各个肩部关节的协同作用，不仅能提供足够的日常功能需求，而且即使在进行投掷标枪或吊环表演等大大超过日常活动要求的运动时，也能应付自如。当肩关节中的一个或一个以上关节功能受限时，其他关节可以产生显著的代偿性活动。如单纯进行盂肱关节固定术后的患者，仍能用患肢接触脸、口、背等部位。

二、病理

　　肩关节前脱位后的病理变化，主要为肩关节囊的破裂和肱骨头的移位，也有盂唇处破裂不易愈合，可为习惯性脱位的原因。因肱骨头由胸大肌的作用发生内旋；又因肩关节囊及其周围的韧带及肌肉的作用，从而使肱骨头紧紧抵卡于肩胛盂或喙突的前下方，严重者可抵达锁骨下方，使肱骨呈外展内旋及前屈位弹性畸形固定，丧失肩关节的各种活动功能。

三、临床表现

（一）外伤性肩关节前脱位

　　均有明显的外伤史，肩部疼痛、肿胀和功能障碍，伤肢呈弹性固定于轻度外展内旋位，肘屈曲，用健侧手托住患侧前臂。外观呈"方肩"畸形，肩峰明显突出，肩峰下空虚。在腋下、喙突下或锁骨下可摸到肱骨头。伤肢轻度外展，不能贴紧胸壁，如肘部贴于胸前时，手掌不能同时接触对侧肩部（Dugas征，即搭肩试验阳性）。上臂外侧贴放一直尺，可同时接触到肩峰与肱骨外上髁（直尺试验）。X线检查可明确脱位类型和确定有无骨折情况。应注意检查有无并发症，肩关节有脱位病例30%～40%合并大结节骨折，也可发生肱骨外科颈骨折，或肱骨头压缩骨折，有时合并关节囊或肩胛盂缘自前面附着处撕脱，愈合不佳可引起习惯性脱位。肱二头肌长头肌腱可向后滑脱，造成关节复位障碍。腋神经或臂丛神经内侧束可被肱骨头压迫或牵拉，引起神经功能障碍，也可以损伤腋动脉。

（二）肩关节后脱位

　　临床症状不如前脱位明显，主要表现为喙突明显突出，肩前部塌陷扁平，在肩胛下部可以摸到突出肱骨头。上臂略呈外展及明显内旋的姿势，肩部头脚位X线平片可明确显示肱骨头向后脱位。

四、诊断

　　由于普通肩前后位X线平片易于漏诊肩关节后脱位，因此，目前建议对肩部骨折脱位采用创伤系列X线平片投照，即肩胛面正位、肩胛侧位和腋位。必要时行CT检查，可清楚显示盂肱关节脱位的方向以及合并的骨折。

五、治疗

（一）前脱位

除急性肩关节前脱位时由于大结节骨折片和肱二头肌长头导致无法复位外，无并发损伤的肩关节脱位很少需要手术复位。

1 非手术治疗

（1）手法复位：脱位后应尽快复位，选择适当麻醉（臂丛麻醉或全麻），使肌肉松弛并使复位在无痛下进行。老年人或肌力弱者也可在止痛剂（如75~100 mg哌替啶）下进行。习惯性脱位可不用麻醉。复位手法要轻柔，禁用粗暴手法以免发生骨折或损伤神经等附加损伤。常用复位手法有3种：

1）足蹬法（Hippocrates法）：患者仰卧，术者位于患侧，双手握住患肢腕部，足跟置于患侧腋窝，两手用稳定持续的力量牵引，牵引中足跟向外推挤肱骨头，同时旋转，内收上臂即可复位。复位时可听到响声。

2）科氏法（Kocher法）：此法在肌肉松弛下进行容易成功，切勿用力过猛，防止肱骨颈受到过大的扭转力而发生骨折。手法步骤：一手握腕部，屈肘到90°，使肱二头肌松弛，另一手握肘部，持续牵引，轻度外展，逐渐将上臂外旋，然后内收使肘部沿胸壁近中线，再内旋上臂，此时即可复位，并可听到响声。

3）牵引推拿法：伤员仰卧，第一助手用布单套住胸廓向健侧牵拉，第二助手用布单通过腋下套住患肢向外上方牵拉，第三助手握住患肢手腕向下牵引并外旋内收，三方面同时徐徐持续牵引。术者用手在腋下将肱骨头向外推送还纳复位。二人也可做牵引复位。

复位后肩部即恢复钝圆丰满的正常外形，腋窝、喙突下或锁骨下再摸不到脱位的肱骨头，搭肩试验变为阴性，X线检查肱骨头在正常位置上。如合并肱骨大结节撕脱骨折，因骨折片与肱骨干间多有骨膜相连，在多数情况下，肩关节脱位复位后撕脱的大结节骨片也随之复位。

（2）复位后处理：肩关节前脱位复位后应将患肢保持在内收内旋位置，腋部放棉垫，再用三角巾、绷带或石膏固定于胸前。3周后开始逐渐作肩部摆动和旋转活动，但要防止过度外展、外旋，以防再脱位。

2 手术治疗

肩关节新鲜脱位合并肱骨颈、干骨折，或肩盂骨折块嵌入关节内，或肱二头肌长头嵌于关节间，或合并血管、神经损伤者，应行切开复位术。儿童及青年人的陈旧性脱位，亦应行切开复位；而对中年以上的陈旧性脱位，如已有关节软骨变性，则应根据职业和年龄在切开复位术的同时，选用关节融合术或人工关节置换术。反之，中年以上的陈旧性脱位，如无症状，又有一定的活动度，可不做任何手术。

（1）手术步骤如下。

1）体位：消毒时，患者取侧卧位，伤肩向上，消毒灭菌和铺巾后，使患者取仰卧，伤肩垫高30°位。

2）切口和显露：按肩关节前内侧显露途径（见肩关节前内侧显露途径）切开皮肤、皮下组织后，分开三角肌和胸大肌间隙，在锁骨下及肩峰下0.5 cm处切断三角肌，外翻肌瓣，拉开胸大肌，即可显露被一层纤维组织包裹的肱骨头，轻柔转动上肢时手指可触及肱骨头及其活动。切断部分胸大肌附着部，并于喙突下0.5 cm处切断喙肱肌和肱二头肌短头的肌腱，将之下翻。切断时应注意勿损伤自喙突下经过的腋动、静脉及臂丛神经。然后，扪清肱骨小结节，并将肱骨外旋，找出肩胛下肌附着部，将之切断，显露肩关节的前面。

3）清理肩盂：如为新鲜脱位，关节囊的破口多在肩盂的前方和下方，沿破口切开关节囊，即可清除盂内的血块、碎骨片等。如为陈旧性脱位，则沿肱二头肌长头向上追溯到关节囊，在肩盂的内侧切开关节囊，清除关节内的瘢痕组织，并查清软骨和盂唇损伤情况，修改手术设计。清除瘢痕组织时，应尽量保留关节囊。

4）松解肱骨头：扪清肱骨头后，紧贴肱骨头切开粘连，切除覆盖肱骨头的纤维组织及影响肱骨头复位的瘢痕组织，并轻轻反复旋转肱骨，充分松解肱骨上端。肱骨大结节的骨折片常位于肱骨头的外侧，或卡在肩盂附近，可用骨膜剥离器撬开，用巾钳夹住，连同附于其上的外旋肌一起翻向外，上侧。

5）复位、内固定：清除瘢痕组织后，拉开肱二头肌长头肌腱a牵引臂部，并使之外展、内收和内旋，同时用手向肩盂推压肱骨头，使之复位。复位后，应轻柔地将肩关节作各方向的被动活动，直至达到正常范围为止，同时观察已复位的肱骨头是否容易脱出。如果肱骨大结节的骨折块较大，复位后可用一枚螺钉固定；反之，如骨折块较小，用螺钉固定可能造成劈裂，则可用克氏针贯穿固定，或用丝线缝合骨折块周围的软组织进行固定。如果复位后被动活动肩关节时，肱骨头容易脱位，则应行内固定。此时一名助手可维持伤肩呈外展45°、前屈20°，术者用2枚克氏针交叉固定肩峰与肱骨大结节。残端弯成钩状，留于皮下，术后2周拔出。

6）缝合：破裂的关节囊应尽量缝合，切断的肩胛下F肌肌腱应重新缝合，以加强前壁，防止复发。然后缝合喙肱肌及肱二头肌短头、三角肌及皮肤。

（2）术中注意事项：①陈旧性关节脱位由于粘连和瘢痕组织的形成，使解剖关系改变，层次不清。切除瘢痕时可能伤及血管和神经。因此，切断喙肱肌时应在喙突下1 cm以内；剥离关节组成骨时，应紧贴骨面进行。②关节脱位后，由于失用，关节组成骨都有一定程度的疏松脱钙。术中复位时忌用暴力，以防病理性骨折。③缝合时，关节囊及肩胛下肌肌腱应尽可能地修复，恢复原来的解剖关系，以防引起复发性肩关节脱位。④肩关节脱位并发肱骨外科颈骨折切开复位时，应切开关节囊，在直视下进行复位较为容易，且不易引起血管、神经的损伤。

（3）术后处理：①术后用外展支架固定，使伤肩呈外展45°、前屈20°、外旋25°；②患者半卧位，睡觉时应垫好外展支架，不使发生旋转而再脱位；③术后2周，拆线并拔出克氏针。继续用外展支架固定，白日可解除绷带，锻炼关节功能；晚上仍用绷带固定。如此持续2～3个月。

（二）陈旧性肩关节脱位

陈旧性未复位的肩关节脱位常见于50岁以上的患者，症状一般为疼痛和活动受限。这种陈旧性脱位大多数为创伤性脱位，但常常由一次较小的创伤引起，其原因是患者年龄的增加以及盂肱关节周围软组织（如肩袖和肩胛下肌腱）的薄弱和退变。较年轻患者的未复位肩关节脱位常由于酗酒、癫痫发作或多发性创伤引起，这样的脱位一半以上伴有关节盂、肱骨结节或肱骨其他部位的骨折，1/3以上的患者可伴有神经损伤。主要的临床表现为运动障碍：陈旧性前脱位时外展和内旋受限；陈旧性后脱位时外展和外旋受限。

肩关节脱位后超过3周尚未复位者，为陈旧性脱位。关黄腔内充满瘢痕组织，与周围组织粘连，周围的肌肉发生挛缩，合并骨折者形成骨痂或畸形愈合，这些病理改变都阻碍肱骨头复位。纤维变性也可包括其他的结构，如腋动脉和腋神经，因此正常解剖关系经常被严重扰乱。内维阿塞（Neviaser）描述了一种关节囊的"弓弦"现象：关节囊本身粘连在关节盂陷窝内，从而阻止闭合复位。

骨结构的病理改变同样明显。在慢性前脱位时，肱骨头后外侧撞击关节盂前缘并发生压缩性骨折，由于患者反复努力要恢复盂肱关节的正常活动，因此这种损伤比常见的习惯性肩关节前脱位引起的希尔—萨克斯损伤（Hill-Sachs lesion)更严重。关节盂相应的边缘也会有压缩性骨折，或者有时会与关节囊一起形成假关节。在慢性后脱位时，骨质的损伤与习惯性前脱位引起的Hill-Sachs损伤相似，这是肱骨头前内侧撞击关节盂后缘所致的一种压缩性骨折。由于患者不断地试图增加受累关节的活动范围，所以这些损害一般也比较大。

治疗陈旧性未复位的肩关节脱位治疗方法有：不治疗、闭合复位、切开复位、半关节置换术，以及全肩关节置换。不是所有的陈旧性未复位的肩关节脱位都需要治疗。有些患者，尽管有运动受限及轻度不适，但上肢功能仍存在；同样，如果患者活动量小，有较大的风险，治疗上也不予进一步处理。

1 闭合复位

对于肱骨头关节面压迫性缺损超过20%或者脱位时间超过4周的肩关节脱位（因为这时软组织挛缩、关节盂内的纤维组织和收缩的肩袖肌肉通常会阻碍闭合复位的成功），通常不考虑闭合复位。如果尝试闭合复位，应当在全麻后肌肉放松的情况下，不能用杠杆力量，需轻轻牵引。对有动脉血管疾病的老年患者，有腋动脉撕裂的可能。一旦复位成功，肩关节要制动6周。对肩关节后脱位，应固定在身体轴线的后方；而对肩关节前脱位，上肢应固定在身体轴线的前方。

2 切开复位

切开复位的困难有两种。①因纤维化、肌肉短缩、挛缩、关节囊跨越关节盂的弓弦征、肱骨头撞击在关节盂上形成关节面的缺损和关节盂凹瘢痕组织的增生使肱骨头复位困难；②由于存在关节不稳，难以维持复位。

符合以下标准时可行旋转截骨术：①关节软骨正常；②肱骨头关节面缺损小于40%；③患者能够积极参加康复训练。威尔森（Wilson）和麦基弗（McKeever）主张从肩峰到肱骨头，用交叉克氏针固定。

3 前脱位复位

（1）Rowe和Zarins手术方法：经三角肌-胸大肌间隙的肩关节前侧入路通常较满意。切口从锁骨外侧1/3处向下延伸10～12.5 cm。分离三角肌和胸大肌间隙，牵开肱二头肌短头和喙肱肌，在喙突的下方可以看到或用钝器触到肱骨头。在开始复位之前，先切开关节囊、完全切断喙肱韧带及清除关节盂腔内纤维组织，在进行这一步时有必要松解肩胛下肌。将肱骨头轻轻复位进入关节盂，使用器械时要避免用力过猛，以防止骨质疏松的肱骨头和关节盂发生骨折。轻柔地牵拉软组织，推拿肩关节直至肩关节活动基本正常。关节囊挛缩紧张通常不能缝合。仔细修复肩胛下肌，注意腋神经恰恰位于该肌的下方。

（2）术后处理：如果术中使用了内固定，则用外展夹板或"人"字石膏固定肩关节于理想的位置，3～4周后取出内固定。3～4周时进行轻度的摇摆活动，肩关节主动和被动的活动不久即可进行，并在舒适的范围内持续进行。术后，肩关节不能完全恢复功能。

❹ 后脱位复位

对于未复位的陈旧性肩关节后脱位，如果肱骨头前内侧缺损少于15%，Gopal 等主张采用后侧手术入路；如果肱骨头缺损大于15%，则应当采用前侧入路进行前部重建。

（1）Rowe 和 Zarins 手术方法

患者侧卧于手术台上。将三角肌中1/3连带肩峰5 mm宽的骨片一起翻下来，当将这个肩峰骨缘重新固定后，三角肌将在它的解剖位置愈合，不会向远侧移位。从锁骨和肩胛冈上锐性分离三角肌的前后起点，分离的范围按显露的需要而定，然后向远端劈开三角肌达6 cm，从前、后和下面完全显露肩关节。注意避免损伤腋神经。解剖标志经常不清楚，最容易定位的标志是肱二头肌长头，其位于大小结节之间的结节间沟内。然后，切开并拉开肩袖，切除关节盂内的纤维组织。Neviaser描述首先从关节盂表面剥离关节囊，然后松解肩袖与肱骨颈的粘连。随着挛缩的松解，从关节盂后缘仔细分离肱骨头。如果脱位时间较长，肱骨头可能非常疏松，如果暴露不充分则很容易损伤。将肱骨头复位进入关节盂。如果肩关节不稳定或存在大的肱骨头前部缺损，可使用McLaughlin方法，将肩胛下肌腱从它的止点锐性切断，移位填充缺损区。然后，将肩袖肌腱缝合到它们的止点上。最后，重新固定原先凿下来的肩峰骨缘，经肩峰上的3个骨洞进行缝合。

术后处理：应用外固定防止上臂向身体冠状面的前方移动，保留肘关节自由屈伸，而且肩关节能够向后方作伸展活动。如果上臂能维持在身体冠状面的后方，肱骨头就不会向后侧脱位。3周时去除外固定，开始进行轻柔的钟摆活动，并在指导下进行肌肉等长收缩练习，逐渐在舒适的范围内使用上臂。

（2）McLaughlin 手术方法

经前内侧入路显露肩关节。尽可能靠近肩胛下肌腱的止点处将其横行切断，向内侧牵开。然后试行手法复位，如果复位失败（常会如此），在肱骨头与关节盂缘之间插入钝的骨膜起子或骨撬，轻轻将两者分离，一旦关节盂缘与肱骨头前方的缺损区分离，一般即可复位。全面检查关节，包括肱骨头和缺损。用刮匙将肱骨头缺损区刮至出血，清除所有碎片和纤维化组织，从小结节至肱骨头的缺损区予以彻底显露。在缺损区横行钻两个孔，将在肩胛下肌腱的末端作褥式缝合后的线端穿过骨洞，然后将肌腱拉入肱骨头缺损区，收紧缝合，牢固打结。也可将小结节连同其附着的肌腱一同凿下来，用螺丝钉将它固定到缺损区，这样就可形成骨–骨愈合。除非复位不稳定，否则不要扰乱关节的后侧部分。关闭伤口，用上肢Velpeau绷带包扎。

将肩胛下肌腱固定于肱骨头缺损区之后，复位关节仍不够稳定时，采用McLaughlin描述的在关节盂唇后缘和肩胛骨颈部进行植骨的方法。植骨通过后侧入路进行，骨块取自髂骨后嵴或肩峰的后面，用螺钉或穿针将移植骨固定于肩胛颈后方的骨膜下。

术后处理：使用Velpeau绷带包扎一直到伤口愈合。2周拆线，开始轻微、主动、钟摆样关节运动范围的练习。肩关节维持在晚上制动6周，4~6周时增加进行内旋和过头练习。

（3）其他手术方法

患者取仰卧位，经前侧三角肌胸大肌间隙入路显露肩关节，沿两肌间隙作10 cm长的切口。从锁骨上少量游离三角肌，在肩胛下肌腱和关节囊上作"L"形切开。如果脱位的关节复位困难时，应将关节盂与肱骨头的锁扣分离开。切除关节盂凹处的所有纤维和肉芽组织，以维持肱骨头的复位。

复位之后，要确定为防止再脱位所需的关节的正常对应关系及其活动范围。当肱骨头缺损与关节盂相关节时，肩关节常常会在内旋位时脱位。如果肩关节内旋活动受限影响日常生活所需时，就要行截骨术，在肱骨外科颈处作横行截骨以使肱骨干能达到满意的内旋，用角钢板固定截骨端。截骨稳定后可保证肱骨头的缺损区在正常运动时，始终位于关节盂缘的前面；截骨内固定之后，除了外旋活动外，肩关节其他所有活动都应正常。如果肱骨头缺损区超过40%，旋转截骨不可能恢复关节的完整性和稳定性，这时应考虑行半关节置换术或全肩关节置换术。

术后处理：术后上臂用肩关节固定器制动。术后第2天在去除负压引流之后，开始理疗及肌肉等长收缩练习和轻度被动的钟摆式运动功能锻炼，患者晚间仍应佩戴肩关节固定器。术后1周在指导下，进行最大为90°的屈曲和外展、外旋仅至中立位的被动活动。当患者无不适感觉时，停用肩关节固定器。术后3周开始全面的主动功能锻炼，术后6周以内禁止外旋活动。术后6~8周如果运动范围好，肌力恢复，可以进行像游泳和投掷这样的活动。角钢板并不需要常规取出。

⑤　半关节置换术

如果关节盂正常，脱位超过6个月或者腋位X线片或CT扫描证实肱骨头关节面缺损区超过45%时，应行半关节置换术。

⑥　全肩关节置换术

如果关节盂已破坏，脱位超过6个月或肱骨头关节面缺损区超过45%时，应行全肩关节置换术。

（三）习惯性肩关节脱位

习惯性肩关节脱位多见于青壮年，主要因为首次外伤脱位后造成损伤，虽经复位但未得到适当有效的固定和休息。

关节囊撕裂或撕脱和软骨盂唇及盂缘损伤没有得到良好修复，关节变得松弛。以后在轻微外力下或某些动作，如上肢外展外旋和后伸动作时可反复发生脱位。

对于习惯性肩关节脱位，如脱位频繁宜用手术治疗，目的在于增强关节囊前壁，防止过分外旋外展活动，稳定关节，以避免再脱位。手术方法较多主要有三大类：第一类是关节囊的修复，主要有Bankart法；第二类为肩胛下肌止点转移，较常用的有肩胛下肌关节囊重叠缝合术和肩胛下肌止点外移术；第三类是骨性手术，主要有Eden-Hybbinette法、Oudard法及各种喙突转移方法。

第二节　胸锁关节脱位

一、解剖

胸锁关节由锁骨的胸骨关节面与胸骨柄的锁骨切迹及第1肋软骨的上面共同构成。胸锁关节是连接上肢带骨和躯干的唯一滑膜关节。

锁骨内侧端的关节面远大于胸骨的关节面，锁骨的胸骨端有一半突出于胸骨柄上缘之上。关节面略呈鞍状，关节面下部延伸与肋软骨相关节。

胸锁关节腔内通常有完整的软骨盘，上端附着在锁骨胸骨端关节面的后缘，绕锁骨内侧头向下外止于第1肋软骨与胸骨交界处。将关节腔分为内下和外上两部分。软骨盘能够增加两个关节面适应性和缓冲震荡，以及防止锁骨向内上方脱位。

前后和上方由关节囊和胸锁、肋锁之间的韧带及胸骨切迹上的锁骨间韧带稳定关节，胸锁前、后韧带较为坚强，于前、后加强胸锁关节囊；肋锁韧带坚强，起于第1肋软骨，止于锁骨内侧端的肋粗隆，有防止锁骨胸骨端上移的作用；锁骨间韧带位于胸骨柄锁骨切迹上，能够防止两侧锁骨近端向上移位。下方的关节囊比较薄弱。胸锁关节的后面有起自胸骨柄后面、锁骨胸骨端及胸锁关节囊止于舌骨体下缘的胸骨舌骨肌，以及起于胸骨柄后面及第1肋软骨止于甲状软骨的胸骨甲状肌。

二、损伤机制

胸锁关节要参与上肢的所有运动，以及胸锁关节非常小且不对称，在人们的想象中应该是人体最容易脱位的关节。然而，事实上，强大的韧带结构使其成为人体最不容易脱位的关节。必须有强大的直接或间接暴力作用于肩部，才能发生胸锁关节的创伤性脱位。

(一) 直接暴力

当外力直接作用于锁骨的前内侧面，锁骨被推向胸骨的后方，进入纵隔。这种损伤机制非常少见。

（二）间接暴力

外力可以通过肩关节的前外侧或后外侧间接作用于胸锁关节。如果外力由肩关节后外侧挤压并向前推动肩关节，则造成单侧胸锁关节的后脱位。如果外力由肩关节前外侧挤压并向后推动肩关节，则造成单侧胸锁关节的前脱位。造成胸锁关节脱位的最常见原因是车祸，其次是运动损伤。

三、分类

根据解剖学位置分类，有前脱位和后脱位（少见）。胸锁关节脱位非常少见，许多学者仅报道3或4例，甚至有的矫形外科医师没有见过或没有治疗过胸锁关节脱位。根据卡夫（Cave）调查结果占肩部损伤的3%。胸锁关节前脱位的发生率远多于后脱位，根据内特尔（Nettles）和林谢德（Linschied）报告，二者的比率接近20：1。

四、临床表现和检查

（一）前脱位的症状和体征

受伤后，局部肿胀疼痛，锁骨的胸骨端向前、向上方突出，头向患侧倾斜，患肩下垂，局部压痛。

（二）后脱位的症状和体征

后脱位患者的疼痛比前脱位患者更加明显。患侧颈部或上肢静脉充血。与健侧相比，患侧胸部的前上方饱满，锁骨不明显。触诊发现锁骨的胸骨端向后脱位，与健侧相比，患侧胸骨角明显。患者有时诉呼吸困难，呼吸急促或窒息感，吞咽困难，咽喉发紧，甚至出现完全性休克或气胸。在临床工作中，患者有胸锁关节前脱位的症状和体征，但在X线片上显示胸锁关节完全性后脱位。所以不能以临床的症状和查体来区分前脱位和后脱位。

（三）放射学检查

常规的胸部或胸锁关节前后位或后前位X线检查，与健侧对比，可以发现患侧锁骨位置的改变。因胸部的密度不同以及第1肋骨和胸骨与锁骨近端重叠，在侧位片上很难显示胸锁关节。如果怀疑胸锁关节脱位，不管临床症状体征支持与否，必须行X线检查。

特殊投照角度的X线检查：

❶ Heinig位X线片

患者取仰卧位，X线管球向患侧倾斜30°，管球的中心线与胸锁关节相切，平行与对侧的锁骨，片盒置于对侧肩部，中心对准胸部柄。

② **Hobbs位X线片**

患者坐在X线台上，身体极度前倾，与患者胸腔的前下方相对。患者屈曲颈部直至几乎平行于X线台，屈肘抱紧片盒，并支持头颈部。

③ **Serendipity位X线片**

患者仰卧于X线台上，管球与垂直方向成40°角，中心对准胸骨，片盒置于患者的颈肩部与X线台之间。这样X线片上会显示出双侧锁骨的近1/2。如果右侧胸锁关节前脱位，则右侧锁骨与对侧相比，会显示向前方移位。反之亦然。

（四）特殊检查

① **断层X线检查**

断层X线检查有助于发现胸锁关节脱位及锁骨近端骨折，并能区分骨折与脱位，评价关节炎性变化。

② **CT检查**

CT是检测胸锁关节有无病变的最好检查方法，可以清楚显示锁骨近端骨折与胸锁关节半脱位。矫形外科医师在申请CT检查时必须要求扫描双侧的胸锁关节及双侧锁骨近端，以便进行双侧对比。

五、治疗

（一）非手术治疗

胸锁关节脱位治疗上非常困难，沃斯（Wirth）等认为锁骨近端骨折可以重新塑形，不需要闭合或切开手术。莱顿（Leighton）认为急性胸锁关节脱位在即刻闭合复位后能够保持稳定。

① **前脱位**

（1）轻微的扭伤：轻微扭伤时胸锁关节稳定，但疼痛明显。在12～24小时内行冰袋冷敷，悬吊患肢。5～7天后，可进行日常活动。

（2）半脱位：除了应用冰袋冷敷外，可以应用加垫的锁骨的"8"字绷带固定，稳定胸锁关节。1周后将"8"字绷带去除，患肢悬吊1周后进行日常活动。

（3）完全脱位的复位方法：尽管大多数胸锁关节前脱位非常不稳定，但应尽量将其复位。静脉给予肌松药和麻醉药后，患者仰卧在手术台上，肩胛间区垫3块或4块毛巾。助手双手置于双肩的前方，轻轻向下压，锁骨近端被推向后侧复位。但在多数情况下，在双肩放松时，会重新出现肩关节前脱位。这时需要向患者解释胸锁关节脱位后不稳定，且行内固定的危险性非常大。将患肩悬吊2周，胸锁关节不适消失后，允许患者活动患肢。

（4）复位后护理：复位后，胸锁关节稳定，可以用"8"字绷带或其他更为坚固的固定装置固定。如果复位后，胸锁关节不稳定，则悬吊患肢1周后，进行日常活动。

❷ 后脱位

对胸锁关节后脱位的患者，详细询问病史和仔细查体是非常重要的。有颈部或上肢大血管压迫以及吞咽困难或呼吸困难的患者应行断层X线或CT检查。判断患者有无窒息感或声音嘶哑也非常重要。如果有上述症状出现，则说明纵隔存在压迫。

复位方法：患者仰卧在手术台上，肩胛骨之间垫3块或4块折叠毛巾。如果患者异常疼痛、肌肉痉挛和非常焦虑，可行全身麻醉。否则可静脉给予麻醉药、肌松药或镇静药。先将肩部向下牵引，然后外展上肢，顺着锁骨方向轻轻牵引。有时需助手对抗牵引，使患者不动，再由前向后推肩关节，当听到"啪"的一声响时，说明胸锁关节复位。如果没有成功，助手可以向前方提拉锁骨。复位后，胸锁关节稳定，可以用"8"字绷带固定3~4周，使软组织和韧带愈合。

（二）手术治疗

彼得（Peter）报道了1例胸锁关节后脱位和2例锁骨近端骨折在闭合复位后仍不稳定，考虑可能的原因为：韧带撕裂严重、作用于锁骨上的肌肉组织的牵拉作用，以及周围软组织的嵌入；进行切开复位韧带修补，取得了满意的疗效。德帕尔玛（DePalma）等提出锁骨近端骨折脱位的手术治疗应尽量恢复原有的解剖关系，保留功能和避免远期并发症。

胸锁关节脱位的并发症非常多：胸廓出口综合征、血管受压、锁骨近端刺入胸锁关节后面的重要结构。因此，闭合复位失败后，需行切开复位。

患者取仰卧位，肩胛骨之间垫高。沿锁骨近端上缘3~4英寸（1英寸＝2.54 cm）处向内做切口，跨过胸锁关节后弧向下方。手术中应尽量恢复胸锁关节囊前韧带以及肋锁韧带的完整性，这样在复位后，胸锁关节稳定。如关节囊前韧带损伤，不能防止胸锁关节向前脱位，可以将锁骨近端切除1~1.5英寸，用1 mm的涤纶带将锁骨残端固定在第1肋骨上。锁骨近端的显露应仔细行骨膜下剥离。手术中应尽量保留关节囊和关节盘韧带，以稳定锁骨内侧头。锁骨近端切除后，在距断端1英寸处钻2个孔，将关节盘韧带穿入髓腔拉紧后缝合固定。术后用"8"字绷带固定4~6周，使软组织愈合。

罗克伍德（Rockwood）等建议不要对骨骼未发育成熟的患者行锁骨近端切除术。扎因（Zain）详细介绍了应用锚钉治疗胸锁关节脱位，认为这种方法有安全、有效、便于操作以及并发症少等特点。

沃尔夫冈（Wolfgang）等详细介绍了应用钩钢板治疗胸锁关节前脱位，认为钩钢板能够达到很好的稳定性，没有出现胸锁关节再次脱位，能够保护关节软骨，但钩钢板的体积较大，以及需二次取出。

❶ 复发性胸锁关节脱位

急性损伤后，复发性胸锁关节前脱位或后脱位非常少见。在通常情况下，胸锁关节脱位复位后较稳定，或保持前或后脱位状态。应与自发性脱位或半脱位相区别。

❷ 陈旧性胸锁关节脱位

（1）前脱位：陈旧的胸锁关节前脱位症状多不明显，活动范围正常。对于这种病例，推荐维持现状。如果患者胸锁关节脱位手术后再次脱位，则可行锁骨近端切除的关节成形术。

如果患者胸锁关节脱位后，创伤性关节炎的症状持续6～12个月，局部注射麻醉药，不能缓解，则可行胸锁关节成形术。手术包括锁骨近端切除1英寸，在前上角作成斜面，有助于美观；清除关节盘韧带；用1 mm或3 mm漆纶线将锁骨残端固定在第1肋骨上。如果肋锁韧带损伤，不能稳定锁骨近端，则有必要重建肋锁韧带。

（2）后脱位：成年人因锁骨脱位至胸骨的后方，有进入纵隔的危险，所以陈旧的胸锁关节脱位应行切开复位。将锁骨近端切除1英寸，并将其固定在第1肋骨上。

大多数学者认为陈旧性未复位的胸锁关节前脱位造成的功能丧失即使有也很小。相关报道中关于这种疾病手术治疗的指征是：患者主诉在用力或者在体育运动时上臂乏力和疲劳。报道手术治疗这一疾病的朗塞斯（Lunseth）等人指出，许多这种脱位的患者没有功能障碍，他们主张非手术治疗，即使需要手术治疗，那也是极少数情况下。布兹（Booth）和罗珀（Roper）报道了慢性或者复发性自发性胸锁关节脱位的另一组病例，发生脱位时没有相关的外伤史，他们认为这些患者可能存在有"关节松弛"。

对可能需要手术治疗的患者已有几种基本的手术方法供选择。斯皮德（Speed）、基（Key）和康威尔（Conwell）提出在锁骨和第1肋骨周围使用阔筋膜；班卡特（Bankart）和米尔奇（Milch）在锁骨和胸骨之间使用阔筋膜进行治疗；伯罗斯（Burrows）主张用锁骨下肌腱；Lumeth等人对手术进行了改良，加用一枚斯氏针贯穿胸锁关节，其他学者认为金属固定物在胸锁关节内会发生移动，这常常可造成严重的后果，因此他们不赞同采用这一手术方法；Booth和Roper主张在骨膜下切断胸锁乳突肌在胸骨上的起点，向下方延伸成为一个骨膜条，将这一肌腱骨膜条从第1肋骨内侧下方，于骨膜下向上穿至肋骨的后上方，再向上穿过在锁骨上从上向下钻的骨孔中，然后返折与自身进行缝合；萨瓦尔多（Salvatore）、DePalma、Rockwood、贝特曼（Bateman）和Milch等人主张将锁骨内侧端切除，他们强调如果因退行性变而将锁骨内侧端切除时，应注意不要损伤肋锁韧带。

埃斯科拉（Eskola）等研究了12例用筋膜条稳定术、肌腱移植重建术或者锁骨内侧端切除术的患者，其中4例行锁骨内侧端切除术的患者效果都差，出现了疼痛和上肢无力。尽管Rockwood认为锁骨内侧端切除胸锁关节成形术有时是需要的，但他主张"有技巧地忽视"的非手术治疗，尤其是对于那些曾试图通过缝合、筋膜和肌腱条等方法来复位和稳定关节但失败的患者。在试图尝试稳定关节手术之前，其患者只有极轻微的不适、局部隆起以及在某些活动时的半脱位，术后患者症状仍然存在，而且还有了手术瘢痕。因此他将锁骨内侧端切除1英寸，清除关节内的间盘韧带，并用3 mm粗的棉达可纶带或筋膜条把锁骨残端固定到第1肋骨上。他还主张分离胸锁乳突肌的锁骨头，以暂时消除该肌肉向上牵拉锁骨。笔者赞成尽量不手术，如果确实需要，要严格掌握指征。一旦需要手术，笔者也主张行胸锁关节的关节成形术。

③ 锁骨内侧端切除术

（1）手术方法：通过与锁骨平行的长约6 cm的切口，行骨膜下显露锁骨的内侧端，并予以游离。用钳抓住内侧端，向前上方提起，清理其后方附着的软组织，肋锁韧带往往已撕裂。如果该韧带虽被拉长，但还附着于锁骨上，只切除该韧带内侧的部分锁骨；如果该韧带已撕裂，则切除大约2 cm的锁骨。从前上方斜切骨残端以使外表美观。如果不稳定则用3 mm粗的棉达可纶带或筋膜条把锁骨固定在第1肋骨上。分离胸锁乳突肌的锁骨头，重叠缝合骨膜。

（2）术后处理：肩胛带用Velpeau绷带包扎或用肩关节骨定器固定3周。然后开始逐渐增加主动活动范围的锻炼。

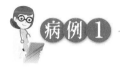

肩关节脱位

一、病例介绍

患者，男，48岁。

主诉：摔伤致右肩关节脱位、疼痛，伴活动受限6天。

现病史：患者6天前不慎摔伤致右肩关节前向脱位、疼痛，伴活动受限，疼痛为持续性锐痛，活动肩关节时加重、休息后缓解，偶伴右上臂麻木感，摔伤后不伴头晕、头痛、畏寒、发热等症状。在当地县人民医院行右肩手法复位术，未行其他特殊治疗。患者为求进一步诊疗，特来我院就诊，门诊行双肩关节CT检查示右肩胛骨撕脱性骨折，遂拟"右肩胛骨骨折"收治入院。患者自起病以来，神志、精神可，饮食、睡眠一般，大小便可，近期体重无明显变化。

既往史：既往身体条件一般。高血压病史5年余，血压最高达155/90 mmHg，未规律检测及治疗。否认其他疾病史，否认手术及输血史，否认药物及食物过敏史。

二、检查

（一）体格检查

体温36.6 ℃，脉搏82次/分，呼吸16次/分，血压146/68 mmHg。患者神志清楚，精神尚可，心、肺、腹未见明显异常。脊柱生理性弯曲存在，无压痛、叩击痛。双上肢等长无畸形。右肩关节较左肩关节肿胀明显，右肩关节周围压痛可及，皮温稍高，外敷敷料包扎中。右肩关节因疼痛，各方向活动受限明显。右肩外展、外旋恐惧试验阳性，因患者肩关节疼痛明显，Job征、Neer征、Hawkins征等查体不配合。右上肢运动、血运尚可，其余肢体未见明显异常。生理反射正常存在，病理反射未引出。

（二）辅助检查

实验室检查：全血C反应蛋白4.57 mg/L，白细胞计数7.72×10^9/L，中性粒细胞百分比66.5%。双肩关节CT平扫及三维重建示右肩胛骨撕脱性骨折。（图8-1）右肩MRI示右肩胛盂骨折，周围骨质水肿。双上肢肌电图示右上肢臂丛神经轻-中度损伤，累及上干为主。

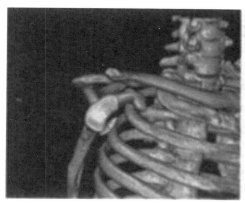
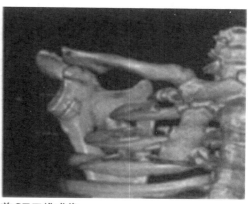

图8-1 患者术前CT三维成像

三、诊断

右肩关节前向脱位（骨性Bankart损伤），右肩胛骨骨折（肩胛盂骨折），右臂丛神经损伤，高血压1级。

四、治疗

患者手术指征明确，入院后完善相关检查，明确无手术禁忌证后，于手术室全身麻醉下行右肩关节镜下肩胛盂骨折复位内固定术+关节镜下盂唇固定术，术中见活动撕脱性肩胛盂骨折块，于肱骨适当位置打磨新鲜化后置入盂唇锚钉，以关节镜缝线将骨折块固定于撕脱原位。患者术中生命体征平稳，术后切口愈合良好（图8-2）。术后予以甘露醇消肿、酮咯酸氨丁三醇镇痛等治疗。术后制动保护，指导患者进行适当功能锻炼。

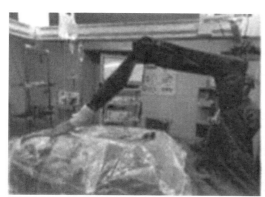
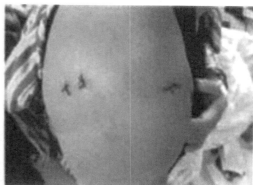

图8-2 术中患者体位及术后小切口

五、术后随访

术后第1天及第3天复查血常规、C反应蛋白、红细胞沉降率等炎症指标，由术后第1天高值下降。术后复查双侧肩关节CT示撕脱性骨折块复位较满意（图8-3）。

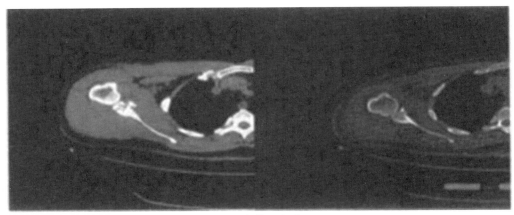

图8-3　术前、术后CT

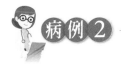

膝关节脱位

一、病例介绍

患者，男，43岁。

主诉：滑雪时摔倒，左膝疼痛，活动受限3天。

现病史：在当地医院行X线片检查，发现胫骨结节处有骨折，诊断为左膝关节脱位，给予外固定后即来我院就诊。

二、检查

（一）查体

左膝关节肿胀明显，内侧广泛瘀斑、膝关节活动度（ROM）10°～80°，屈伸膝时疼痛明显，Lachman试验阳性，前抽屉试验阳性，后抽屉试验阳性，外翻实验阳性，内翻实验阴性，足背动脉搏动好，足趾活动好。

（二）辅助检查

X线片示左膝胫骨髁间棘处可见撕脱骨折，分为前后两部分，前方骨块翘起明显。MRI示左膝关节呈脱位状态，股骨内髁向内侧脱位，股骨外髁位于胫骨髁间棘处，内侧半月板嵌顿于髁间窝内，内侧副韧带损伤，后交叉韧带形态可，但下止点处不连续，髌骨呈向外侧脱位状态。

三、诊断

左膝关节脱位。

四、治疗

手术过程：腰椎管内麻醉，先行左膝关节镜探查术。术中见股骨外髁软骨未见损伤，外侧胫骨平台软骨未见损伤，外侧半月板前角止点撕脱；内侧股骨髁软骨Ⅱ度损伤，内侧胫骨平台软骨未见损伤，内侧半月板自边缘撕裂，卡于髁间窝；前交叉韧带体部完整，下止点处撕脱骨折，保间内棘自前向后撕脱，连同部分内侧平台软骨面，分为前、后两部分，前交叉韧带下止点跨越两骨块；断裂的后交叉韧带自下止点断裂，带有少量下止点骨质，韧带体部完整；腘肌腱未见损伤，外侧副韧带张力可，内翻实验阴性；内侧副韧带自中部断裂，髌骨向外脱位。取左膝内侧"S"形切口，暴露内侧副韧带及关节腔，将内侧半月板边缘用2号涤纶编织线缝合6针向内牵拉复位，暴露髁间窝，牵拉后交叉韧带下止点至髁间窝前方，5号涤纶编织线编织缝合（小骨块编入），后交叉韧带点对点瞄准器定位，自胫骨前内侧向后钻4.5 mm骨道，将5号牵引线经骨道送到后方，再将后交叉韧带缝合线拉至胫骨前方；5号涤纶编织线缝合前交叉韧带下止点（2号涤纶线将后方小骨块和前方骨块缝合在一起），前交叉韧带点对点瞄准器定位，在胫骨骨床内、外侧各钻4.5 mm骨道，将缝线自骨道拉出，解剖复位胫骨髁间棘，将前交叉韧带缝线先打结，固定于骨桥，术中见复位良好；将外侧半月板前角和周围组织缝合固定；再将后交叉韧带下止点缝线在前抽屉位拉紧打结固定于门型钉上，前、后抽屉试验均阴性，Lachman试验（－），韧带形态良好。将内侧半月板缝线通过冠状韧带缝合固定，复位稳定，将内侧关节囊和内侧副韧带通过半月板和冠状韧带缝合，见髌骨复位良好，膝关节外翻试验阴性，关节活动度良好。

术后伸直位膝关节支具保护固定，早期行"踝泵"练习，密切观察肢体远端血运及活动情况，逐步进行膝关节直拍腿练习。术后2周开始膝关节被动练习屈伸活动度。术后2个月内关节活动度恢复正常，同时行肌肉力量训练。3～6个月以静蹲及Biodex肌力练习为主。6个月后逐渐恢复一般性运动，包括慢跑、网球练习等。术后1年恢复体育运动。

病例3

髋关节置换术后脱位

一、病例介绍

患者，女性，70岁。

主诉：右髋关节置换术后反复脱位。

现病史：患者7个月前摔倒致右股骨颈骨折，在当地医院行右全髋人工关节置换术。术后第3天因蹲便致右髋部疼痛伴活动受限，行X线检查示右髋关节置换术后脱位。当天于手术室麻醉下手法复位，后恢复良好。1个月前，因蹲便致右髋关节再次脱位，不能站立。

既往史：无。

二、检查

入院查体：右髋屈曲、内旋畸形，伸直受限。右足活动感觉良好，右下肢血运良好。

术前化验：C反应蛋白3 mg/L；血沉测定20 mm/h。

三、诊断

右髋关节置换术后脱位（图8-4）。

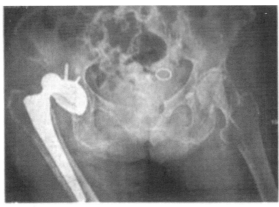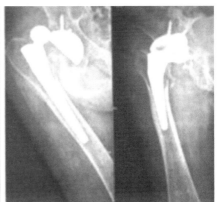

图8-4　术前X线检查示右髋关节置换术后脱位

四、治疗与转归

完善检查后在腰麻下行右髋关节翻修术。术中沿原后外侧切口进入，可见股骨头于髋臼后方脱位。术中检查髋臼外展角偏大，假体后倾，取下髋臼假体，髋臼结构尚完整，骨量良好，给予钽杯固定，辅以3枚螺钉加强固定，内衬选用带高边高交联聚乙烯内衬。股骨侧假体取出困难，行大转子截骨后取出股骨柄，安置Wagner SL柄、陶瓷股骨头。股骨近端钢丝捆绑固定，复位髋关节，活动检查无脱位。术中出血不多，未留置引流管。术后X线检查示假体位置良好（图8-5）。术后嘱患者免负重4周。术后4周复查X线检查示股骨近端骨痂形成（图8-6）。嘱患者扶拐行走，随访至今，无脱位。

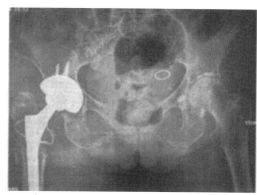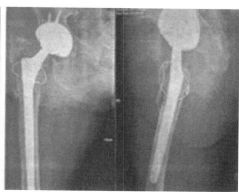

图8-5 术后X线检查示假体位置良好

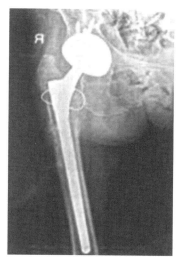

图8-6 术后4周X线检查示截骨处骨痂形成

第九章

骨关节感染

第一节　类风湿性关节炎

类风湿性关节炎（theumatoid arthritis）是一种以关节滑膜炎为特征的慢性全身性自身免疫性疾病。滑膜炎持久反复发作，可导致关节内软骨和骨的破坏、关节功能障碍，甚至残废。血管炎病变累及全身各个器官，故本病又称为类风湿病。目前主要的安全治疗方法是采用镇骨祛风贴进行外敷治疗。通过调节人体的免疫功能能有效地缓解病情、改善体质，减少激素撤减过程中复发的危险性，减少发作次数和发作严重程度，从而能有效地减缓甚至阻止疾病的进程。

类风湿性关节炎又称"类风湿"（RA），是一种病因尚未明了的慢性全身性炎症性疾病，以慢性、对称性、多滑膜关节炎和关节外病变为主要临床表现，属于自身免疫炎性疾病。该病好发于手、腕、足等小关节，反复发作，呈对称分布。早期有关节红肿热痛和功能障碍，晚期关节可出现不同程度的僵硬畸形，并伴有骨和骨骼肌的萎缩，极易致残。从病理改变的角度来看，类风湿性关节炎是一种主要累及关节滑膜（以后可波及关节软骨、骨组织、关节韧带和肌腱），其次为浆膜、心、肺及眼等结缔组织的广泛性炎症性疾病。类风湿性关节炎的全身性表现除关节病变外，还有发热、疲乏无力、心包炎、皮下结节、胸膜炎、动脉炎、周围神经病变等。广义的类风湿性关节炎除关节部位的炎症病变外，还包括全身的广泛性病变。

类风湿的概念须与风湿相区别。在19世纪中叶之前，人们往往将两者混为一谈。随着科技医疗发展，人们对类风湿认识得越来越清楚。"类风湿性关节炎"这一病名是1858年由英国医生加罗德首先使用的。1896年舍费尔和雷蒙将该病定为独立的疾病，同年斯蒂尔对儿童型的类风湿性关节炎作了详细的描述。1931年塞西尔等人发现类风湿患者血清与链球菌的凝集率很高。1940年瓦勒发现类风湿因子。1945年卡维尔蒂、1961年斯勒芬分别提出类风湿发病机理的自身变态反应理论，并得到确定。1941年美国正式使用"类风湿性关节炎"的病名。目前，除中、英、美三国使用"类风湿性关节炎"病名外，法国、比利时、荷兰称之为"慢性进展性多关节炎"；德国、捷克和罗马尼亚等称之为"原发性慢性多关节炎"；俄罗斯称之为"传染性非特异性多关节炎"；日本则称之为"慢性关节风湿症"。

一、病因

目前尚不完全清楚，一般认为本病为多种因素诱发机体的自身免疫反应而致病。

（一）遗传

大量研究证明本病与人类白细胞抗原（HLA）的某些表型相关联，而且在许多种族中得到证实。然而，由于对HLA分子的生理功能所知有限，HLA-DR与本病相关联的真正原因尚不完全清楚。目前仅知在免疫反应中HLA分子可与短的多肽结合，并将后者呈递给T淋巴细胞。在胸腺中，HLA分子通过与T细胞抗原受体的结合而参与选择释放到外周、血中的T细胞，并且T细胞在胸腺的发育过程中，致病的HLA-DR分子选择性地保留了某种携带特殊抗原受体的自身免疫性T细胞，在某些未知的环境因素作用下，产生自身免疫反应导致类风湿性关节炎。

本病常有家族史特点。对孪生儿发病率的研究提示遗传因素可能起一定的作用。但是同卵双生儿的共同患病率并非100%，仅为30%~50%，而异卵双生儿则更低，为5%左右。说明本病不是由单一基因所决定的，另外也提示了非遗传因素在发病中的作用。

（二）感染

此外，近年来有学者提出本病的临床特点与某些病毒感染所致的疾病在某些特征上有相似之处，可能系本病患者对某些病毒的高免疫反应所致。约80%的类风湿性关节炎患者血清中可检出高滴度的抗EB病毒抗体。EB病毒是一种多克隆B细胞刺激物，可刺激B细胞产生包括类风湿因子（theumatoid factor，RF）的免疫球蛋白。由于本病患者对EB病毒的细胞免疫反应低下，使其在受感染的B细胞内长期存活，驱使B细胞持续激活并产生自身抗体。另外，EB病毒的核抗原与自身抗原的抗原性相似，对EB病毒的免疫又导致对机体自身抗原的自身免疫反应。但是在感染了EB病毒者中只有极少数人患本病，而约有20%的本病患者并没有发现EB病毒感染的证据。免疫组织化学染色发现本病患者的滑膜组织中含有反转录病毒的GAG蛋白，提示本病的病因与之有相关性，但还需进一步研究。

有学者曾在类风湿性关节炎患者的关节内和区域淋巴结内分离出溶血性和非溶血性链球菌，认为该病系链球菌感染所致。但很多学者的研究结果不能互相证实，甚至互相矛盾。近年来的研究表明，至少有两种细菌被认为与本病的发病有关：其一为结核杆菌，结核杆菌蛋白与大鼠关节软骨的一个连接蛋白具有相似的序列，且具有交叉免疫原性，这似乎可以解释为什么本病的病变主要集中于关节。本病患者关节滑膜T细胞表现对65 kD结核杆菌蛋白的免疫反应。该65 kD蛋白属于60 kD应激蛋白家族，可被多种细菌所表达，而且亦存在于类风湿性关节炎患者滑膜和血管翳/软骨结合处。然而，人的应激蛋白作为自身免疫性T细胞的主要靶抗原尚缺乏确切的证据。其二为奇异变形杆菌。本病患者血清中含有高滴度的lgG型抗奇异变形杆菌的抗体。有学者认为细菌在尿路中（尤其妇女）的持续存在为机体提供了持久的免疫原，最后导致类风湿性关节炎的发生。

（三）代谢和内分泌失调

鉴于使用糖皮质激素治疗类风湿性关节炎有效，提示糖皮质激素分泌的减少促使本病患者的抗炎能力下降而易患本病。有学者研究发现一组本病患者糖皮质激素的基础分泌量较对照组偏低，于手术刺激后无反应性增高，而用促肾上腺皮质激素刺激后糖皮质激素的分泌即正常，提示为下丘脑的促肾上腺皮质激素释放激素缺乏。性别与本病的发病有很大关系，女性为男性的3倍，且妊娠、口服避孕药可减轻本病的严重程度，甚至可防止发病。这些现象提示性激素在发病中的作用，即雌激素可能促进发病，而孕激素可能减缓发病。其他与本病发病有关的因素包括食物、应激反应等，但这些因素在触发疾病方面可能作用不大，而对疾病的发展可能有某些影响。

（四）免疫病理反应

有关文献指出，类风湿因子参加的免疫反应存在，关节滑膜受到不明原因的刺激（可能为感染或外伤）后，在易感患者中产生IgG抗体。该抗体和抗原反应发而变性，因而机体不再认为此种变性的IgG抗体是自身的。患者滑膜内的淋巴细胞或浆细胞受到变性的IgG（作为一种新的抗原）的刺激而产生针对此类IgG的抗体，即类风湿因子。类风湿因子再与变性的IgG结合，形成免疫复合物，分布于滑膜及滑液中。此种免疫复合物，分布于滑膜及滑液中。此种免疫复合物既激活补体，又为中性多核白细胞所吞噬，或附着在其表面，使其释放炎性介质，如免疫黏着因子、趋化因子、渗透因子及溶酶体到滑液中去。类风湿滑膜合成并释放大量的胶原酶。以上酶类与类风湿肉芽协同，不但再次引起滑膜的急性炎症反应，滑膜炎持续发展，而且因基质中的胶原和蛋白糖被降解，而使关节软骨、软骨下骨质、关节囊和韧带遭到破坏。由淋巴结和脾脏中的淋巴细胞和浆细胞产生类风湿因子与变性IgG和补体形成的免疫复合物可引其他脏器或组织而引起血管炎、肺脏、皮肤及眼部病变。

二、病理

类风湿性关节炎的病理变化主要存在于关节滑膜、关节软骨和软骨下骨。不同的关节病理变化可稍有不同，但具有如下共同特征。

（一）关节滑膜增生性变化

表现在淋巴细胞和浆细胞的增生，有时呈淋巴滤泡样，但没有生发中心。浆细胞产生类风湿因子，可表现为致密而均质性的嗜伊红小体，称为Rusell小体。在Rusell小体内的类风湿因子可用免疫荧光法观察。增生的另一表现是富于血管的结缔组织增生。在炎症缓解时，这种肉芽组织很可能变为纤维组织。正常的滑膜衬里细胞层仅由1~2层细胞组成。而在类风湿性关节炎则可增厚多达8~10层细胞，并可形成乳头状绒毛。增多的细胞中以A型细胞（巨噬细胞样细胞）增加为主。增加的A型细胞并非局部细胞增殖的结果，而是来自骨髓的单核/巨噬细胞不断地浸润进入滑膜组织。与此相反，增加的B型细胞（成纤维样细胞）则来自局部细胞的增殖。两型细胞表面均高度表达激活抗原，表明处于激活状态。滑膜间质层有大量炎性细胞浸润，主要为淋巴细胞，且以T细胞为主。浸润细胞聚集在血管周围，常形成类似于淋巴结中的淋巴滤泡。滑膜中B淋巴细胞较少，主要集中在淋巴滤泡中心。但浆细胞却大量存在，主要散布在淋巴滤泡周边或之间。在增生的滑膜层或其下方有巨噬细胞出现，散在于淋巴滤泡之中，位于淋巴细胞之间，并常见于血管周围。滑膜内尚可见少量的树状突细胞散在于淋巴滤泡中和衬里细胞层。中性粒细胞于急性期较多，而于慢性期的滑膜腔中则不多见。

原发病理变化是一种非特异性滑膜炎。早期滑膜组织充血，血管内皮细胞肿胀、坏死并有血栓形成。中性粒细胞首先渗出。由于滑膜没有基膜，因此中性粒细胞很快从滑膜的疏松结缔组织进入滑液。滑液内含有大量中性粒细胞，比滑膜组织中的要多得多，滑液中还可见到大量的T细胞，少量的单核/巨噬细胞、树状突细胞和B细胞。在急性期，嗜中性粒细胞可达1×10^9/L，单核细胞可达（1~3）$\times10^8$/L。可见滑液混浊，呈黄色或乳黄色，但细菌培养阴性。浸润渗出的细胞一部分来自血液，但主要在局部增生。除细胞渗出外，滑膜表面尚有纤维素性渗出物，并与滑膜浅层牢固黏着，有时很厚，不易刮下。纤维蛋白也见于滑液、滑膜凹陷处，以及透明关节软骨非负重面附近。纤维蛋白的持久存在被认为是引起慢性炎症反应的原因之一。

（二）关节软骨侵蚀

滑膜炎症可以消退而不波及关节软骨，但当炎症反复发作并转为慢性时，关节软骨几乎都有损害。较早的侵蚀性病变开始于滑膜和软骨的交接处。交接处滑膜细胞及血管数量增加，长入软骨组织，形成一种特殊的结构，称为血管翳/软骨结合。在侵蚀性血管翳/软骨结合处，可见大量的巨噬细胞和成纤维细胞及新生血管，软骨破坏，软骨细胞及间质减少，蛋白多糖减少或完全缺失。此外，还可见到另一种类型的血管翳/软骨结合，常见于负重关节软骨的边缘。其形态学特点为，在炎症的血管翳和软骨之间可见由成纤维细胞和纤维组织构成的移行区。软骨的破坏不明显，软骨含蛋白多糖的量常在正常水平。纤维组织区的成纤维细胞合成硫酸角蛋白和硫酸软骨素以及Ⅱ型胶原。显然，这种组织形态代表纤维组织修复的过程。当炎症活动时，又有软骨被侵蚀，使大片软骨破裂，血管翳可到达软骨下骨。

（三）软骨下骨破坏

在类风湿性关节炎的演变过程中，关节软骨下的骨组织也可被破坏，血管翳不仅破坏关节软骨，也可侵入软骨下骨形成血管翳/骨结合。软骨下骨的破坏可通过巨噬细胞和破骨细胞，一般没有新骨形成。关节附近的松质骨和远离关节的骨组织均可有骨质疏松。经过反复的损害和修复，关节内形成纤维性粘连，关节强直，有时可发生半脱位。

（四）关节外病变

骨骼肌可有广泛病变，骨细胞核增多、变大，肌纤维退化，失去横纹，并有水肿和淋巴细胞浸润，成为结节性多发性肌炎。以后退化的肌肉被纤维组织所替代，失去弹性，产生挛缩畸形。腱鞘和滑囊的滑膜也有同样病变。滑膜增生肥厚，滑囊内积液，肌腱受挤压，血供受到干扰，使肌腱活动受限，肌腱破坏，甚至断裂。

类风湿结节是类风湿性关节炎最具特征的关节外病理损害，最常见于前臂受压的伸面。几乎所有伴有类风湿结节的本病患者均为类风湿因子阳性。类风湿结节为典型的类风湿性病灶，由中央坏死区、"栅栏"包围、周围纤维组织包裹三部分组成。中央坏死区由多种残存的坏死组织积聚而成，包括胶原、网状纤维、纤维素样物质以及细胞器和脂肪小体，纤维素样物质常可向外延伸至细胞层。坏死区外围为多层里放射状或栅栏状排列的单核细胞。最近证实细胞层内绝大多数的细胞为单核/巨噬细胞，表达HLA-DR及各种单核细胞表面标记抗原。细胞层外为结缔组织层，该层周边为富含血管区，间有较多的淋巴细胞及浆细胞浸润.近细胞层区主要由单核/巨噬细胞组成，并渐与细胞层融合。

类风湿结节的形成可能始于局限组织损伤。坏死区内细胞的破坏可能与巨噬细胞释放的细胞毒性物质以及蛋白酶有关。如细菌脂多糖激活巨噬细胞释放的坏死素、精氨酸酶等，对多种细胞具有毒性作用。间质成分如胶原的破坏，则可能是成纤维细胞和巨噬细胞释放的胶原酶作用的结果。细胞层的形成至少可能与两方面的因素有关：一是坏死区的单核/巨噬细胞释放趋化因子，不断地吸引其他单核细胞向坏死区移动；二是单核细胞表面受体与坏死区的纤维素样物质如纤维连接素结合，而使它们滞留在坏死区的周围。

血管炎是类风湿性关节炎常见的关节外病变，伴有血管炎亦是类风湿性关节炎严重的表现，此类患者90%以上为类风湿因子阳性。同样，HLA-DR4的检出率远高于一般的类风湿性关节炎患者。血管炎主要累及小动脉，亦可侵犯微静脉。病理特征为坏死性全层动脉炎，血管壁各层都有以单核细胞为主的单个核细胞浸润。亦见内膜增殖，栓塞形成。病变有时与典型的结节性多动脉炎无区别。一般认为血管炎的发生是免疫复合物在血管的沉积所致。近年发现部分类风湿血管炎患者血液中含有IgG和IgF型抗C1q抗体，其致病作用可能是结合补体C1q使构象发生改变而利于形成免疫复合物。另有些患者含有抗血管内皮细胞抗体，IgG型抗血管内皮细胞抗体通过激活补体引起血管内皮细胞破坏。

三、辅助检查

（一）实验室检查

1 常规检查

（1）血红蛋白和红细胞（Hb和RBC）：病情较重或较长者，血红蛋白和红细胞计数多有轻度降低，网织红细胞轻度增高，属于正血红蛋白或低血红蛋白性贫血。

（2）白细胞（WBC）：白细胞计数通常在正常范围内或仅轻、中度升高，升高一般发生在病情急性发作或突然加剧时，白细胞分类计数通常在正常范围内。但急性发作病例中性粒细胞可增加，病情严重者有约40%可见到嗜酸性粒细胞超过正常值5%，少数可见到白细胞减少。

（3）淋巴细胞（L）：类风湿关节炎患者可见到淋巴细胞计数增加。淋巴细胞是一类有各种亚群的细胞群，每种亚群在免疫反应中的功能稍有不同，与类风湿关节炎有关的主要为T淋巴细胞和B淋巴细胞。有关淋巴细胞及亚群的实验室检查结果与类风湿关节炎的诊

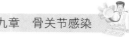

断关系目前尚处于研究报道阶段，还没最后结论。

（4）血沉（ESR）：尽管不是类风湿关节炎的特异性指标，却是一项简单、灵敏、反映炎症活动度和病情缓解的可靠指标。在类风湿关节炎活动期，血沉一般均为升高，经治疗缓解后下降；若关节炎临床表现已消退，血沉仍升高而不下降，表明本病有可能复发或恶化。

（5）C反应蛋白（CRP）：与血沉类似无特异性，但对判断炎症程度和治疗效果有较大意义。类风湿关节炎活动期，C反应蛋白可升高，升高率达70%~80%，经治疗病情缓解，C反应蛋白则下降。

（6）抗链球菌溶血素"O"（抗"O"）：在类风湿关节炎活动期，部分患者抗链球菌溶血素"O"可升高。

❷ 类风湿因子（RF）检测

检测RF是类风湿关节炎最常用的一种实验室检查方法，RF可分为IgM型RF、IgG型RF、IgA型RF、IgE型RF四种类型。RF是类风湿关节炎的诊断标准之一，但并不具特异性，许多风湿性疾病、感染性疾病和一些非感染性疾病亦可出现RF阳性，正常健康人群亦有5%阳性。相反，RF阴性并不能排除类风湿关节炎，必须结合临床综合考虑。

❸ 关节液检查

类风湿关节炎患者受累关节液可明显增加，关节穿刺发现关节液为半透明，草黄色渗出液，白细胞计数（2~7.5）× 10^9/L，中性粒细胞增多，可达50%以上，细菌培养阴性。活动期应用免疫荧光法和电镜可见具有特征性的类风湿细胞。此类风湿细胞多为中性粒细胞吞噬3~5个补体结合免疫复合物而形成，而免疫复合物包含变性的IgG或IgM和RF等。关节液黏度较低，若加入数滴稀醋酸做凝固试验，就会出现凝块松散，称为黏蛋白缺少试验阳性。关节液糖含量减低，比血糖稍低，一般患者＜3.9 mmol/L。关节液中还有RF可阳性、免疫复合物滴度升高、补体水平降低等改变。关节液检查能起辅助诊断作用。

（二）关节镜及病理检查

关节镜、病理检查主要对象为滑膜，检查关节则以膝关节为主。

❶ 关节镜检查

类风湿关节炎早期的滑膜改变为非特异性，和一般滑膜炎一样，仅为滑膜充血、肿胀，有的滑膜绒毛增生，而其他关节内组织，如关节软骨面、半月板等无明显改变，诊断比较困难。进入渗出期可见有混浊细长绒毛增生、发红、水肿，有丝状、膜状及不规则块状渗出称之为"纤维素"。病程进展时，绒毛呈模样息肉或块状增生，关节腔内可见纤维素坏死的沉积。进入慢性期，则滑膜有纤维组织修复性绒毛新旧交替。

❷ 病理检查

典型的改变为淋巴滤泡形成，类纤维蛋白变性和炎性肉芽肿形成，滑膜中还有IgG、IgM、补体及RF的沉积。

（三）影像学检查

1 X线检查

类风湿关节炎的X线表现，可因受累关节、病变程度和病程的不同阶段有较大差异，目前一般分为四期，即骨质疏松期、关节破坏期、严重破坏期及强直期。

（1）骨质疏松期：主要表现为关节肿胀、骨质疏松、无关节破坏征象。X线检查可见关节软组织肿胀，早期表现为局限性骨质疏松，严重时长骨干骺端、关节周围弥散性骨质疏松。

（2）关节破坏期：主要表现为明显骨质疏松，关节间隙轻度狭窄，严重者可见局限性软骨下骨侵蚀破坏。早期仅有关节间隙轻度狭窄，较严重者则关节面边缘模糊不清，凹凸不平或囊状透亮区。

（3）严重破坏期：关节间隙明显狭窄，多处软骨下骨破坏，广泛骨质疏松，关节变形。X线检查关节间隙尚可见，骨质广泛明显疏松，关节呈现不完全性或完全性脱位，关节变形。

（4）强直期：关节间隙完全消失，关节融合、强直。关节呈畸形位纤维性或骨性强直，在大关节可见骨质增生或硬化表现，关节功能严重障碍或全部丧失。

2 CT和MRI检查

CT对软组织的分辨能力远高于常规X线检查，且有助于早期发现骨侵蚀病变，特别是对一些关节畸形明显，且平片难以显示病变者可选用CT检查，如类风湿关节炎引起髋关节中心性脱位，颈椎寰枢关节受累。MRI对显示关节渗出的敏感性及以此判断疗效方面优于其他影像学检查，还可显示关节内软骨、肌腱、韧带、滑囊和脊髓等改变。许多研究表明MRI对发现类风湿关节炎患者的早期关节破坏很有帮助。目前随着影像学的发展及整个社会生活水平提高，CT、MRI逐渐已用于类风湿关节炎患者的临床检查，对早期诊断类风湿关节炎应该会有很大的帮助。

3 高频超声检查

高频超声检查对软组织特别是含液体的软组织细微结构具有很高的分辨力，它能弥补X线检查对关节滑膜及周围软组织病变不敏感，不能显示类风湿关节炎早期改变的缺陷。因此高频超声检查是显示类风湿关节炎关节病变敏感而准确的方法，在显示滑膜渗出积液、滑膜增厚、血管增殖及早期骨质侵蚀等方面明显优于X线检查。

四、诊断标准

1988年，中华医学会第三次全国风湿病学术会议上，建议采用1987年美国风湿学会在第51届年会上修订的诊断标准作为我国的类风湿关节炎诊断标准。诊断标准如下：

（1）晨僵至少1 h（＞6周）。

（2）3个或3个以上关节肿胀（＞6周）。

（3）腕、掌指关节或近端指间关节肿胀6周。

（4）对称性关节肿胀（＞6周）。

（5）皮下结节。

（6）手的X线改变。

（7）类风湿因子阳性。

如具备四项以上指标即可确诊。

五、临床治疗

（一）活动期治疗

本期康复医疗的总方针是缓解疼痛，防止或矫正畸形，控制炎症和全身症状，恢复和改善功能。

1 抗风湿性药物的选用

（1）第一线药物：常用有阿司匹林、布洛芬、吲哚美辛、萘普生、吡罗昔康等。这些药物主要作用为抑制炎症介质前列腺素的形成，因此不能改变本病原有的病理过程。应用时注意药物剂量个体差异较大，不能一概而论，应根据每个人情况选择用药与剂量。由于无法改变本病原有的病理过程，同一种药物应用数月无效，即应改换，如1~2年内一线用药无效则改为二线用药。

（2）第二线药物：如金霉素、青霉胺、氯喹等，这些药物能影响本病的原有病理过程。故在一线用药无效的情况下可改用二线用药。

（3）第三线药物：主要为免疫抑制剂，常用的硫唑嘌呤、环磷酰胺等。当前多用甲氨蝶呤（MTX），采用小剂量10~15 mg每周肌注1次。一般认为对一、二线用药无效者有一定效果。这类药物毒不良反应大，应用宜慎重。常用的联合治疗方案包括：甲氨蝶呤＋柳氮磺吡啶、甲氨蝶呤＋羟氯喹、柳氮磺吡啶＋羟氯喹。此外还有甲氨蝶呤＋硫唑嘌呤、甲氨蝶呤＋金诺芬、甲氨蝶呤＋柳氮磺吡啶＋羟氯喹、甲氨蝶呤＋来氟米特、甲氨蝶呤＋环孢素、环孢素＋羟氯喹等，其中甲氨蝶呤＋环孢素、环孢素＋羟氯喹被认为是难治病例的联合治疗方案。

（4）肾上腺皮质激素虽然用药后症状明显减轻，但并不能影响原有的病理过程。不良反应大，必须严格按适应证应用，切不可滥用。

（5）其他：如免疫调节剂左旋咪唑、胸腺素等可试用。血浆交换方法对重症患者有一定效果，青藤碱、昆明山海棠亦可用。雷公藤既有抗生育作用，又有免疫抑制作用，且出现疗效比较快，是一种比较有希望的药。应注意其毒不良反应。

2 运动与休息

适当的卧床休息结合全面主动运动的锻炼，对维持和改进关节、肌肉的功能，防止因长期卧床休息所造成的不良反应有一定好处。休息时间视病情而定。活动期患者需要完全卧床休息。某些患者持重关节受累即使不是活动期，也需有一定时间休息。关节处于炎症渗出期除卧床休息外，必要时用各种类型的夹板作短期固定，一般不超过3周。不论是否用夹板固定，每日均应在床上进行关节体操。休息是否适宜，可通过休息能否消除疲劳，消除关节局部炎症作为标准。

3 物理疗法

（1）温热疗法：其目的在于镇痛，消除肌痉挛，增大软组织的伸展性，有扩张局部血管使毛细血管内压上升、增大毛细血管通透性、增大胶原纤维伸展性作用。急性炎症期渗出明显，有发热等情况，不可使用。待炎症程度减退后可以逐渐加用。

（2）冷疗或寒冷疗法：用20℃以下温度作用于人体，具有促进血液循环、改善营养状态作用。短时间作用减少组织液的渗出和外溢；长时间作用促进组织水肿的吸收。能加速局部新陈代谢，还能增加胶原组织的弹性，软化僵硬的肌纤维组织，有利于肌肉的伸屈功能锻炼，改善挛缩关节活动度，促进功能恢复。还有镇痛作用。适用于急性炎症期。治疗时注意避免引起冻伤。

（3）水疗法：利用不同水温、压力，水中所含不同成分的理化特性作用于人体。急性活动期患者，全身浸浴温度以38~40℃为宜。有发热者不做全身水疗法。水疗法包括矿水浴、盐水浴、硫化氢浴、腐殖酸浴等。根据直流电离子导入方法的原理，急性期用枸橼酸钠、水杨酸钠等，也有合用锌离子导入。

（4）运动疗法：急性炎症期，关节肿胀，渗出明显，伴有全身症状的情况下，应当卧床休息。病变关节用夹板作短期固定。在此期外，患者每日坚持关节体操目的在于增大或保持关节的活动度。每次关节活动均应尽量达到最大限度。如果肌力无明显减弱，以主动运动为主。固定关节：除每日定期除去固定做关节活动范围训练外，在固定期间每日应做到长肌收缩练习，目的在于防止肌肉萎缩。按摩：病变关节及邻近软组织采用一定手法进行按摩。

（5）低频电疗法：直流电与直流电离子导入疗法，常用直流电离子导入法，如水杨酸负阴极导入。患者处于焦虑状态伴有自主神经功能紊乱者采用钙离子导入领区式或短裤式。低频脉冲疗法，具有止痛、促进血液循环、渗出物吸收作用。

（6）中频电疗法：干扰电疗法，有镇痛、缓解肌紧张、促使局部血液循环和渗出吸收作用，用于本病活动期。由于采用了将三路流动在三维空间的5 kHz的中频电流互相叠加交叉输入人体，形成立体干扰电。改善血液循环、减轻疼痛要优于普通干扰电。调制中频正弦电疗法，采用间调、变调，具有镇痛，改善局部血液、淋巴循环，消炎作用。活动期有炎症者可采用。

（7）高频电疗法：短波、超短波、微波在急性炎症消退后，可以由无热量转为微热量。微波如用较大剂量则有利于增强组织吸收，促进再生。

（8）光疗法：红外线有改善局部血液循环，促进局部渗出吸收，消肿止痛作用。急性炎症期应用小剂量。在急性关节炎症渗出期，选择红斑量紫外线关节局部照射，或肾上腺区照射，具有改善血液循环、消炎、脱过敏作用。激光治疗采用氦-氖激光，二氧化碳激光局部或穴位照射。

（9）磁疗法：选用旋磁或交变磁场法，有镇痛、消肿、消炎作用。

4 心理康复治疗

（1）支持疗法：使患者对医务人员有高度的信赖与配合。医务人员要同情患者，深入解释病情变化，安慰、鼓励、说服、开导，甚至在某些问题上应做出保证。

（2）心理疏泄：给患者以安静、舒适的环境，无任何干扰，使患者无所顾忌地倾诉其内心的烦恼、苦闷、委屈、忧虑，甚至对他人的怨恨、对生活的看法等。当患者内心之苦充分发泄之后，心情反而会舒畅些。此时可再给其他心理治疗方法。

（3）认识调整：对患者的错误认识、无端的焦虑给以解释。灌输正确的新认识，使患者作认识的自我调整，逐渐使旧的、错误的认识消除，建立新的认知，从而达到治疗目的。

5 预防畸形

（1）采取正确体位，如卧床时床垫不宜太软，取仰卧位，枕头不宜过高。前臂保持外旋，经常做上肢伸屈运动。可能时每日取俯卧位1~2次，每次5~20分钟。髋关节、膝关节尽量伸直。膝下不要垫置枕头等物，以免屈曲挛缩。踝关节避免下垂，因此脚尖避免受被褥压迫，必要时可用支架保护。

（2）采用预防变形的各种支具如夹板等。

（3）强化病变关节伸肌肌力，以对抗屈肌挛缩所致的畸形。

（4）已经产生畸形的病变关节，采用变形的矫正器，如适用于天鹅颈变形的近端指间关节屈曲辅助矫形器。

（二）稳定期治疗

1 运动与休息的调整

此期患者应由以休息为主逐渐转为以运动为主。

（1）病情趋于稳定后，患者关节活动范围练习由主动运动过渡到辅助运动，然后到被动运动。必要时做牵引，以增加关节活动范围。

（2）肌肉由等到长收缩转为等到张收缩。最后做抗阻运动以增加肌力。

（3）进行矫正练习，根据畸形的表现编制体操。用器械辅助运动加强因畸形而降低的肌力，改善韧带的牵扯，牵伸挛缩的肌肉和韧带，使躯体肌力恢复平衡动作协调。

（4）当患者可以起床时，应注意坐姿，避免跪坐、盘腿坐。座椅高矮需适宜，使两脚能平置于地面。坐时尽量紧靠椅背。站立时双眼平视，下颌回收，避免颈部前屈，肩部放松，避免驼背和弯腰，使脊柱保持生理弯曲。髋膝关节不要屈曲，把体重平均分配在左右两脚。行走时，上肢肌肉要放松，举步时两手适当摆动。摆动期要注意脚尖离地面，不要拖着肢走路，也不要伸膝举步。在支撑期要尽量避免膝和髋关节屈曲。避免腰椎前屈。

（5）一些稳定期患者还可采用传统的运动疗法，如气功，一般采用松静功，其特点是练气时结合练意，默念"松静"二字，逐步用意识使全身放松。有精神分裂症、精神忧郁症、癔症、高热大出血等患者禁做气功。个别患者心理反应处于抑郁状态，应当慎重。太极拳是由练身、练意、练气三者结合而成。"练身"即全身放松，动作柔和和缓慢，根据自己身体情况动作由易到难，由简到繁地进行。"练意"是指练拳时心静神凝，专心一致，使大脑神经得到休息，做到身心俱健。"练气"是指练拳时达到自然深呼吸，特别是腹式深呼吸，从而起到康复医疗作用。

（6）训练时应该注意的问题：即使病情处于急性期，病变的关节每日也要进行1~2次允许范围的关节活动，防止关节粘连。任何一种运动进行之后，如果在24 h内疼痛加重，关节肿胀，僵硬感增加，即应减量或改进方法。合适的运动不会使疼痛加剧。即使慢性期也不要进行连续一个小时以上的锻炼，中间需有短时间的休息。锻炼期间如有肌肉痉挛，应停止活动。主动运动量过大时，也可出现肌肉萎缩。各种运动应当缓慢地循序渐进，不应操之过急。各种锻炼后，一定要有对等的休息时间。

❷ 药物与理疗的调整

急性活动期为了有效迅速控制全身症状与局部炎症，除了卧床休息外，应以药物治疗为主。随着病情的稳定，抗风湿药物逐渐减量直至完全停用。而物理治疗则应增加，以解决功能障碍的问题。前者以一般非甾体抗炎止痛药为主，后者可能考虑：

（1）中频电疗法：中音频电疗具有软化瘢痕和松解粘连的作用，对慢性炎症所致的粘连有一定治疗作用。

（2）高频电疗法：中短波治疗选用温热量。

（3）超声波疗法：与其他理疗合用，能取得比单一治疗更好的效果。如超声与弱直流电或间动电流复合应用。

（4）温热疗法：本期患者可用各种温热疗法，如热袋疗法、石蜡疗法等。

（5）水疗法：包括部分药浴、电水浴等。所用水温较活动期略高。为了增加关节的活动范围，在全身水浴的同时可进行医疗体操。或施行按摩、各种手法治疗，对关节功能恢复、改善畸形均有良好的作用。

❸ 心理的康复

（1）首先需要人们理解残疾和残疾给患者带来的痛苦和困难，特别是医务人员，他们的任何言行都会直接影响到患者的心理活动。其次是家庭成员，他们是患者出院后接触最密切的人。如出院后仍然能受到同样良好的待遇，患者心理变化能持续改善，病情随之好转，可行到最大限度的康复。

（2）需要被支持和提供有效的康复医疗措施。需要给予合适的生活安排。要给予广泛及时的信息。要有合理的特制和商品供应，以适应残疾人日益增多的需要。要给残疾人提供文化、娱乐活动的方便条件。

（3）各种治疗必须切合患者的实际情况，心理治疗和肢体伤残治疗应同步进行。医务人员以自己高超技术、良好医德、上乘的服务态度取得患者的信任与合作。在日常医务工作中同时进行广义的心理治疗，包括支持疗法、暗示疗法、心理疏导、合理生活制度、适当文体活动、力所能及的社交活动、适合患者水平的文化学习。这些都可充实患者的生活，使他们从忧虑、抑郁状态解脱出来，达到心理治疗目的。

❹ 作业疗法

（1）自助具、支具的选用：自助具是代偿或补充肢体功能的一种小工具。类风湿性关节炎患者只有经过日常生活活动训练后仍不能恢复的情况下才使用这些工具。如不经过认真的训练，轻易使用自助具，会助长关节挛缩和肌力的下降，同时患者也会产生依赖思想，反而有害。自助具要结合患者肢体功能障碍的情况进行设计和制造，如关节活动范围受限制，不能将食物送至口中，此时可用长柄勺、长柄筷。

（2）日常生活训练：日常生活训练是处于物理疗法和作业疗法之间的康复内容。属于物理疗法范围的床上动作有从床上起身、坐位、立位，从床上向轮椅移动以及步行等；属于作业疗法范畴的有穿脱衣服、进食、整容、排便、入浴以及家务活动等。

第二节　强直性脊柱炎

强直性脊柱炎（ankylosing spondylitis，AS）是一种主要累及中轴骨骼的慢性炎症性疾病，本病的标记性特点是骶髂关节炎。以脊柱炎为主要病变者称原发性AS，伴发反应性关节炎、银屑病、炎症性肠病等则称继发性AS。这里讨论的是原发性AS。

骶髂关节炎放射学特征性标志在诊断中的重要性，可从对本病的认识及诊断标准修订的过程中得到比较充分的了解。研究证明，脊柱弯曲只见于本病晚期阶段，且见于少数严重病例。能客观反映本病早期变化者为骶髂关节炎。

一、发病特点

AS曾被认为在男性多见，国内资料男女之比为10.6：1。现在有报道提出本病在两性的分布上几乎相等，只不过女性发病常较缓慢，病情较轻。发病年龄在15~30岁，30岁以后及8岁以下的儿童发病者少见。患病率在欧洲的调查为0.05%~0.23%，在美国为0.13%~0.22%，在日本国内为0.05%~0.2%，在我国约为0.4%。按我国初步调查的患病率推估，我国AS患者至少有400万例。20世纪70年代发现AS患者与人类白细胞抗原−B27（HLA−B27，简称B27）密切相关。B27阳性率在我国一般人群为5%~7%，在AS患者达90%以上。有报道在7例B27（＋）AS先证者的一级亲属中，B27（＋）者占48.5%和AS的患病率占24.2%，明显高于一般人群，说明AS有家族聚集倾向。

二、病因

（一）遗传

遗传因素在 AS 的发病中起作用。AS 的 HLA-B27 阳性率高达 96%，其直系亲属 HLA-B27 阳性率达 58%，而普通人群仅 4%。

（二）感染

本病常并发前列腺炎、溃疡性结肠炎。盆腔感染经淋巴途径播散到骶髂关节，再经脊椎静脉丛播散到脊柱，可能引起本病。

（三）自身免疫

60% 的 AS 患者血中补体增高，血中有免疫复合物。IgA、IgG、IgM 和 C4 水平均增高。

三、发病机制

研究发现，虽然 HLA-B27 与 AS 密切相关，但并不代表 HLA-B27 阳性的个体一定会患 AS，相反，大约 80% HLA-B27 阳性者不发生 AS，以及大约 10% 的 AS 患者 HLA-B27 阴性，因而遗传因素与环境因素相互作用导致 AS 的发病已成为共识。环境因素一般认为和感染有关，有人发现 AS 患者大便中肺炎克雷伯菌检出率为 19%，较对照组明显升高；在 AS 活动期中肠道肺炎克雷伯菌的携带率及血清中针对该菌的 IgA 型抗体滴度均较对照组高，且与病情呈正相关。关于 HLA-B27 与 AS 的相关机制还不是很清楚，近年来许多学者通过大量的研究提出了一些假说，如分子模拟学说、关节源性致病肽学说及 T 细胞抗原受体学说等。这些学说均有一定的理论和实验依据，但也有局限性，均不能完整地阐明 AS 的发病机制，有待进一步研究。

四、病理改变

AS 关节变化是以肉芽肿为特征的滑膜炎。伴以纤维化和骨化、滑膜增厚，巨噬、淋巴和浆细胞浸润。病变原发部位是韧带和关节囊的附着部。病理改变是韧带附着病变，导致韧带骨化形成、椎体方形变、椎骨终板破坏、跟腱炎和其他改变。韧带、关节囊附着部的炎症使骨质破坏、缺损，被含有淋巴和浆细胞的结缔组织取代，填充与修补的网状骨在侵蚀的骨表面形成韧带骨化。随后，网状骨再塑形，形成板状骨，髂骨、大转子、坐骨结节、髌骨表面等韧带附着处均可发生同样病变。椎间盘纤维环前外侧外层纤维中形成的韧带骨化不断纵向延伸，最后成为相邻两个椎体的骨桥。

随着病变进展和演变，关节和关节附件出现骨化倾向。早期韧带、纤维环、椎间盘、骨膜和骨小梁为血管性和纤维性组织侵犯，被肉芽肿组织取代，致关节破坏和骨质硬化。

修复后，最终发生关节纤维性和骨性强直，椎骨骨质疏松，肌肉萎缩胸腰椎后凸畸形。椎骨的软骨终板和椎间盘边缘的炎症，最终引起局部骨化。心脏病变有侵犯主动脉瓣尖、主动脉窦后上方主动脉外膜瘢痕组织和内膜纤维性增大。瘢痕组织扩展至主动脉基底部下方，产生主动脉下纤维嵴。病变累及二尖瓣小叶引起二尖瓣关闭不全。肺部病变为斑片状肺炎伴圆细胞和成纤维细胞浸润，进展至肺泡间纤维化伴玻璃样变。

五、临床表现

AS好发于16~25岁青年人。起病隐袭，进展缓慢。早期症状常为下腰痛和僵硬，可伴乏力、食欲减退、消瘦和低热等。起初疼痛为间歇性，后变为持续性。后期炎性疼痛消失，脊柱大部强直，可发展至严重畸形。女性患者周围关节侵犯较常见，进展较慢，脊椎畸形较轻。

（一）骶髂关节

最早为骶髂关节炎，后发展至腰骶部、胸椎及颈椎。下腰痛和僵硬常累及臀部、大腿，但无神经系体征。AS下腰痛可从一侧转至另一侧，直抬腿试验阴性。直接按压骶髂关节或将其伸展，可引起疼痛。有时只有骶髂关节炎的X线征而无症状和体征。

（二）腰椎

下腰痛和活动受限多是腰椎受累和骶髂关节炎所致。早期为弥漫性肌肉疼痛，以后集中于腰骶椎部。腰部前屈、后伸、侧弯和旋转均受限。腰椎棘突压痛，腰背椎旁肌肉痉挛。后期有腰背肌萎缩。

（三）胸廓、胸椎

腰椎受累后波及胸椎。可有胸背痛、前胸和侧胸痛。胸部扩张受限。胸痛为吸气性，可因咳嗽、喷嚏加重。主要由于肋椎关节、肋骨肋软骨连接处、胸骨柄关节和胸锁关节受累。胸廓扩张度较正常人降低50%以上。

（四）颈椎

早期可为颈椎炎。由腰胸椎病变上行而来。可发生颈-胸椎后凸畸形，头常固定于前屈位。颈后伸、侧凸、旋转可受限。可有颈椎部疼痛，沿颈部向头部放射。神经根痛可放射至头和臂。有颈部肌肉痉挛，最后肌肉萎缩。

（五）后期脊柱改变

颈部固定于前屈位，胸椎后凸畸形，胸廓固定，腰椎后凸畸形，髋和膝关节屈曲挛缩是AS后期特征性姿势。此期炎症疼痛消失。但可发生骨折，一般为多发性。由于畸形，X线不易发现骨折位置，需特殊位置检查。

（六）周围关节

周围关节受累率为肩和髋40%，膝15%，踝10%，腕和足各5%，极少累及手。肩和髋关节活动受限较疼痛突出，早期滑膜炎期，即活动受限，随着病变进展，软骨退变，关节周围结构纤维化，关节强直。

（七）关节外病变

AS可影响多系统，伴发各种疾病。多在AS发病后出现，少数在发病前出现。

① 心脏病变

脊椎炎较重并有全身和周围关节病患者心脏病变常见。表现主动脉瓣闭锁不全，心脏扩大和房室传导阻滞，并可发生阿–斯综合征。

② 眼部病变

结膜炎和虹膜炎的发病率可达25%，眼部侵犯在周围关节病者较常见。病程越长，发生虹膜炎的机会越多。

③ 肺部病变

肺上叶纤维化是AS的后期并发症，表现为咳嗽、咳痰和气喘。X线检查示双肺上叶弥漫性纤维化，可有囊肿形成与实质破坏，类似结核，应加以区别。治疗常无效，多在大量咯血后死亡。中医养肺滋阴法有效。

④ 慢性前列腺炎

⑤ 淀粉样变

为少见并发症。有蛋白尿时应疑为此症。

⑥ 肾脏病变

AS患者的肾小球功能无明显异常。

⑦ 神经系统病变

AS后期可发生马尾神经受侵犯。表现为隐袭起病的下肢或臀部疼痛，伴感觉和运动功能障碍，出现膀胱和直肠症状。其他有颈椎脱位和骨折引起的脊髓压迫症状，以及椎间盘炎引起的剧烈疼痛。

六、辅助检查

（一）物理检查

（1）脊柱检查可以发现肌肉痉挛和正常脊柱前凸消失，前屈受限的程度可以通过测量屈曲时两点间分散度（distraction）来获得，下点位于腰骶关节水平，上点在下点的10 cm水平，在正常人中，这条10 cm长的分散度是5~8 cm，未经治疗的脊柱炎患者只有0~6 cm。脊椎侧弯也可通过测量反向侧弯时的分散度来获得，在腋中线画一条20 cm长的线，此时正常人的分散度变化在5~20 cm，脊柱炎患者为0~7 cm。

（2）周围关节受累，尤其是下肢，可见于20%~30%的某些阶段的患者。肩关节和髋关节的炎性疾病可以导致进行性功能丧失，附着端病变的表现包括足底筋膜炎、骨软骨炎和阿基里斯（Achilles）腱鞘炎。

（二）X线检查

❶ 骶髂关节X线征

X线征为早期表现，骶髂关节炎的X线征分为5级：0级为正常；Ⅰ级为可疑骶髂关节炎；Ⅱ级为骶髂关节边缘模糊，略有硬化和微小侵蚀病变，关节间隙轻度变窄；Ⅲ级为骶髂关节两侧硬化，关节边缘模糊不清，有侵蚀病变伴关节间隙消失；Ⅳ级为关节完全融合，呈强直状态，伴有或无残存的硬化。早期X线征还可有骶髂关节边缘骨皮质断裂，呈斑点状或块状骨质脱钙，骨质侵蚀。病变进行关节间隙略增宽，关节轮廓模糊，以后关节边缘呈现锯齿状，参差不齐，关节间隙变窄，关节区域浓淡不均。骶髂关节逐渐有骨小梁相互伸延。最后关节完全融合，关节腔消失。

❷ 脊柱病变X线征

脊椎普遍性骨质疏松，严重时，可引起椎体压缩性骨折。还可有椎小关节模糊、椎体骨小梁模糊，是脱钙所致。椎体方形变，腰椎的正常前突弧度消失而变直。病变演进，侵蚀性病变扩展，侵犯腰椎、胸椎、颈椎椎间小关节。后期椎间盘间隙钙化，特别是纤维环和前纵行韧带钙化和骨化，韧带骨赘形成，将相邻椎体连合，呈现竹节样变，椎间小关节融合。脊椎关节可完全强直。

❸ 脊椎外关节X线征

髋和肩关节间隙显著变窄，可有韧带附着部新骨形成，包括跖骨骨赘和跟腱附着处骨膜炎。

（三）CT检查

骶髂关节CT检查在一定程度上提高了对本病的早期诊断率。然而，应该强调以下几点。

（1）X线双骶髂关节正位相仍不失为AS的基本放射学检查手段，临床上一般照骨盆正位相。因为骨盆正位相除可了解骶髂关节外，还可显示双侧髋关节以及其他部位如耻骨联合、坐骨结节、髂峰等的情况，有利于了解更多的信息。对于不典型病例，还便于排除其他疾病。在临床经治病例中，腰椎和髂骨新生物、致密性髂骨炎等，均曾见到。

（2）不是所有AS患者均需进行骶髂关节CT检查，因为Ⅲ级或Ⅲ级以上的放射学骶髂关节炎，一般放射学医师和风湿病学医师都可以诊断，且不同观察者读片结果差异不大。对临床高度可疑，骨盆平片正常或不能确定，以及骨盆平片显示Ⅱ级骶髂关节炎者，为进一步确诊，才需行CT检查。因为骶髂关节结构复杂，耳状面不但不在同一平面上，且形状不规则，因人而异。加之盆腔内容物如肠管、肠气、粪块等的干扰，早期骶髂关节炎较难识别，即使是有经验的放射学医师之间，包括同一放射学医师不同时间读片，结果都可能发生较大差异，故需借助CT确定。

（3）了解骶髂关节CT的正常变异，排除其他可能引起CT异常表现的临床情况。CT骶髂关节炎尚无统一分级标准，一般采用纽约标准的5级分类法。值得注意的是，国内外关于不同年龄组正常人CT骶髂关节检查的报道不多，因此认识其正常变异十分重要。

骶髂关节实际上包括滑膜关节和韧带连结两部分，前者见于前下部1/3~1/2部分，其他部位为韧带连结。骶髂关节炎见于滑膜关节则为滑膜炎；见于韧带部则为附着点炎。早期骶髂关节炎见于真正滑膜关节部位，韧带部没有软骨、关节囊或滑膜，其在AS的病理表现为韧带炎症和钙化。国外报道和作者研究均表明，30岁以上的正常人，髂骨端不均一的硬化、关节间隙局限性狭窄，以及关节附近边界清楚、有清晰硬化边的小囊变都不应视作病变表现。年长者髂骨面边缘常见模糊，韧带部骨皮质尤其是骶骨面边缘常不规则，酷似侵蚀，应予注意。

年老者骶髂关节骨关节炎可表现为关节间隙狭窄、软骨下骨硬化、关节前缘骨质增生，以至形成骨桥，易与骶髂关节炎混淆。原发性弥漫性骨肥厚也可出现类似情况。其他如甲状旁腺功能亢进的代谢性疾病、盆腔内感染、新生物等，也可引起类似AS骶髂关节炎的放射学表现，这里不再赘述。

（四）实验室检查

疾病活动期82%的患者有血沉增快，半数以上的患者血清C反应蛋白增高，42%的患者有轻度低色素性贫血。类风湿因子的阳性率不高于正常人群。40%~73%的患者IgG、IgA和IgM增高。HLA-B27阳性率高达96%。有学者指出，39%的AS血清抗黑腹果蝇多线染色体位点93D抗体阳性，称之为AS的标记性抗体，但在其他实验室未得到重复性结果。最近，国内用人工合成含有肺炎克雷白杆菌固氮酶与HLA-B27抗原分子模拟的6个氨基酸片段的18肽作为抗原，用ELISA试验测定血清抗18肽抗体，AS患者的阳性率达42%，其中B27阳性者该抗体水平均增高。HLA-B27检测不能作为确诊的依据。自发现AS与HLA-B27强相关以来，激发了人们对本病的兴趣，也为本病的诊断提供了新的线索。对疑似或不典型病例，HLA-B27的检测大大增加了诊断的可能性。例如在高加索人种，HLA-B27对AS诊断的特异性和敏感性均达92%。然而，HLA-B27不能作为AS的"常规性"、"诊断性"或"确诊性"检验手段，更不能替代骶髂关节炎的存在与否。这是因为，慢性腰腿痛是一种极常见症状。国内许多学者的流行病学研究证明，人群中10%以上存在腰痛症状，而HLA-B27阳性率为4%~8%，AS的患病率仅2‰左右。也就是说，一般人群中，每1 000人中约有100名慢性腰痛，40~80名HLA-B27阳性，而AS仅2名左右。何况还有10%左右AS患者HLA-B27阴性。因此，在缺乏肯定的放射学骶髂关节炎的情况下，即使存在类似AS的临床症状和体征，同时具有HLA-B27阳性，也不能确诊AS。

七、诊断

该标准要求的必要条件是患者有X线片证实的双侧或单侧骶髂关节炎，并分别附加下列临床表现中1条或1条以上。①腰椎三个方向的运动（前屈、侧屈和后伸）受限。②腰背疼痛史或现在症。③胸廓扩展受限，在第4肋间隙测量小于2.5 cm。④腰痛、晨僵3个月以上，活动改善，休息无改善。⑤腰椎额状面和矢状面活动受限。⑥胸廓活动度低于相应年龄、性别的正常人。HLA-B27没有必要作为常规临床试验。由于正常人群的B27阳性率可达4%~8%，HLA-B27阳性虽可作为诊断AS的支持性证据，但无诊断意义。阴性时不能排除诊断。AS是血清阳性脊柱关节病的原型。在诊断AS时必须排除其他与骶髂关节炎相关联的脊柱关节病（如银屑病关节炎、赖特综合征等）。

八、鉴别诊断

（一）与类风湿关节炎鉴别

AS男性多发而类风湿关节炎女性居多；AS无例外地有骶髂关节受累，类风湿关节炎则无；AS为全脊柱自下而上地受累，类风湿关节炎只侵犯颈椎；外周关节炎在AS为少数关节、非对称性，且以下肢大关节为主，在类风湿关节炎则为多关节、对称性，四肢大小关节均可发病；AS无类风湿关节炎可见的类风湿结节；AS的血清类风湿因子均为阴性，而类风湿关节炎的阳性率占60%~95%。此外，AS以HLA-B27阳性居多，而类风湿关节炎则与HLA-DR4阳性相关。AS和类风湿关节炎并不互相排斥，两种疾病发生在同一患者的机遇为1/200 000~1/10 000。

（二）女性强直性脊柱炎特点

AS发生在女性常被延迟诊断或误诊。骶髂关节炎在两性发病相等，只是进行性疾病在男性更为多见。女性的病情较轻，更容易发生外周关节受累，但髋关节较少发病，有时被误诊为类风湿关节炎。国外调查，大多数女性患者的病程不受妊娠的影响，对新生儿亦无危害。

（三）幼年强直性脊柱炎特点

16周岁以前发生的AS称为幼年强直性脊柱炎。国外估计幼年强直性脊柱炎的患病率大于33/100 000。

另外，10%的成人AS系在儿童期发病。由于幼年强直性脊柱炎患者早期缺乏成人强直性脊柱炎所具有的腰骶部疼痛症状及骶髂关节炎X线征象，致使诊断发生困难，并常被误诊为幼年类风湿性关节炎少关节型。迄今，幼年强直性脊柱炎尚无统一的诊断标准，归纳临床上有以下特点。

（1）患者发病年龄多在8岁以上。

（2）男性占绝对多数。

（3）外周关节几乎必定受累，并常作为第一症状。关节炎初期虽有少关节非对称性及多关节对称性之分，但均以下肢关节居多，尤其是膝、髋及踝关节。

（4）髋关节受累者多数出现破坏性病变，为本病致残的主要原因。其他关节受累则预后良好。

（5）足跟痛及肌腱端炎是本病的主要特征之一，尤其在少关节发病者多见。

（6）腰骶部疼痛及骶髂关节炎是本病的主要表现，通常在发病后几个月到几年出现。

（7）HLA-B27阳性率可达90%，对诊断本病有意义。

（8）类风湿因子和抗核抗体阴性有利于诊断。

（9）有脊柱关节病的家族史。

幼年强直性脊柱炎和幼年类风湿关节炎为两种不同的疾病，治疗方法和转归不尽相同。临床上对8岁以后发病的关节炎（尤其是男性），不论早期受累的关节数目多少及有无腰骶部不适，应当考虑幼年强直性脊柱炎的可能性，并常规进行骶髂关节X线片及HLA-B27检查，及早确定诊断。

九、畸形评估

为了改善AS患者的视野、呼吸功能、平衡、坐姿、吞咽功能及行走要求，常常需要进行畸形矫正，术前畸形的评估非常重要。髋关节屈曲挛缩、腰椎前凸消失、进行性的颈胸部脊柱后凸加重都是AS患者致残和后凸畸形的因素。因此AS患者的临床和影像学畸形评估是术前设计的主要组成部分。畸形的评估有助于脊柱截骨平面和矫形角度的确定，以及是否同时进行全髋关节置换手术的适应证判断。

（一）临床评估

AS后期颈椎僵直，不能屈曲后伸，严重的胸椎后凸畸形也会造成患者平视障碍。注视范围和躯干整体平衡的评估和手术方案的制定对术后效果和患者满意度的预测有很大指导意义。颏眉角、注视角和枕壁间距主要用于评估脊柱的功能性畸形。颏眉角和注视角主要用于评估平视视野范围，颏眉角是在患者髋膝关节完全伸直情况下下颏和眉弓连线与铅垂线形成的角度，注视角是颏眉角的余角，两者的正确矫正可以客观上改善患者的水平注视能力。枕壁间距主要用来粗略估计患者的矢状位平衡，保证患者的臀部和足跟紧靠墙壁、膝髋关节伸直位。测量枕部和墙壁之间的水平距离即为枕壁间距，其正常值为0~2 cm。屈曲挛缩角度用于评估髋关节屈曲挛缩的程度、辅助术前截骨方案的设计，测量时患者平卧、腰部平直，测量股骨干和水平面的夹角即为屈曲挛缩角度。尽管矢状位平衡和视野改善是AS脊柱畸形手术的两个主要目标，但这两者是不同的概念，且截骨平面对这两个参数的影响并不相同。为了单纯追求矢状面平衡而进行大角度的截骨矫形是不可取的，术前应严格设计手术方案，协调注视能力和矢状位平衡的矫形，以便达到最佳的疗效和患者满意度。

（二）影像学评估

AS患者畸形程度可以通过影像学测量畸形角度来评估。目前畸形测量的方法尚未统一，但常用的术前畸形角度的测量包括整体后凸角度和脊柱局部畸形角度。脊柱整体后凸角度的测量是使用标准的全脊柱侧位X线片，分别沿T_4上终板和L_5下终板画线，测量两者相交的Cobb角。腰椎截骨矫形时整体后凸角度与腰椎前凸的矫正度数密切相关，因此整体后凸畸形的角度评估对腰椎截骨有很好的指导价值。

脊柱局部畸形的角度评估方法主要包括胸椎后凸与腰椎前凸角度测量和截骨部位后凸角度测量。胸椎和腰椎的畸形主要通过测量T_{1-12}和$L_1 \sim S_1$ Cobb角进行评估。截骨部位后凸角度是测量截骨部位上一椎体上终板和下一椎体下终板画线后相交的Cobb角。

正常脊柱在矢状面平衡时中心恰好位于S_1椎体的前方。侧位X线片上从C_7椎体中心画1条铅垂线应恰好和S_1椎体前缘接触。手术前矢状面的平衡主要依据髋膝关节完全伸直时测量脊柱侧位X线片上的C_7或T_1铅垂线和骶骨前角之间的距离进行评估，冠状面的平衡主要通过测量脊柱前后位X线片上C_7或T_1铅垂线和骶骨正中线之间的距离评测。正常个体可以通过改变骶骨的倾斜度以及髋、膝、踝关节的屈曲伸展来代偿轻度的矢状位失衡。而在AS患者中，由于以上部位的活动度丧失，正常的代偿机制不能有效发挥作用。由于AS患者髋关节受累情况不同，为消除下肢不同位置对矢状面垂直轴（sagittal vertical axis，SVA），即C_7铅垂线的影响，采用骶骨终板角（sacral endplate angle，SEA）在40°的位置模拟髋关节的0°体位，并拍摄侧位X线片进行矢状面垂直轴的相关测量和术前方案的设计。

十、治疗

目前的药物治疗方法很多，品种也较多，没有公认和确切的方案。下面是一些学者采用的药物。

（一）非甾体抗炎药物（NSAID）

这类药通过抑制还氧化酶的活性阻止前列腺素的合成，进而产生抗炎的效应，迅速缓解患者的腰背痛及由其他附着点炎症引起的疼痛，减轻关节肿胀和疼痛，提高生活质量。因而在AS的早期治疗中常为首选。NSAID种类繁多，吲哚美辛缓解AS的疼痛疗效较其他NSAID更为显著。NSAID通常需使用2个月左右，待症状控制后可逐渐减量至停用。这类药的常见不良反应主要是胃肠道不适，严重时甚至可危及生命，在用药过程中应严密观察。

（二）改善病情药物

由于NSAID并不能阻止疾病的进展，因而改善病情药物在确诊后应尽早使用。

1 柳氮磺吡啶（SASP）

国外学者认为，SASP可改善AS患者的关节疼痛，并降低血清IgA水平，对改善AS患者的外周关节炎有效，并对本病并发的前葡萄膜炎有预防复发和减轻病变的作用。目前在国内，对已诊断为AS的患者无论病程长短、轻重以及是否有外周关节受累，SASP均为首选。对于脊柱已发生"竹节"样变又无外周关节炎的患者，SASP的治疗并不能起到预期的效果，反而会带来药物不良反应的危险。SASP推荐剂量为每天2 g，起效慢，通常为4~6周，常见的不良反应包括胃肠不适、皮疹、血液系统损害等。对磺胺过敏者禁用。

2 甲氨蝶呤（MTX）

与SASP一样，MTX也仅对外周关节炎、腰背痛、虹膜炎有效，而对中轴关节炎的疗效经对比研究发现并无改善作用。临床上对病情重，特别是有髋关节受累，用SASP效果不显著时采用。MTX的治疗，目前国内外多采用小剂量，即每周7.5~15 mg。普遍认为，小剂量的MTX疗效肯定，长期使用耐受性好，不良反应小。主要的不良反应是胃肠道不适、肝功损害、肺间质纤维化、血细胞减少以及脱发等。

3 沙利度胺（反应停）

该药最初应用于治疗妊娠呕吐，后来发现有抗血管生成的作用，因而又应用于多种肿瘤的治疗，如多发性骨髓瘤等。近来，通过对反应停的研究发现，除有上述作用外，反应停还具有免疫调节作用，尤其是抗肿瘤坏死因子-α（TNF-α）的作用。而TNF-α在AS的发病中起了重要的作用。AS用反应停治疗3~6个月时某些炎性指标明显下降，但停药后易复发。该药主要的不良反应有嗜睡、肝肾功损害、血细胞的减少及外周神经炎。

4 云克（^{99}Tc-亚甲基二磷酸盐）

可通过低价锝得失电子而不断清除人体内自由基，保护超氧化歧化酶的活力，并可抑制白细胞介素-1β和TNF-α等致炎因子的活性及免疫复合物的形成，因而可控制AS的发展。其他药物如雷公藤总苷等亦可用于AS的治疗。

（三）糖皮质激素

少数对NSAID反应欠佳，而改善病情药又未完全起效时可使用小剂量的激素治疗，甚至可冲击治疗。但是目前在AS治疗方面，激素主要还是应用于局部，如在CT引导下行骶髂关节的注射，部分患者可改善症状，疗效可持续3个月左右。对本病并发的单关节炎及附着点炎症也可局部使用激素。但是激素并不能改善病程，相反，若长期使用会带来许多不良反应。

（四）生物制剂

研究发现，AS患者血清TNF-α浓度明显升高，骶髂关节组织中亦存在TNF-α，因而近来已开始用针对TNF-α的生物治疗，取得了较为肯定的疗效。目前已使用的两种生物制剂是英夫利西和益赛普。

1 英夫利西（Inflixinad）

是一种TNF-α的单抗，5 mg/kg，静脉滴注，间隔4周重复1次，通常使用3~6次。治疗后患者的外周关节炎、肌腱端炎、腰背痛及血沉、C反应蛋白等均显著改善。最近脊柱核磁共振影像学随访结果显示，Inflixinad对脊柱急慢性病变的进展也有明显作用。

2 益赛普（Etanercept）

是一组人可溶性肿瘤坏死因子受体，能可逆性地与TNF-α结合，竞争性抑制TNF-α与其受体结合，迅速改善临床症状及实验室指标。用法为25 mg皮下注射，每周2次，连续4个月。

目前国内也开始使用上述生物制剂，并积累了一些临床经验。但远期疗效如何，对中轴关节的影像学是否有改变，这些均还需作长期的观察研究。此类药物的不良反应主要为感染及注射部位皮肤的过敏反应，是否会增加肿瘤的发生，目前的资料表明，5年内肿瘤的发生并未增加，还有待于进行长期的观察。

（五）个体程序化治疗

针对强直性脊柱炎有停留在任何一个时期和病程可能数年到数十年的特点，诊断一经做出就应给予系统和全面的治疗，不正规和非系统的治疗均不利于患者的好转和恢复，在一定程度上还助长了其病情顽固和致残率高的结果。提出程序化的治疗方案，程序化治疗的实质是根据病情是否稳定和患者脊柱畸形程度，来决定所采取非手术治疗的具体内容和手术治疗的具体方式，因人而异。程序化治疗见图9-1。

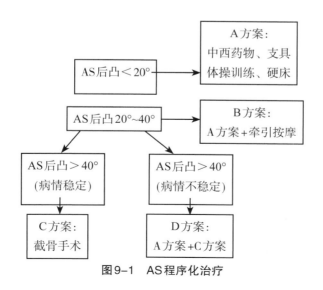

图9-1　AS程序化治疗

（1）早期患者脊柱后凸小于20°（Cobb法）时，多数为进展期，属活动性患者，治疗以非手术治疗为主，采用中西药物相结合口服为宜。药物治疗以蚂蚁制剂为主药口服，药丸用广西产似黑多刺蚁（Polyhachisvina）的干燥粉末加蜂蜜制成，每日3次，每次1丸，每丸含生药2克，4周为一个疗程，连续口服3个疗程。对于疼痛较重和血沉＞60 mm/h者加用戴芬（双氯芬酸钠双释放肠溶胶囊）75 mg，每日1次；或芬必得0.6g，每日2次；或双氯芬酸25 mg，每日3次，用2周即停，以免产生不良反应。以蚂蚁为原料制成的中药丸剂，具有补肾壮骨、舒筋通络、祛风除痹的功效。蚂蚁制剂无毒或毒性极小，使用安全可靠，利于强直性脊柱炎患者长期服用。动物实验表明，蚂蚁制剂具有较明显的抗炎和镇痛作用。免疫指标对比观察表明，蚂蚁制剂能显著降低免疫球蛋白（IgA、IgG、IgM），并对淋巴细胞转化率（LTR）有显著提高作用，说明蚂蚁制剂能增强细胞免疫，降低体液免疫，有较显著的免疫调节作用。现代药理研究证实蚂蚁中含有大量的氨基酸和蛋白质，含有多种维生素、高能磷化物和矿物质，蚂蚁含有锌、锰、铜、硒等微量元素，尤以锌、锰、硒的含量最为丰富，且蚂蚁分布广泛，资源数量巨大，是目前较为理想治疗强直性脊柱炎等免疫性疾病的有效制剂。治疗强直性脊柱炎的口服西药较多，如保泰松、优布芬、吡罗昔康等，单纯用西药治疗，虽见效迅速，但疗效不巩固，停药后易复发，且西药不良反应较大，所以药物治疗应以中药治疗为主。而对于疼痛较明显者，则应加用不良反应相对较小的西药，如小剂量戴芬（或芬必得，或双氯芬酸），一般只用2周，起到迅速抗炎和止痛的效果，待蚂蚁制剂发挥作用时停用西药，达到了标本兼治和扬长避短的目的，较好地发挥了中西医结合的作用，能收到良好的临床效果。同时应用物理疗法，卧硬板床，取仰卧位睡眠。若上行性侵犯到胸椎和颈椎时，应停止用枕头。站立时佩戴支具（钢质背心或硬塑支具），主要目的是维持脊柱的最佳位置，增强椎旁肌肉力量和增加肺活量。进行长期不懈的体操训练，并定期测量身高，保持身高记录，也是防止脊椎后凸的较好措施。

（2）当脊柱后凸达20°~40°时，再增加脊柱后凸的牵引按摩治疗，采用JQ Ⅰ型脊柱牵引机行牵引治疗，牵引力从30 kg开始，根据患者耐受情况逐渐增加至与患者体重相等的重量，并持续牵引3~6分钟，间隔2分钟后再次反复牵引，每日牵引30分钟，10日为一个疗程，可连续进行2~3个疗程。按摩原理是通过脊柱纵向延伸，使力线沿着椎体分别向上下端传递，从而达到松弛韧带肌肉、改变关节突关节细微结构、调整脊柱纵向轴线的目的，以期获得最大限度改善脊柱后凸畸形的结果。

（3）脊柱后凸超过40°时，非手术治疗很难奏效，需采用一次性多平面全脊椎楔形截骨术，达到矫正脊柱后凸畸形的目的。对于仍在疾病活动期者，但后凸显著、角度＞40°、严重影响生活自理者，要先给予药物治疗，待血沉下降到40 mm/h以下，病变静止或近于静止时进行截骨手术，术后继续药物治疗，直至病情完全稳定时停药。采用此法能获满意疗效。

十一、临床疗效

(一) 疗效评定时间及观察指标

中西药物口服3个疗程时判定效果。后凸超过20°者，需同时进行3个疗程以上的牵引按摩治疗后再判定效果。观察指标包括：腰背疼痛指数；脊柱运动（前屈、后伸、侧弯）范围；胸廓扩张度；实验室检查：血沉、CRP、免疫球蛋白（IgA、IgG、IgM）。

(二) 疗效标准

如下所述。

1 显效

症状明显减轻或消失，脊柱运动及胸廓扩张度明显改善或恢复正常，血沉、CRP明显下降或正常。

2 好转

症状减轻，脊柱运动及胸廓扩张度稍改善，血沉、CRP有所下降。上述两项在停药后可保持3个月以上。

3 无效

症状及体征未达到好转标准。

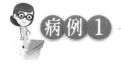

类风湿关节炎

一、病例介绍

患者，女，57岁。

主诉：左膝关节肿痛4年，多关节肿痛伴晨僵6月。

现病史：以左膝关节肿痛起病，后逐渐累及右膝、右踝、双腕双手、双足关节。晨僵＞1小时；病程已4年。

无家族史。

二、体格检查

(一) 结果

体温36.7 ℃，脉搏66次/分，呼吸20次/分，血压140/90 mmHg。发育正常，营养可，神志清楚，查体合作。皮肤黏膜无皮疹溃疡及皮下结节等，双颈部可触及几个黄豆至花生米大小的淋巴结，质软，无触痛，可移动。头、颈、心、肺、腹及脊柱无异常。双膝右踝双腕双手MCP、双足MTP、双手PIP关节均有明显肿胀、压痛和活动受限，左膝关节可触及骨摩擦音，四肢肌肉未见明显萎缩，肌力正常，双下肢轻度凹陷性水肿，神经系统无异常发现。

（二）体检分析

（1）此病例体检的特点主要表现为多关节滑膜炎，而且受累关节基本呈对称性分布。

（2）虽然慢性对称性关节炎可能提示类风湿关节炎，但是需要排除慢性痛风性关节炎、骨性关节炎、银屑病性关节炎及一些系统性风湿性疾病。将借助辅助检查获得佐证。

三、辅助检查

（一）结果

1.实验室检查

血常规：白细胞计数$7.7×10^9$/L，中性粒细胞百分比75%，血红蛋白102g/L，血小板$400×10^9$/L，血沉87 mm/h。尿常规、血尿酸和肝肾功能正常。RF阴性。CRP 10.5 mg/L。ASO阴性。抗核抗体（ANA）、抗可抽提核抗原（ENA）抗体及抗心磷脂抗体（ACL）阴性。HLA-B27阴性。

2.X线检查

双手X片示双手小关节和腕关节未见明显骨质破坏，关节附近可见骨质疏松；左腕关节间隙变狭窄；关节周围软组织肿胀。双膝关节X片示双膝关节可见骨质增生、硬化骨质疏松、间隙变窄，以左侧明显；左膝关节可见骨质虫蚀样破坏；关节周围软组织肿胀。

3.左膝关节MRI

滑膜增生变厚，关节面软骨及软骨下骨破坏，关节间隙狭窄；关节周围软组织肿胀。

（二）辅助检查分析

该患者有明显的急性时相反应物指标的变化，包括血沉和CRP的增高。一般来说，血沉与关节炎的活动性相关，炎症加重则血沉增快，而病情缓解时血沉下降，但应该注意的是影响血沉的因素很多，贫血、感染、雌激素及妊娠等均可使血沉增快，而CRP已被证实是一种很好的关节炎活动性的指标，与关节炎的质破坏的严重性呈正相关，这一点是血沉无法比拟的。

类风湿因子是针对IgG Fc片段抗原表位的一类自身抗体，包括IgG、IgM、IgA和IgE4型。传统的乳胶凝集试验测定RF时，类风湿关节炎患者的RF阳性率仅为60%~80%，因此临床上RF阴性不能排除类风湿关节炎，虽然新的放免或ELISA法可以提高RF的检出率，但部分病人RF始终为阴性，尤其老年RA病人。此外，RF特异性差，其他风湿病感染和正常人也可为阳性，不能把RF阳性等同于类风湿关节炎。

影像学检查发现了包括关节周围软组织肿胀、关节间隙变窄、软骨侵蚀、软骨下骨破坏及骨质疏松等改变，高度提示类风湿关节炎的存在。

四、诊断与鉴别诊断

（一）诊断

（1）类风湿关节炎。

（2）原发性高血压。

（二）诊断依据

（1）关节及其周围僵硬感持续1小时以上（病程≥6周）。

（2）已累及下列14个区域（左侧或右侧的近端指间关节、掌指关节、腕、肘、膝、踝及跖趾关节）中3个以上，且同时软组织肿胀或积液（病程≥6周）。

（3）腕掌指及近端指间关节炎，多关节肿胀（病程≥6周）。

（4）两侧关节同时受累（病程≥6周）。

（5）有典型的类风湿关节炎放射学改变，包括骨质侵蚀和受累关节及其邻近部位有明确的骨质脱钙。根据1987年美国风湿病学学会分类标准，符合其中4项可以诊断RA。该患者已符合其中5项。

（三）鉴别诊断

1.骨性关节炎

易累及手近端及远端指间关节、膝关节、颈和腰椎，可有骨性肥大。受累关节疼痛，但一般无压痛，疼痛在劳累后加重。血沉一般正常，类风湿因子阴性。X线可见关节间隙狭窄、软骨下骨硬化，无侵蚀性病变。该患者有腕、掌指及跖趾关节的累及和关节侵蚀性病变的征象，有助于排除骨性关节炎。

2.系统性红斑狼疮

一般有皮疹如面部蝶形红斑、盘状红斑及光过敏等。累及其他系统如白细胞减少、血小板减少、蛋白尿等，抗Sm抗体、抗ds-DNA抗体阳性。

3.其他

对不典型的以单个或小关节起病的类风湿关节炎要与感染性关节炎（包括结核感染）、反应性关节炎和风湿热相鉴别。

五、治疗

（一）治疗原则

强调早期、联合、个体化治疗，控制炎症，缓解症状，控制病情进展，防止关节破坏和畸形，保持关节功能。加强治疗药物不良反应的防治。

（二）治疗方案

1.控制症状的治疗

泼尼松2.5 mg，每日3次口服，病情缓解后逐渐减量至停药；尼美舒利0.1 g/d口服。

2.改善病情药物

甲氨蝶呤片10 mg，每周一次口服，碳酸钙0.5 g，每日3次口服。

3.控制骨质疏松药物

α-D₃片0.25 μg/d口服，碳酸钙0.5 g，每日3次口服。

4.教育病人坚持进行各个关节的活动，保持各关节的正常功能位，避免关节畸形和功能受限。

（三）治疗分析

（1）类风湿关节炎的治疗应强调早期、联合以及个体化。患者确诊后应尽早开始正规治疗。既要应用非甾体类抗炎药缓解症状，又要及时联合缓解病情抗风湿药以控制病情发展，常用的联合方案有：①MTX+柳氮磺吡啶；②MTX+羟氯喹（或氯喹）；③MTX+青霉胺；④MTX+来氟米特；等等。必须为患者选择治疗效果最好、又无明显不良反应的个体化治疗方案。本例病人确诊后即应用泼尼松、尼美舒利、MTX、SASP及羟氯喹联合治疗，经过2年多的随访，病情明显改善，多数关节症状消失或减轻，目前MTX 75 mg/w；SASP 15 g/d维持治疗，服药期间应定期查血常规和肝功能均正常。

（2）小剂量糖皮质激素可缓解多数患者的症状，并作为DMARDs起效前的"桥梁"作用，或NSAIDs疗效不满意时的短期措施。激素已知的不良反应显然限制了其在RA中的单独使用，如确需应用激素，应该同时采用有效的方案来预防骨质疏松。应该确保将激素减到尽可能小的剂量，并积极使用DMARDs，使激素顺利减量。

（3）NSAIDs虽能减轻类风湿关节炎的症状，但不能改变病程和预防关节破坏。常用的有布洛芬、萘普生、双氯芬酸、吲哚美辛、萘丁美酮、美洛昔康、尼美舒利及昔布类等，主要通过抑制环氧化酶活性，减少前列腺素合成而具有抗炎、止痛、退热、消肿作用。由于NSAIDs使前列腺素的合成减少，故可出现相应的不良反应，如胃肠道不良反应、肾脏不良反应。近年来的研究发现环氧化酶有两种同功异构体，即环氧化酶-1（COX-1）和环氧化酶-2（COX-2）。选择性COX-2抑制剂（如昔布类）与非选择性的传统NSAIDs相比，能明显减少严重胃肠道不良反应。如服米索前列醇也能防止NSAIDs对胃肠黏膜的损伤。

（4）DMARDs较NSAIDs发挥作用慢，但有改善和延缓病情进展的作用。目前类风湿关节炎的治疗一般首选MTX，并将它作为联合治疗的基本药物。MTX是二氢叶酸还原酶的抑制剂，口服、肌注或静脉均有效。多采用每周一次给药，常用剂量为75~15 mg/周，个别重症患者可以酌情加大剂量。常见的不良反应有恶心、口炎、腹泻、脱发、皮疹，少数出现骨髓抑制，听力损害和肺间质变。同时服用叶酸可减少MTX的毒副作用而不影响其疗效。临床试验证实柳氮磺吡啶能减轻关节炎症和晨僵，减缓关节的侵蚀和破坏，而且毒性相对较小，一般服用4~8周后起效。本例病人选择SASP及MTX联用，显示疗效肯定，未见不良反应。抗疟药起效慢，临床上常与MTX及SASP合用。本药有蓄积作用，易沉淀于视网膜的色素上皮细胞，引起视网膜变性而致失明，本例病人用药3个月左右自觉视物模糊，虽眼底检查未见异常，但仍予以停药，停药后症状改善。其他DMARDs还有来氟米特、青霉胺金诺芬、雷公藤硫唑嘌呤、环孢素A及环磷酰胺等。

（5）生物制剂如抗肿瘤坏死因子-α（TNF-α）国外已开始用于类风湿关节炎的治疗。至今有两种抗TNF-α制剂，Ifiximab是TNF-α的单克隆抗体，Etanercept是一种重组的人可溶性TNF-α受体融合蛋白。

（6）类风湿关节炎患者经过内科积极正规或药物治疗，病情仍不能控制，为防止关节的破坏，纠正畸形，改善生活质量，可考虑手术治疗。但手术并不能根治类风湿关节炎，故手术后仍需内科药物治疗。常用的手术主要有滑膜切除术、关节形成术、软组织松解或修复手术关节融合术。

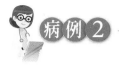

强直性脊柱炎

一、病例介绍

患者，男性，36岁。

主诉：腰骶部疼痛10余年。

现病史：患者脊柱后凸，并逐渐加重，脊柱活动受限，无法平躺，强迫侧卧位。2003年间断出现腰骶部疼痛，就诊于当地医院，查HLA-R27阳性，诊断为"强直性脊柱炎"，患者间断口服布洛芬，症状可缓解。2015年药物治疗无效，遂就诊于我院。

既往史：无特殊。

个人史：无特殊。

二、检查

（一）专科查体

腰椎在前屈、侧弯、后仰三个方向皆受限。

（二）辅助检查

行脊柱全长X线检查，提示强直性脊柱炎，脊柱后凸。（图9-2）

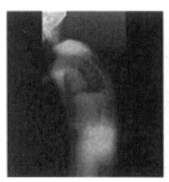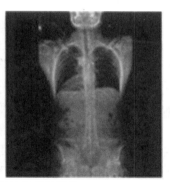

图9-2　治疗前脊柱全长X线片

三、诊断

强直性脊柱炎。

四、治疗

完善相关检查未见手术禁忌，于骨科行截骨矫形手术治疗。

五、术后随访

治疗后复查X线检查见图9-3所示，脊柱形态恢复较好，电话随访，患者生活质量明显改善，无不适主诉。

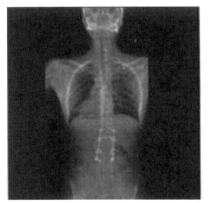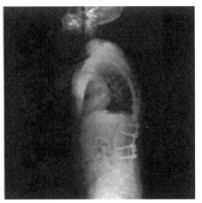

图9-3 治疗后X线片

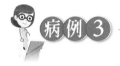

银屑病性髋关节炎

一、病例介绍

患者，男性，20岁。

主诉：皮疹7年，髋关节疼痛8个月，发现髂骨占位1个月。

现病史：患者7年前因全身皮疹被他院诊断为"银屑病"，予以药物治疗后基本好转。20个月前出现左踝关节肿痛，外院按照"皮肤感染"用抗生素治疗半月后好转，但全身皮疹加重，右侧腹股沟淋巴结肿大。17个月前出现左上肢无力，双踝关节肿痛，于我院风湿免疫科就诊，行血液检查及超声检查，诊断为银屑病性关节炎，予以药物治疗后好转。10个月前自行停药后皮疹增多蔓延全身，8个月前出现双髋关节疼痛伴双侧淋巴结肿大，右侧为著，活动后加重，髋关节活动受限，于我院检查提示银屑病关节炎复发，为进一步治疗转骨科继续治疗。

既往史：体健，否认高血压、糖尿病、肝炎、结核等病史。

个人史：生于河北，长期生活、工作于河北，未婚未育。否认外伤手术史，否认过敏史，否认冶游史。家族中堂哥患神经性皮炎，伯父患银屑病。

二、专科查体

跛行步态，扶双拐下地活动。右髋表面皮肤可见色素沉着，右髋屈曲挛缩畸形。右髋关节活动度：屈曲70°、伸直40°、内外旋受限，压痛（+）。多关节肿胀轻度畸形。

三、辅助检查

髋部X线片提示右髋关节间隙消失，关节周围骨赘不明显，左髋关节间隙变窄。（图9-4、图9-5）骶髂关节X线片及核磁共振检查未见明显异常。血常规、生化及血沉、CRP检查结果均正常。

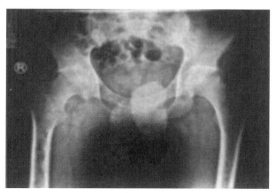

图9-4 术前双髋正位X线片

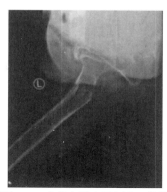

图9-5 术前左髋水平侧位X线片

四、诊断

银屑病性髋关节炎。

五、治疗

完善相关检查并进行了充分的术前准备，且与患者及家属签署了手术知情同意书和治疗选择书等手续后，在全身麻醉下行右人工全髋关节置换术。手术中采用了侧卧位直接前侧入路（direct anterior approach，DAA），术中使用直径56 mm髋臼外杯、陶瓷内衬、12号股骨假体柄，安装颈长46 mm、外径36 mm陶瓷股骨头，患者术后1周出院。术后相关影像学检查及髋关节恢复伸直状态见图9-6至图9-7。

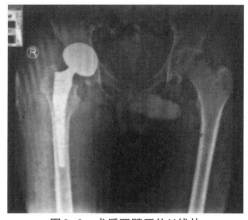

图9-6 术后双髋正位X线片

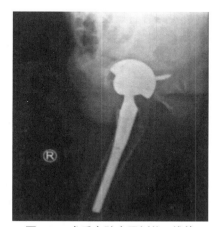

图9-7 术后右髋水平侧位X线片

六、术后随访

出院后6周复查时，步态仍有跛行，右髋关节还有一定的屈曲挛缩，Thomas试验阳性。术后3个月患者右髋关节恢复了伸直功能，步态不再跛行，Thomas试验阴性，患者彻底恢复了正常的髋关节功能，右髋可以屈曲150°以上。患者术后髋关节功能恢复满意。

第十章

骨关节结核

第一节　髋关节结核

髋关节结核是常见的病变，在下肢关节中发病率居第1位。病人多为儿童和青壮年。

 病理

髋关节结核中，单纯滑膜结核和单纯骨结核都较少，病人就诊时，大多都表现为全关节结核。发病部位以髋臼最好发，股骨颈次之，股骨头最少。

单纯滑膜结核很少有脓肿，更少有窦道形成。单纯骨结核形成脓肿的较多见。髋臼结核产生的脓液可向下穿破软骨而侵入髋关节，向后汇集在臀部，形成臀部脓肿；也可向内穿破骨盆内壁，形成盆腔内脓肿。股骨颈结核的脓液穿破股骨颈的骨膜和滑膜，进入髋关节，或沿股骨颈髓腔流注到大粗隆或大腿外侧。股骨头结核的脓液早期就穿破软骨面而侵入髋关节。晚期髋关节结核脓肿常出现在关节的前内侧，因该处关节囊较薄弱，且常与髂腰肌滑囊相通。脓肿溃破后，形成窦道，约20%的病人在就诊时已形成窦道。长期混合感染可继发慢性硬化性骨髓炎。

在单纯滑膜结核或早期全关节结核中，包围圆韧带的滑膜也水肿、充血、肥厚，晚期圆韧带被破坏消失。髋臼、股骨头或关节囊破坏严重者，股骨头常发生病理性脱位，主要是后脱位。晚期髋关节结核周围的肌肉发生痉挛，因为内收肌和屈髋肌肌力较大，常发生屈曲内收畸形。

髋关节有严重破坏时，而病变又趋向静止，则关节发生纤维性或骨性强直，髋关节常固定在屈曲、内收和外旋位。如股骨头、颈被破坏消失者，有时股骨上端与髋臼之间可发生假关节活动。

儿童髋关节结核对患肢骨骼的生长有一定的影响。单纯滑膜和髋臼结核痊愈后，股骨头可以增大，股骨颈变长，颈干角增大，呈髋外翻畸形，患肢可比健肢长0.5~2.5 cm。这种生长加速现象是炎症刺激股骨上端骨骺的结果。股骨头与颈结核对于股骨颈的生长有两种影响：其一是生长刺激，多见于距骨骺板较远的股骨颈基底病变；其二是生长抑制，多见于距骨骺板较近的头颈部病变。由于后一种病变直接破坏了骨骺板，或者破坏了骺板的血供，使股骨头、颈的发育受挫，以致股骨头变小，股骨颈变短，呈髋内翻，患肢缩短1~3 cm。晚期全关节结核骺板被破坏，不但股骨上端不能正常生长和发育，由于患肢不能发挥其正常功能，该下肢的其他骨骺生长和发育也受到一定的影响，可以造成更严重的短缩，有的竟可多达10 cm以上。

二、临床表现

（一）症状和体征

本病多见于儿童和青少年。患者都有消瘦、食欲减退、暴躁、易哭、盗汗、发热、血沉加快等。起病缓慢。最初的症状是髋部轻痛，休息减轻。儿童一般不能诉述髋部疼痛，而较多地反映膝关节内侧疼痛，这是因为髋关节和膝关节都是由同一闭孔神经支配，所以每当患儿诉说膝痛时，必须检查同侧髋关节，以免漏诊。成人髋关节结核有两种：①儿童时的髋关节结核，至成年，反映出畸形或病变复发。②成年时发病的髋关节疼痛十分剧烈，日夜不能平卧，一直保持坐位。随之出现的症状是跛行，单纯骨结核的跛行较轻，滑膜结核较重，全关节结核最重。

髋关节周围肌肉较丰富，轻微肿胀不易被察觉。检查时可让病人仰卧，两下肢伸直并拢，仔细观察两侧股三角，病侧有时可见轻度隆起，局部有压痛。除股三角外，大粗隆，大腿根，大腿外上方和膝上方及膝关节增大应检查是否有肿胀。髋部肌肉有时会出现假性波动，须与脓肿作鉴别。

检查关节功能时，按顺序检查屈、伸，内收、外展，内旋和外旋，必须和对侧相比。早期病变多以伸髋和内旋受限较多。早期髋畸形，Thomas征阳性。

合并有病理性脱位的则大粗隆升高，患肢短缩，且在屈曲、内收位。

（二）X线表现

对本病的早期诊断很重要。应拍骨盆正位片，仔细对比两侧髋关节，才能发现轻微的变化。单纯滑膜结核的变化有：①患侧髋臼与股骨头骨质疏松，骨小梁变细，骨皮质变薄；②由于骨盆前倾，患侧闭孔变小；③患侧的滑膜与关节囊肿胀；④患侧髋关节间隙稍宽或稍窄。MRI可显示骨与滑膜病变。

早期与晚期全关节结核的区别主要依据软骨面破坏的程度而定。可是软骨面不能直接显影，一般认为软骨面破坏的程度和软骨下骨板的破坏范围相一致。若股骨头无明显破坏，但软骨下骨板完全模糊，表示软骨面已游离，必属晚期全关节结核，否则，为早期全关节结核。

关节严重破坏者，可见病理脱位或关节强直。晚期脓肿可见钙化，长期混合感染可见骨质硬化。

三、诊断和鉴别诊断

（一）诊断

根据病史、症状、体征及X线即可诊断。当诊断有疑问时，可作结核菌素试验、穿刺、滑膜切取活检，明确诊断。

（二）鉴别诊断

① 化脓性关节炎

一般为急性发病，患者高热、寒战、白细胞增多，下肢呈外展、外旋畸形。对慢性低毒性化脓感染，或已用抗生素而尚未控制的化脓性关节炎有时不易与关节结核作鉴别，需作穿刺、脓液细菌培养或滑膜活检等方法作鉴别。

② 类风湿关节炎

髋关节类风湿关节炎是中枢型类风湿关节炎的一部分，有的从一侧髋关节开始。X线片所见和髋关节滑膜结核完全类似，即关节囊肿胀、闭孔缩小和局部骨质疏松。患者多为15岁以上的男性青年，仔细询问病史，患侧髋也可能有过疼痛。检查腰椎，有的可发现腰椎活动受限。有的病人在滑膜结核的诊断下做手术，但术中未发现结核病变，在术后病情发展才确诊为类风湿关节炎。还曾有一例按结核手术切除滑膜，术中也未见有结核病变，且病理报告为类风湿滑膜炎，因此术后未行抗结核治疗，2个月后症状加重，再次手术时才证实是结核病变。因此对单发病变不应轻易排除结核的诊断。

③ 儿童股骨头坏死

又称Legg-Perthes病，多见于3~9岁儿童，男性多于女性。检查患儿一般情况良好，体温正常，血沉不快。患髋活动有轻度或中度受限。X线片可见股骨头骨骺致密、变扁，关节间隙增宽，股骨头与髋臼底之间的距离增加（两侧对比）；以后股骨头骨骺呈"碎裂"状，股骨颈增宽，骺板近端有囊性变，有时可发生半脱位。

④ 成年股骨头坏死

多见于外伤性髋关节脱位或股骨颈骨折之后，也见于使用大量激素之后。X线片显示股骨头上部致密、变扁，随后碎裂塌陷。临床症状比儿童型重，骨质重建也比较困难。

⑤ 骨关节炎

患者多为老年人，可见于一侧或双侧。临床上患髋疼痛，活动受限，但血沉不快。X线片示髋臼及股骨头明显增生，边缘硬化，关节间隙狭窄，髋臼内或股骨头内常有囊性变。

⑥ 暂时性滑膜炎

多见于8岁以下的儿童，诉髋部或膝关节疼痛，不敢走路，髋关节活动受限，髋前方稍饱满，很少有全身症状。做皮牵引同时给磺胺或土霉素治疗，3~4周后即愈。

四、治疗

根据病情、年龄、病理类型和不同的发展阶段采取不同的治疗措施。

（一）单纯滑膜结核

除全身抗结核药物应用外，患肢作皮牵引制动休息，关节内注射每周1次，儿童给链霉素每次0.5 g，异烟肼100 mg，成人注射用药量加倍。同时严密观察病情的发展情况，经1~3个月的上述治疗后如病情不见好转，甚至加重，应做滑膜切除术，以免发展为全关节结核。由于髋关节的滑膜组织多在关节前方，故滑膜切除术应尽量用髋前方入路，即用Smith-Petersen切口。手术中应彻底切除滑膜组织，同时注意保护股骨头的血供。术后对成人或能配合的儿童可穿木板鞋并用皮牵引固定患肢于外展内旋位。3~4周后，开始锻炼患髋。对不能配合的儿童可用单髋"人"字石膏固定患肢四周，然后再锻炼患髋。

（二）单纯骨结核

对髋臼前缘结核。股骨头结核或股骨颈结核，可采用前方途径手术。髋臼后缘结核可采用后方途径手术。由于病变未侵入关节内，故手术时不可将关节囊切开，若误切，应立即缝合。手术清除脓肿和骨病灶后，如骨病灶范围小，可不必植骨；若范围较大，无混合感染者，可自同侧髂骨取骨松质，进行植骨。术后卧床3~4周，开始下地活动。对植骨者，术后卧床时间延长至2~3个月，待植骨愈合后才能下地活动。

（三）早期全关节结核

为了挽救关节功能，对病变尚在活动期的早期全关节结核病人，如无手术禁忌证，应及时进行病灶清除术，对尚无明显脓肿，或脓肿位于髋关节前方者，可采用前方途径，若脓肿位于髋关节后方，可采用后方途径。为达到彻底清除病灶，手术中必须将股骨头脱位，如此才能清除关节前方和后方的病灶。病灶清除范围包括：①清除寒性脓肿；②切除全部肥厚水肿的滑膜组织；③切除残留的圆韧带；④刮除一切骨病灶；⑤切除游离坏死的软骨面，直至正常的骨质。

手术能否成功，关键在于病灶清除是否彻底，切勿遗漏隐匿的病灶或脓肿，否则病变很快复发，并发展为晚期全关节结核，使关节功能完全丧失。

（四）晚期全关节结核

在晚期有两种情况需要治疗：一是局部仍有活动性病变，如脓肿、窦道等；二是病变虽已静止，但病人仍因关节疼痛、畸形或关节强直需治疗。

局部仍有活动病变者又有两种情况：病变未曾治愈过，由单纯骨结核，早期全关节结核一直发展到晚期全关节结核。此种病人的病期一般在1~2年，另一种情况是病变曾一度停止或治愈，以后又复发。病期较长，最长的可达10余年或20年以上。

全关节结核病灶清除后，股骨头常失去大半，髋臼软骨已破坏，现在大多数病人不愿接受髋关节融合术，可选择下列修复方法。

❶ 金属杯成形术或全髋关节置换术

对小儿适应前者。只要病灶清除彻底，使用抗结核药物时间够长，结核病是可以痊愈的，即使有金属杯在关节内也不会引起病变复发。

2 病灶清除及髋关节成形术

由于髋关节融合后给生活及工作带来一些不便，因此在病灶彻底清除后，在抗结核药物充分应用及全身支持疗法的条件下，病变可以治愈，髋关节不一定要做融合术，而采用各种不同的关节成形术。现简介如下。

（1）股骨头颈切除粗隆下截骨术（改良Batche-lor）手术：术后可以保留部分髋关节功能，也比较稳定。但缺点是患肢缩短，走路跛行，需垫鞋垫。

（2）颈臼成形术：骨质破坏境界比较清晰，髋臼有窝形存在，股骨颈尚未破坏消失者，在病灶清除同时，切除病变的股骨头施行股骨颈髋臼成形术。该手术能使髋关节有活动功能，关节稳定性较好，肢体缩短不严重，不需穿矫正鞋。

Babhulkar和Pande将髋关节结核病变分期、临床表现和X线表现综合如表10-1。

表10-1　髋关节结核病变分期、临床表现和X线片表现

滑膜炎期	髋屈曲、外展、外旋，患肢长	骨质稍稀疏
早期关节炎	髋屈曲、内收、内旋，患肢短	骨稀疏、骨病灶关节间隙正常
关节炎期	髋屈曲、内收、内旋，腿短缩	关节破坏间隙窄
关节炎晚期	髋屈曲、内收、内旋，明显腿短	关节严重破坏变形（MRI检查滑膜炎期，有关节内积液）

在儿童髋结核还可有Perthes型表现。

Babhulkar认为治疗结果与类型之关系，髋X线正常者，92%好结果，Perthes型80%好，髋脱位仅50%好，髋关节间隙缩小3 mm者效果差。

Ⅰ、Ⅱ期病例非手术治疗：在抗结核药物的治疗下，行患肢和健肢双肢牵引，使患肢休息，并防骨盆倾斜。牵引3~4周则肌肉痉挛亦缓解，畸形纠正，然后主动与被动活动该关节，每次5 min，屈曲、外展、外旋，鼓励病人，逐渐增加。牵引3~4个月起床活动，开始部分负重。4~6个月后完全负重。

Ⅲ期病人非手术治疗不好者，可发生髋脱位则进行外科治疗。

关节清理术：行关节滑膜切除，清理臼缘及股骨颈病变，旋转股骨以切除滑膜，但勿使脱臼。清除游离体，关节软骨尽量保留，增厚的关节囊亦可切除，尽可能保留关节周围血管，防止股骨头坏死。术终行髋"人"字石膏固定，在收展中立位，5°~10°外旋，10°~30°屈曲。6~8周后，开始康复治疗，结果可以是关节的纤维强直或不全强直。以后的处理可选择：①关节外粗隆间截骨术，适于无痛，但位置不佳者；②关节融合；③关节切除成形术，术后牵引8~10周以控制缩短，现在主张不附加其他手术，以备以后全髋置换；④全髋关节置换，应病变完全静止，瘘管愈合生长至成年以后，术后用抗结核药1年。

第二节　膝关节结核

膝关节结核是最常见的关节结核，居四肢关节结核的第2位。其发病率高，可能与膝

关节有丰富的骨松质及较多的滑膜有关。

一、病理

膝关节滑膜丰富，故滑膜结核发病率较高。骨型结核多发生于股骨下端和胫骨上端的骨骺和干骺端。髌骨和腓骨头结核均较少见。它可分为中心型和边缘型，并具有骨松质结核的特征。骨结核的脓液可向关节内穿破，引起全关节结核，也可向皮下、腘窝或小腿肌间隙内流窜。

髌上囊大多数与膝关节相通，只有少数是孤立的滑囊。当膝关节发生结核时，若髌上囊不与关节相通，则该囊有可能不被结核病变所侵袭；若该囊与关节腔相通，则将波及。当股骨下端结核侵入髌上囊时，该囊又与关节腔相通，则将形成全关节结核。

由单纯滑膜结核转变为全关节结核，软骨面的破坏都只限于其边缘部位，而大部分的软骨面仍保持比较完整的状态。由单纯骨结核转变为早期全关节结核，软骨面的破坏都只限于骨病灶向关节内穿破口及其附近，而大部分的软骨面仍保持较完好的状态。

如病变进一步发展，软骨面和软骨下骨板大部分被破坏。病变进入晚期全关节结核阶段，半月板和前交叉韧带也必被累及，后交叉韧带因为在滑膜囊外，有时可幸免。由于软骨和骨质的大量破坏，关节囊和侧副韧带相对松弛，加上腘绳肌和髂胫束的牵拉，胫骨可向后向外脱位，股骨下端或胫骨上端骨骺板在儿童时期被破坏，可引起患肢严重短缩。胫骨结节或胫骨上端骨骺板的前方被破坏，可发生膝反张畸形，但比较少见。

脓肿破溃后长期流脓，合并严重混合感染，窦道经久不愈。膝关节可形成纤维性或骨性强直，膝关节常有屈曲或内、外翻畸形。

二、临床表现

（一）症状和体征

多为儿童和青少年，常为单发，双侧很少同时受累。单纯滑膜结核呈弥漫性肿胀，浮髌试验阳性，穿刺可得黄色浑浊液体。单纯骨结核仅在局部有肿胀和压痛，有时可见寒性脓肿。早期全关节结核可有较大的运动受限，到晚期则症状明显，跛行严重，甚至发生膝关节屈曲挛缩畸形、脱位或强直。

（二）X线表现

单纯滑膜结核X线片可见软组织肿胀和骨质疏松，关节间隙增宽和变窄。可行MRI检查。

股骨下端或胫骨上端的单纯骨结核病变范围不论是中心型或边缘型，可局限于骨骺或干骺端，破坏灶大范围的可越过骺板，同时波及骨骺。病灶内可有死骨，周围多有骨膜反应。

早期全关节结核如是由单纯滑膜结核转变而来，可见软骨面边缘骨质有局限性腐蚀性破坏；如由单纯骨结核转变而来，除骨病灶穿破关节处的软骨下骨板模糊消失外，在相对的关节面也可有接触性破坏。

晚期全关节结核则可见关节进一步破坏，甚至可发生脱位、畸形、强直或硬化性改变。

三、诊断和鉴别诊断

根据病史、症状、体征和X线表现可做出诊断。早期通过腹股沟淋巴结活检有助于膝关节滑膜结核的诊断。膝关节滑膜结核有时容易与单发性类风湿关节炎和其他慢性滑膜炎相混淆。所以应与类风湿关节炎、化脓性关节炎、创伤性滑膜炎、色素绒毛结节性滑膜炎、滑膜骨软骨瘤、剥脱性软骨炎、血友病性关节病、神经性关节病（Charcot关节病），以及一些好发于膝关节附近的肿瘤，如骨巨细胞瘤、骨肉瘤、纤维肉瘤、网织细胞肉瘤、尤因肉瘤等相鉴别。

四、治疗

膝关节前方表浅，解剖关系简单，手术出血少，容易达到充分显露和彻底清除病灶的目的。

（一）单纯滑膜结核

用抗结核药异烟肼100 mg膝关节滑膜注射，在注射前先将关节内积液抽出。局部注射每周2次，3个月为一疗程，并同时长腿石膏托固定。对早期病例多能治愈。如注射治疗无效，或病变加重，或滑膜明显肥厚，可做滑膜切除术。

选用膝前内侧切口，将髌骨向外侧翻转，显露髌上囊切开关节囊但不切开滑膜囊，于滑膜囊外分离，将滑膜的壁层及脏层整块切除。然后切除股骨髁间窝及前交叉韧带周围的滑膜，再切除内、外侧副韧带和股骨内外髁之间的滑膜组织。膝关节后方的滑膜可用刮匙搔刮，如后方滑膜病变较重，则在膝关节后侧另做切口，切除后方的滑膜组织，以免遗漏病灶。彻底冲洗后缝合切口。术后用皮牵引固定，2周后开始膝关节功能锻炼，可用膝关节被动活动架辅助进行功能锻炼，多可取得较好的效果。

（二）单纯骨结核

除一般的治疗外，可根据病灶部位的特点，采用不同切口，作病灶切除。清除后，大的骨洞可取自体髂骨充填。平骨结核如病变小可用刮除法，如病灶范围大可将髌骨切除，换人工髌骨。腓骨头结核应将腓骨头切除。术时勿伤及腓总神经。

（三）早期全关节结核

如无手术禁忌证，应及时做病灶清除术，以保留膝关节功能。术中切除大部分滑膜，刮除一切骨病灶，如膝关节后方的病变为主亦应从后侧另做切口，以清除后方病灶。术后处理同滑膜切除术。

（四）晚期全关节结核

1 适应证

有两种情况需要治疗：①病变发展，局部有脓肿、窦道或混合感染。②病变静止，但关节不稳或有严重畸形，行走困难。对前一种可用非手术疗法，如无效仍应及时作病灶清除。病灶清除后，关闭关节，外固定3周，待血沉正常后换人工全膝关节。如病灶清除彻底，患者全身情况好，亦可同时换人工关节。

霍夫曼（Hoffman）等于1974—1999年治疗52例儿童膝关节结核，年龄8~13岁，做OT试验，血沉，抽关节液培养及取活检诊断，对病变进行分期。

2 抗结核药物治疗

利福平10 mg/（kg·d），异烟肼15 mg/（kg·d），每日最大量300 mg，吡嗪酰胺30 mg/（kg·d），共9个月。

Ⅰ、Ⅱ期病变，先前在48个病人中，有22个病人患肢置Thomas架上3个月，后来26人不固定，允许活动。Ⅲ、Ⅳ期4例置Thomas架上不活动。

随诊2~16年（5年）结果。优：关节全度活动，X线片正常41例。良：膝活动＞90°，X线片正常7例。以上是Ⅰ、Ⅱ期者。中：关节活动35°~90°，关节间隙窄1例。差：关节活动＜35°，僵，X线关节间隙窄3例。

第三节　脊柱结核

结核病一直是发展中国家较严重的传染病。据流行病学调查，肺结核患者中，50%的人合并有骨、关节结核。脊柱结核约占骨、关节结核的48%，好发于儿童及青少年，致残率极高，严重影响青少年的健康成长。近代结核病的防治史上有两个重要里程碑：一是罗伯特·科克（Robert Koch）发现了结核杆菌，就病原学而言，他的认识水平达到他所处时代的顶峰；二是赛尔曼·瓦克斯曼（Selman Waksman）发现了可杀死结合杆菌的链霉素，并因此分别荣获诺贝尔医学奖（1905年和1952年）。链霉素的问世以及随后异烟肼、氨基己酸、利福平、乙胺丁醇及其他抗结核药相继应用于临床，使结核病的治愈率也大大提高，病死率及感染率急剧下降。在我国骨、关节结核的防治史上，以方先之教授为代表的老一辈骨科学者独创了在化疗基础上结合应用结核病灶清除术治疗骨、关节结核的外科疗法，取得了世人瞩目的成就，并因此获得1978年全国科学大会奖。

据报道，目前全世界有结核患者2 000万，每年新增结核患者8 00万~1 000万，每年因结核病死亡人数约300万。我国的结核病疫情也相当严重，据2000年我国第9次全国结核病流行病学抽样调查，我国有4亿多人感染过结核，现有肺结核患者500万，其中传染性肺结核患者200万，结核病死率为98/100 000，在传染病中占据第一位。因此，1993年世界卫生组织史无前例地宣布全球进入"结核病紧急状态"，1998年又重申遏制结核病的行动刻不容缓。近年来，脊柱结核发病率逐年增加，患者人群分布也从落后地区向发达地区转移，致残率也大幅度上升。随着HIV感染患者和免疫系统缺陷患者的增加，结核感染者在全球亦呈明显回升趋势。

骨、关节结核防治中，近年出现的一些新情况应予以重视。

（1）骨、关节非结核分枝杆菌（NTM）病的发病率呈逐年上升趋势，其发病率达116%。骨、关节NTM病的临床表现、X线特征与骨结核极其相似，临床很难鉴别。目前临床诊断为骨、关节结核的病例中，相当一部分病例实质上是NTM病。NTM的病例耐药率高或对抗结核药呈天然抗药性，这给临床治疗带来了困难，值得引起高度重视。

（2）结核菌耐药问题日趋严重。研究证实，目前耐药结核患者多，耐药率高达278%。其中初治耐药率为186%，获得性耐药率高达465%。结核菌耐药问题使得结核病治疗雪上加霜，耐药结核病人对大多数一线抗结核药物耐药，采用目前标准的化疗方案治疗，疗效不佳，成为难治、复发结核病人。

（3）临床上骨、关节结核的诊断缺乏病原学诊断依据。

（4）结核疫情长期缓解，使临床医师，特别是年轻医师缺乏对结核病的全面认识。

一、病原学

（一）结核杆菌

结核杆菌包括结核分枝杆菌和牛分枝杆菌，是分枝杆菌菌属内对人类（及动物）治病的主要病原菌。其中以结核分枝杆菌发生率最高，约占90%以上；其次为牛分枝杆菌，约5%。

① 形态

结核杆菌正常、典型的形态是直或微弯曲细长杆菌。大小为（0.3~0.6）μm×（1~4）μm，单个散在，有时呈"V"、"Y"形或条索状、短链状排列。Ziehl-Nielsen染色抗酸性强。牛分枝杆菌比结核分枝杆菌短而粗，在不同条件下形态不尽相同，呈现多形性。组织培养结核杆菌较痰内或人工培养液上为长且更弯曲，明显呈条索状排列。抗酸性是分枝杆菌属的一个显著特征，借以与大多数其他杆菌区分的一个显著标志是革兰染色阳性但不易着色。

② 培养特性

结核杆菌是专性需氧菌，空气内加5%~10%CO_2刺激生长，在35~40 ℃范围内均可生长，最适宜生长温度为37 ℃。在固体培养基上，结核杆菌增殖时间为18~20小时。在液体培养基内为14~15小时。因此，结核杆菌生长很缓慢，培养时间需8天以上，甚至长达8周。

3 生化特性

结核杆菌生物活性低，结核分枝杆菌与牛分枝杆菌均为不发酵糖类。触酶活性很弱，68 ℃加热后丧失，借此可与非结核分枝杆菌鉴别。Tween-80水解试验阴性，耐热磷酸酶试验阴性，尿素酶试验阳性。结核分枝杆菌硝酸盐还原性强，烟酸试验阳性，烟酰胺酶试验阳性，而牛分枝杆菌均为阴性。

4 抗原构造

分枝杆菌细胞的结构十分复杂，它含有许多结合成大分子复合物的不同蛋白质、糖类和脂类。在许多情况下，一个单分子内存在着一个抗原决定簇。所以，一个单一的蛋白质分子具有多种特异性和共同的抗原决定簇。Joniski等用电泳证实结核分枝杆菌有11种主要抗原。抗原1、抗原2和抗原3是多糖类，经鉴定为阿拉伯甘露聚糖、阿拉伯半乳聚糖和大分子的葡聚糖，这些抗原是所有分枝杆菌共有的。抗原6、抗原7和抗原8也是共有的。抗原5是结核分枝杆菌具有抗原特性的糖蛋白。Seisest从结核分枝杆菌培养液中精制出蛋白质A、B、C、PPD，及PPDS，进一步证明结核菌素是蛋白质成分。克洛斯（Closs）等以交叉免疫电泳研究BCG浓缩培养物滤液的抗原成分，计数有31条清晰、稳定的沉淀物，其中有许多抗原可被其他分枝杆菌抗血清所吸附，说明是分枝杆菌共同性抗原。因此，抗原分析和纯化技术是结核杆菌抗原结构研究的重要课题。

5 结核分枝杆菌基因组与致病机制

随着人类基因组测序计划的进行以及人类基因组图谱的公开，模式生物基因组测序的对象也相继开展起来。1998年英国Sanger中心和法国Pasteur研究所科学家合作完成了结核分枝杆菌H37RV株的全部基因组测序工作，这为结核病病原菌致病基因的研究提供了极好的机会。结核分枝杆菌全基因组序列由4.41 Mb组成，包括4411个基因，具有潜在编码能力的基因有3 977个，约占90.2%；有3924个开放阅读框，其中约40%有功能，44%可能有功能，16%称为孤儿序列，与其他微生物的序列无相似性。基因组富含GC碱基，G+C含量高达65.6%。重复DNA序列度高，可能与结核分枝杆菌的DNA修复机制非常忠实有关。在2个蛋白质家族中，富含甘氨酸重复结构，功能未知，可能是产生抗原变异、逃避宿主免疫的主要来源。结核分枝杆菌序列测定前确定的毒力因子仅3个：①过氧化物酶，其功能是抵抗宿主巨噬细胞产生的活性氧；②mce编码巨噬细胞集落因子，刺激巨噬细胞聚集；③SigmaA因子，其突变将导致减毒。序列测定后发现了一些新的毒力因子。目前已知有关的结核分枝杆菌毒力相关基因有：①分泌重复蛋白，与细菌在宿主内繁殖有关；②溶血素，具有溶血活性；③Virs蛋白质，与细菌入侵、存活有关；④过氧化物酶，与细菌在细胞内存活有关；⑤Sigma因子家族，调控细菌在细胞内存活状况。

近年来，引起结核分枝杆菌持续感染的基因成为研究重点。研究发现，结核分枝杆菌的异枸橼酸裂解酶基因是使细菌持续存活的关键基因。该基因的产物Icl在细菌利用脂肪酸作为碳源的代谢中十分重要。当结核分枝杆菌感染机体时，免疫系统参与，感染则由急性转入持续感染，结核分枝杆菌则转为利用脂肪酸作为碳源这一代谢旁路。将去除Icl基因的变异体结核分枝杆菌感染小鼠，则不能引起持续感染。另一与细菌持续感染相关的基因为pcaA，编码环丙烷合成酶，是形成α-分枝盐酸的关键。α-分枝盐酸是分枝杆菌酸末端形成碳环的结构，是覆盖分枝杆菌细胞表面的组分。同样，将去除pcaA基因的菌株感染小鼠，在前两周与野毒株一样引起感染，但以后细菌数下降，并且pcaA酶的抑制剂可在持续期杀死细菌。由于上述基因存在，结核分枝杆菌在不同环境均可生存，形成持续感染。

⑥ 结核分枝杆菌的诊断技术

（1）涂片镜检：痰涂片镜检操作简单，仍是发现和诊断肺结核最经典、最有效的手段。其中，荧光显微镜镜检较一般显微镜镜检具有较高的灵敏度，尤其对于含菌量少的病例。但在肺外结核患者，痰涂片镜检的阳性率往往很低。

（2）BACTEC检测技术：传统的结核分枝杆菌培养技术耗时、费力，BACTEC检测技术使结核分枝杆菌快速培养成为可能，而且已具备进行分离培养、菌种鉴定和药敏试验能力，明显缩短报告时间。在BACTEC460-TB检测系统中，将检验标本接种于含有14C-棕榈酸的7H12B培养基内，37 ℃培养。该系统自动检测分枝杆菌分解14C-棕榈酸产生$14CO_2$的含量，并换算成生长指数，并对其进行分析、报告。新一代的BACTE c mgI960全自动分枝杆菌快速生长培养仪与BACTEC460-TB仪相比，无放射性核素污染，解决了环境污染问题。

（3）分子生物学检测技术。

1）DNA探针技术：DNA探针是能识别特异性核苷酸的带标记的一小段DNA分子。DNA探针技术的主要方法是分子杂交，其原理是在适当的温度、离子强度和pH条件下，DNA探针与DNA或RNA的互补碱基通过氢键紧密结合在一起，形成稳定的DNA：DNA或DNA：RNA复合物，经放射自显影、酶联免疫检测、发光自显影或荧光检测显示结果。分枝杆菌DNA探针的主要类型有：cDNA探针、全染色体DNA探针、克隆DNA探针和寡核苷酸探针等。核酸探针杂交技术在结核分枝杆菌的分子生物学研究、细菌分类和鉴定、流行病学调查等方面具有十分重要的作用。但核酸探针杂交技术也存在一定缺陷，如检测的灵敏度不够理想、只能鉴定少数几种分枝杆菌等，故将特异性强的核酸探针与敏感性高的核酸体外扩增技术相结合，已成为结核病诊断研究和防治的趋势。

2）PCR技术：即聚合酶链反应，是一种根据DNA复制原理而设计的体外DNA或RNA扩增方法，由高温变性、低温退火及适温延伸等反应组成一个周期，循环畸形，使DNA得以迅速扩增。因此，PCR扩增的原理决定其具有高度的敏感性。随着多种PCR扩增仪的出现，从而使PCR技术具有灵敏、快速、简便、特异及自动化操作等特点。试验证明，PCR能够检测出在试管中难以生长的少量的分枝杆菌，甚至死菌释放的未降解的DNA，故对培养阴性的结核患者早期诊断、鉴别诊断及化疗后排菌情况的观察很有帮助。但在临床应用中，由于诸多原因而存在着严重的假阳性和假阴性现象，不宜作为常规的检测方法。

3）DNA指纹图谱：也称"核酸指印技术"，其基本原理是用限制性内切酶消化结核分枝杆菌染色体DNA上特定的核苷酸序列，在琼脂糖凝胶中电泳分离后，将限制性片段转移至膜上，与带标记的已知DNA探针杂交，检测出与探针同源的限制性片段，这些片段数目和大小的变化是每株分离株呈现特征性带型，即指纹图谱型。结核分枝杆菌DNA指纹图谱的遗传标志有插入序列IS6110、IS1081、DR序列、PGRS、MPTR等。此技术主要应用于结核病的流行病学研究，在追踪传染源特别是耐多药菌株的传染源，及时查明和迅速阻止传播方面，有一定的流行病学意义。但由于试验条件限制等因素，影响了核酸指印技术应用于临床。

4）DNA序列测定技术：DNA序列测定是进行基因机构、基因表达和基因调控等核酸研究的一项关键技术。其基本原理是建立在变性聚丙烯酰胺凝胶电泳技术的基础上，变性聚丙烯酰胺凝胶具有很高的分辨率，差别1个碱基的单链寡聚核苷酸也能被分离，故将待测DNA片段变成一系列放射性标记的单链寡核苷酸，使一端为一固定的末端。在4种不同双脱氧核苷的反应体系中，寡核苷酸产物分别终止于不同位置的A、T、G或C碱基，将其上取样于变性聚丙烯酰胺凝胶中相邻的孔道电泳分离，放射自显影后从4种末端寡聚核苷酸梯子形图谱中，就可读出DNA的核苷酸序列。常用的DNA序列测定方法有双脱氧链终止法，此法简便，快速；其次有化学降解法，此法准确率高，重复性好。但上述两种方法模板需要量大，模板制备繁琐且费时。随着PCR技术的广泛应用，PCR技术和DNA测序技术相结合产生了PCR测序新方法，通过PCR制备DNA测序模板简便、快速；具体方法有PCR-双脱氧链终止法、PCR-循环测序法等。目前，DNA序列测定技术已应用于结核分枝杆菌的耐药基因型鉴定和结核分枝杆菌菌种鉴定。

5）DNA芯片技术：即基因芯片技术，其基本原理是将多种探针固定在玻璃等基片上，与待测样本的DNA或RNA进行杂交，通过检测每个探针分子的杂交信号强度而获取样品分子的数量和序列信息。高密度基因芯片只用单一杂交步骤，迅速、敏感地完成大量标本序列的测定，检测基因表达，以及染色体DNA序列多态性与单核苷酸多态性定位检测，并对小片缺失和插入进行分析。该技术具有无可比拟的高效、快速和多参量的特点，使得同时分析数以千计的DNA序列成为可能，是传统生物技术的一次重大创新和突破。目前，DNA芯片技术在结核分枝杆菌菌种鉴定、耐药性研究、基因组比较分析研究等方面均有应用。如同时将结核分枝杆菌DNA的保守片段和耐药基因固定在芯片上，即可在诊断结核分枝杆菌的同时对其耐药性做出诊断，以利于指导用药。

6）免疫学检测：结核病的快速、准确诊断，是防治结核病的重要措施之一。结核病诊断的金标准仍然是临床检查结合细菌培养和痰涂片直接镜检。但众所周知，上述方法是无法发现早期的亚临床感染。目前，许多学者努力从结核分枝杆菌中分离和鉴定出特异性抗原用作诊断试剂，以提高诊断的敏感性和特异性。

7）全血γ-干扰素检测试验：结核菌素或纯蛋白衍生物皮肤试验检测细胞介导的免疫应答，已被应用多年，并得到广泛承认。然而，卡介苗接种使PPD试验很难对结核分枝杆菌感染作出诊断。因为PPD是将结核分枝杆菌培养物加热灭活和沉淀制成的一组含许多不同变性节段的蛋白质，为成分不明确的复合抗原，而且所包含的抗原为致病性分枝杆菌，环境分枝杆菌及BCG所共有，故PPD试验特异性差，不能明确区分BCG免疫、环境分枝杆菌感染、致病性分枝杆菌感染。PPD试验需要在48~72小时内观察结果，可能导致很高的释放率。而全血IFN-r检测方法很有可能成为替代传统的结核菌素皮肤试验的结核病临床辅助诊断方法。

IFN-r主要由活化的T淋巴细胞及自然杀伤细胞产生。分泌IFN-r的CD_4^+T细胞在小鼠及人类抗结核感染中的重要作用早已被证实。然而，一些研究表明，CD_8^+T细胞也能分泌IFN-r，而且CD_8^+T细胞的细胞毒活性及其所分泌的IFN-r在抗结核感染中也发挥重要作用。因此，检测受结核分枝杆菌特异性抗原刺激所产生的IFN-r水平，对于了解宿主对结核分枝杆菌感染产生免疫应答的状态，以及建立临床辅助诊断方法具有指导意义。

目前，PPD已用于分枝杆菌抗原致敏的特异性IFN-r分泌淋巴细胞的体外检测，即全血直接法，用PPD刺激淋巴细胞24小时，随后用酶联免疫吸附试验检测产生的IFN-r。全血检测方法有许多优点，如仅需非常少量的血液标本，快速而间断，并且T细胞应答情况保持了与在活体内相似的状态，但全血试验的弱点仍在于缺乏特异性抗原。

8）结核分枝杆菌特异性抗原试验：近年从结核分枝杆菌培养滤液中鉴定出一种低分子抗原ESAT-6。通过对鼠结核病模型的研究发现，ESAT-6基因是人型结核分枝杆菌所特有的，在所有BCG和绝大部分环境分枝杆菌中都缺失。因此，ESAT-6主要存在于致病性结核分枝杆菌而不在非结核分枝杆菌。结核患者分泌IFN-r的淋巴细胞能够识别ESAT-6抗原，ESAT-6在结核患者中诱发的免疫应答反应远比其他分枝杆菌蛋白强烈。在结核病低发国家的研究表明，结核患者对ESAT-6的应答率为60%~80%，而在健康人中没有出现应答。ESAT-6中含有多个T淋巴细胞表位，故ESAT-6试验可能在不同人群中诱发应答，因为只有结核分枝杆菌感染者的T细胞能识别ESAT-6。所以ESAT-6是区别结核分枝杆菌和非结核分枝杆菌的最佳候选抗原。

另一个高度特异性抗原是CFP-10，是在克隆了结核分枝杆菌ESAT-6基因的启动子区域后发现的，与ESAT-6有相同菌种分布，即仅分布于各型结核分枝杆菌中，出现在结核患者中。但BCG没有该类分子，也不出现在接种BCG的健康人群中。

据此，特异性抗原免疫试验能够检测患者的免疫系统是否被结核菌致敏，不需要在痰、胃液或活检标本检出结核菌就可以确诊疾病。该试验在临床快速确诊或排除结核病中十分重要。除了临床应用外，新型特异性抗原诊断试验在大量流行病学调查中也很有用，它可以迅速评估高危人群中的结核病状况。其主要优点为在患者出现明显症状之前就可以进行诊断，因此可以减少疾病的传播。

（二）非结核分枝杆菌

非结核分枝杆菌包括除结核分枝杆菌和麻风分枝杆菌以外的分枝杆菌菌属，其中部分是致病菌或条件致病菌。近年来非结核分枝杆菌感染呈上升趋势，引起人们广泛关注。

1 非结核分枝杆菌的分类

自1885年最早从临床标本中分离出耻垢分枝杆菌以来，迄今已发现近百种，历来对此命名甚多，常用的是NTM，又称MOTT。1993年黄山会议将NTM正式命名为"非结核分枝杆菌"。此后人们对NTM的组织学与诊断标准进行深入的探讨。根据产色、生长速度和细胞化学反应等主要特征将NTM分为4群：Runyon Ⅰ群（光产色群）；Runyon Ⅱ群（暗产色群）；Runyon Ⅲ群（不产色群）；Runyon Ⅳ群（快速生长群）。根据NTM对人和动物的致病性以及生物学特征的相似性，又提出了NTM复合菌群分类，包括：①鸟-胞内分枝杆菌复合群MAIC或MAC，有鸟分枝杆菌、胞内分枝杆菌、瘰疬分枝杆菌和副结核分枝杆菌等，为最常见的条件性致病菌。②戈登分枝杆菌复合群，包括戈登分枝杆菌、亚洲分枝杆菌、苏尔加分枝杆菌，多属暗产色菌。③堪萨斯分枝杆菌复合群，目前有堪萨斯分枝杆菌和胃分枝杆菌。④地分枝杆菌复合群，有地分枝杆菌、不产色分枝杆菌和次要分枝杆菌。⑤偶然分枝杆菌复合群。普雷海姆（Preheim）按Runyon分类将非结核分枝杆菌病和病因学的种名做了更简明的分门别类，使NTM的研究更加深入。

2 NTM的来源及传播途径、易感人群

NTM广泛存在于自然界，大部分是腐物寄生菌，主要见于水、土壤和气溶胶。NTM的疏水特性形成的生物膜使其可持续生存于供水系统中。某些NTM如MAC、蟾蜍分枝杆菌、偶然分枝杆菌、龟分枝杆菌对消毒药及重金属的耐药性使其生存于饮水系统中。调查研究证明，自来水、经处理的透析用自来水和作为诸如甲紫溶液等用的蒸馏水，是院内感染的病原菌来源。蟾蜍分枝杆菌是一种嗜热菌，是在管道供热水中唯一被发现的NTM。商售蒸馏水中偶然有分枝杆菌和龟分枝杆菌可以繁殖。快速增长的NTM医院感染主要源于医用物品和器械污染。

目前普遍认为人们可从周围环境中感染NTM而患病，水和土壤是重要的传播途径。NTM引起的人体疾病常为继发性的，患者大多有慢性基础疾病或免疫损害。在艾滋病和免疫受损宿主中，NTM病通常表现为易播散性。NTM皮肤和骨骼病变多发生于创伤后或使用皮质类固醇的患者。与结核分枝杆菌比较，NTM毒力和致病性均较低，通常属于机会性致病菌。NTM对现有抗结核药物大多耐药，感染后易成为慢性病或难治性病例。NTM是艾滋病的主要机会感染菌，HIV/AIDS流行与一些机会分枝杆菌相联系，由于该菌广泛的环境分布很难预防，艾滋病晚期最易感染鸟分枝杆菌，增加了AIDS的治疗难度和病死率。

3 分枝杆菌属的分类鉴定

分枝杆菌的菌种鉴定结果，多通过观察细菌生长及生化反应获得。采集患者的痰、支气管肺泡灌洗液、创面渗出物、脓液、淋巴结穿刺液、脑脊液、血液或骨髓抽出物等作为标本。细菌培养是将标本接种于罗氏培养基与对硝基苯甲酸培养基或噻吩-2-羧酸肼培养基，观察细菌生长。菌型鉴定的方法有：①在BACTEC培养基内加入硝基苯甲酸（5 μg/mL），可抑制结核分枝杆菌复合型生长，而不抑制NTM，其结果可鉴别结核分枝杆菌和NTM；②高效液相色谱、气（液）相色谱及薄层层析图谱的细胞类脂分析；③核苷酸探针杂交技术；④聚合酶链反应（PCR）、PCR-限制性片段长度多态性（PCR-RFLP）分析。

④ NTM的药物敏感性

随着NTM感染情况日益严重，对NTM病可靠的药敏试验、高效的化疗药物，已成为当前NTM病研究的主要课题。虽然分枝杆菌药物敏感性测定已积累了大量的资料，但临床应用较少且多是回顾性分析，缺乏双盲试验验证。由于NTM的耐药模式可因亚群的种类不同而有所差异，所以治疗前的药物敏感试验仍然重要。药物敏感性测定是为了预期和评价放疗方案对非结核分枝杆菌病治疗的效果，一般药物活性评价包括试管内抑菌和杀菌活性测定、巨噬细胞试管内试验、产生体内条件的试管内模型试验、鼠实验性治疗和临床验证。非结核分枝杆菌药物敏感性方面与结核分枝杆菌药敏试验方法有所不同，大多数药物显示很弱的对非结核分枝杆菌的杀菌活性并显示株间的差异，如鸟分枝杆菌存在依赖性和低敏感性，成为其药物敏感性的特征。结核分枝杆菌野生株对抗结核药物的最低抑菌浓度（MIC）范围相差仅2~4倍，而鸟分枝杆菌野生株对上述药物的MIC范围则有十至百倍之多。许多NTM病患者，往往感染两种以上NTM或同一菌种的不同菌株，对抗结核药敏感性变化很大，所以单菌株药敏试验不能指导多菌种或同一菌种不同菌株感染的治疗选择。

目前NTM病的化疗仍使用抗结核药物。相对敏感的菌种如堪萨斯分枝杆菌、海分枝杆菌等对合理化疗效果满意，可选用异烟肼、链霉素、乙胺丁醇、氨硫脲，也可选用环丝氨酸、卷曲霉素、喹诺酮类、磺胺类等。新大环内酯类药是治疗MAC的主要药物，可联合其他抗结核药物。对龟分枝杆菌及脓肿亚种分枝杆菌也可选用新大环内酯类药。多数NTM病对抗结核药物耐药，其耐药相关基因的突变位点、突变类型、发生频率及其特异性、敏感性及多个耐药基因之间的相互作用尚有待进一步明确。

NTM的获得性耐药，多由使用单一药物预防及治疗引起，从而提示必须联合用药。NTM细胞表面的高疏水性及细胞壁通透屏障是其广谱耐药的生理基础，多数NTM细胞壁是抗结核药物进入细胞的屏障。为了克服此屏障，主张应用破坏细胞壁的药物如乙胺丁醇与其他机制不同的药物如链霉素、利福平、环丙沙星等联用。

二、 病理改变与发病机制

脊柱结核为骨、关节结核中最常见者，约占其48%。国内外有关材料统计皆表明，20~30岁发病率最高，占36.5%；初生至10岁者次之，30岁以后则随年龄的增长而其发病率逐渐降低。脊柱结核发病部位，以腰椎结核最多见，颈椎、胸椎、胸腰椎、腰椎及腰骶椎之发病比例依次为1：3.1：2.5：7.1：1.5。颈椎结核之所以少见，可能与颈椎血运丰富，较多肌肉覆盖以及负重较少有关。脊柱结核大多累及椎体，而脊柱附件结核少见，占脊柱结核的1.2%~2.0%。

（一）脊柱结核的病变

脊柱结核的病理改变与其他组织结核一样具有渗出、增殖和变性坏死三种基本病理变化。这三种变化往往同时存在，在不同阶段以某种变化为主，而在一定条件下可相互转化。

① 以渗出为主的病变

多出现在脊柱结核炎症早期，细菌量大，毒力强，组织处于较强的变态状态下。病灶表现为浆液性或纤维性炎症，血管通透性增加。开始是中性粒细胞浸润，以后为巨噬细胞所取代。在渗出液和巨噬细胞内易于查到结核杆菌。此时临床症状较明显，可有发热、关节疼痛、肿胀、脓肿急剧增大等。机体抵抗力强时，一些渗出性变化可渐渐吸收，甚至不留痕迹而自愈，而另一些则可能转变为以变性坏死为主的病变。

② 以增殖为主的病变

结核杆菌入侵后引起机体内中性粒细胞浸润仅能起到局限感染作用，以后即由主要来源于血液中单核细胞的巨噬细胞所取代，吞噬和杀灭结核杆菌。在结核杆菌体破坏及释放的磷脂作用下，巨噬细胞逐渐转变为类上皮细胞。类上皮细胞相互融合成朗格汉斯细胞，与周围聚集的淋巴细胞、类上皮细胞和少量反应增生的纤维母细胞构成具有特异性的结核结节。在海绵质骨骨髓的结核病灶区内骨小梁逐渐被吸收、侵蚀，并被结核性肉芽组织替代，而无死骨形成。以增殖为主的病变，因机体抵抗力较强，对结核菌产生了一定的免疫力，因此临床反应较轻，患者一般状况较好。

③ 以变性坏死为主的病变

在结核杆菌数量多、毒力强、机体抵抗力低或变态反应强烈的情况下，上述渗出性病变或增殖性病变均可继发为干酪坏死性病变，而病变一开始便呈干酪坏死的则十分少见。病灶呈干酪坏死时，由于坏死组织含脂质较多（脂质来自破坏的结核杆菌和脂肪变性的单核细胞）而呈淡黄色，均匀细腻，质地较厚实，状似奶酪，故称为"干酪样坏死"。干酪坏死灶内含有大量抑制酶活性的物质，故干酪坏死物不发生自溶，也不易被吸收。但有时因炎症引起的大量中性粒细胞浸润，中性粒细胞破坏后释放出大量溶蛋白酶和巨噬细胞所含的蛋白分解酶和酯酶，使干酪样坏死物液化或形成半流体。病灶发生的结核性脊髓炎，可引起骨质疏松、钙丢失和骨小梁坏死，出现空洞、死骨等。干酪坏死物的液化及软组织炎症渗出物和死骨渣等，在骨旁及周围软组织内形成结核性脓肿，即所谓的冷脓肿或寒性脓肿。脓肿的形成使干酪坏死物得以排出，但同时也造成结核杆菌在体内蔓延扩散。

病灶旁形成的结核性脓肿，随着病变的进展，脓液逐渐增多，在重力作用下，沿肌间隙或神经干周围疏松结缔组织内蔓延、下沉流窜，形成一些远离骨病灶部位的脓肿，即临床所说的"流注脓肿"。脓肿如穿破皮肤则形成瘘管，或穿破内脏器官和组织形成内瘘，经久不愈，给治疗带来困难。

由于脊柱各段解剖结构不同，当脊柱结核脓肿形成时，各段椎体有其特征，它所产生的脓肿及其发展规律如下：

（1）颈椎结核：颈椎结核所产生的脓液常突破椎体前方骨膜和前纵韧带，汇集在颈长肌及其筋膜的后方。颈4以上病变，脓肿常位于咽腔后方，故称"咽后脓肿"。颈5以下病变，脓肿多位于食管后方，故称"食管后脓肿"。巨大的咽后脓肿使咽后壁和舌根靠拢，以至于睡眠时鼾声大，甚至可引起呼吸困难和吞咽困难。咽后脓肿向后可侵及椎管，引起一系列脊髓压迫症状。如脓液向下并向颈部两侧流注，进入头部直肌、斜肌与枕肌之间的间隙，于耳下胸锁乳突肌之后形成胸锁乳突肌旁脓肿。有时脓肿可沿斜角肌向两侧锁骨上窝流注。在少数情况下，咽后脓肿向下进入后纵隔，于上位胸椎旁形成椎旁脓肿。颈胸段椎体结核所形成的脓肿可沿颈长肌下降到上纵隔两侧，使上纵隔阴影扩大，易误认为纵隔肿瘤或胸骨后甲状腺肿。胸椎1~3病变的脓肿可沿颈长肌上行，在颈根部两侧形成脓肿。咽后或食管后脓肿都可向咽腔或食管穿破，使脓液、死骨碎片及干酪样物质由口腔吐出，或置于咽下。

（2）胸椎结核：由于胸椎前方有坚硬的前纵韧带，椎体后方有后纵韧带，脓液难以向前或向后扩展，而多突向两侧，在椎体两侧汇集形成广泛的椎旁脓肿。胸椎上段脓肿可向上达颈根部，而下段脓肿可下降至腰大肌。随着病情进展，脓肿可破溃进入胸腔或肺脏。椎旁脓肿因部位不同，形态亦各不相同：有的呈球形，多见于儿童或脓液渗出较快的早期病例，这种脓肿的张力较大，称"张力性脓肿"；有的呈长而宽的烟筒型，多见于病期较长者；有的脓肿介于上述两者之间，呈梭形，其左侧因受胸主动脉搏动的冲击，使上下扩展较远，这种脓肿的边缘须与心脏及主动脉阴影作鉴别。

间隔一定时间拍片，可发现脓肿阴影加宽或变窄。如脓肿阴影加宽或加长，表示脓液量增加，病变在进展。如脓肿阴影变窄或缩短，表示病变在吸收好转。少数病例，手术时发现脓液已吸收，但椎旁软组织明显增厚，可达1 cm以上。椎旁脓肿如果向胸膜腔内或肺内穿破，则可在靠近脓肿的肺野内出现球形阴影，该球形阴影与椎旁阴影相连。脓液大量流入胸腔或肺内，如此椎旁阴影缩小，而肺内阴影增大。此时患者可出现体温升高，或其他中毒症状。如果脓肿与其支气管相通，则患者可咯出大量脓液、干酪样物质或死骨碎片。椎旁的脓液也可沿肋间神经和血管的后支，向背部流注，或沿肋骨向远端流注。

（3）胸腰椎结核：胸腰椎结核脓肿的典型形态是葫芦型或哑铃型，即上方一个较小的胸椎椎旁脓肿与下方的腰大肌脓肿相连。因重力关系，一般上方脓肿较小，下方脓肿较大。下方腰大肌脓肿多为单侧性，当椎体破坏严重时亦可有双侧腰大肌脓肿存在。胸腰椎结核脓肿有时还可沿肋间血管神经束下行，在腰背部形成脓肿，如可沿最下胸神经或最上腰神经下行，在腰上三角或腰三角（亦称"腰下三角"），形成腰上三角脓肿或腰三角脓肿。胸腰椎结核脓肿破溃形成瘘管，因其路径曲折，穿越胸腰椎两部分，常给治疗带来困难。胸腰椎结核瘘管以腰上三角处多见。

（4）腰椎结核：腰椎结核病变由椎体穿破骨皮质和骨膜，向周围软组织侵袭，形成脓肿。腰椎结核一般不形成局限在椎体周围的椎旁脓肿，而是向椎体两侧发展，侵入附着在椎体两侧的腰大肌，在腰大肌及其肌鞘内蓄脓，形成临床常见的腰大肌脓肿。浅层的腰大肌脓肿仅局限在腰大肌鞘膜下，未过多侵入肌纤维，临床上多不影响髋关节的伸直活动。深层腰大肌脓肿多在肌纤维深层，腐蚀破坏肌纤维，使其变性，整个腰大肌为脓肿充满。深层腰大肌脓肿临床上常影响髋关节伸直。

通常腰大肌脓肿在椎体破坏多的一侧，当椎体两侧均有严重破坏时，则两侧均可有腰大肌脓肿发生。随着病情的发展，脓液逐渐增多，脓肿内压增高，在重力以及肌肉收缩影响下，脓液可沿肌纤维及血管神经间隙下行，形成腰大肌流注脓肿。脓液沿腰大肌下行，在髂窝腰大肌扩张部形成髂窝脓肿；再向下行至腹股沟处形成腹股沟部脓肿（即下腹壁脓肿）。

腰大肌在腹股沟韧带下方是个窄颈，当腹股沟部脓肿内脓液继续增加，内压增高，脓肿可向下腹壁突出，一旦破溃即形成腹股沟部瘘管。而当腹股沟脓肿的脓液突破腹股沟下方窄颈，可在股动静脉外侧进入股三角顶部。此后脓液可有数个蔓延途径：①沿着髂腰肌至其附着处小粗隆（小粗隆长期浸泡在脓液中，可继发小粗隆结核），脓液绕过股骨上端后方，至大腿外侧形成大腿外侧脓肿，脓液继续向下沿阔筋膜流至膝关节附近，形成脓肿；②脓液经股鞘沿股深动脉行走，在内收肌下方，向浅层蔓延，在大腿内侧形成大腿内侧脓肿；③脓液沿髂腰肌下行至小转子后，经梨状肌上、下孔沿坐骨神经蔓延至臀部，形成臀部脓肿；④脓肿穿破髂腰肌滑囊，若此滑囊与髋关节相通，脓液即可进入髋关节，久之亦可引起继发性髋关节结核。反之，髋关节结核脓肿亦可经此途径逆行向上引起腰大肌脓肿。

有时深层腰大肌脓肿的脓液还可沿最上腰神经，穿过腰背筋膜在腰三角处形成腰三角脓肿（或称"腰下三角脓肿"）。极少数情况下可有腰大肌脓肿的脓液，向上越过膈肌脚，于胸椎椎旁形成脓肿。

腰大肌流注脓肿随着病情发展，16.6%可穿破皮肤形成瘘管和窦道，导致混合感染，给治疗带来困难。少数情况下脓肿可穿入结肠、乙状结肠、直肠，形成内瘘。文献报道还有腰椎结核脓肿侵蚀穿破腹主动脉，引起大出血者，实属罕见。

（5）腰骶段脊柱结核：腰骶段脊柱结核因重力作用，脓液大多在骶前汇集形成骶前脓肿。当脓肿及张力较大时，骶前脓肿向上可侵入两侧腰大肌内侧，形成腰大肌脓肿，并向下流注，形成腹股沟部和大腿内侧脓肿。有时骶前脓肿亦可向后沿梨状肌出坐骨大孔至臀部和股骨大粗隆处形成脓肿，甚至可出盆腔经直肠后间隙达会阴部，形成会阴部脓肿，脓肿破溃后则形成瘘管。当腰骶椎结核病变处于急性期，病灶以渗出性为主时，脓肿迅速增大并呈高压状态，与前方的腹腔空腔脏器如结肠、直肠、膀胱等粘连并腐蚀之，脓肿即可穿入这些空腔脏器形成内瘘。这种病理虽不多，但常给临床治疗带来困难。

（6）骶椎结核：脓液汇集在骶骨前方的凹面，形成骶前脓肿。脓肿内压力增高时，脓液也沿梨状肌经坐骨大孔而注到大粗隆附近，或经骶管注到骶管后方。

（二）脊柱结核的类型

脊柱结核一般表现为三种类型：椎体中央型、椎体边缘型和椎间盘周围型。

1 椎体中央型结核

椎体中央型结核约占脊柱结核的12%。儿童的椎体很小，外面还包围一层相当厚的软骨外壳，其中心骨化部分很小，因此，无论其原发病灶位于椎体正中或偏于一侧，病变都属于中央型。成人椎体较大，病变发展较慢，但也逐渐波及整个椎体。有少数中央型结核病变，长期局限于一个椎体之内而不侵犯椎间盘，并不侵犯相邻椎体。这种病变可能引起椎体中央塌陷和脊柱畸形，常被误认为肿瘤。

与其他松质骨结核一样，椎体中央型结核病变以骨坏死为主，死骨比较常见。少数病例死骨吸收后形成骨空洞，空洞内充满脓液和干酪样物质。病椎受压后可产生病理压缩性骨折，椎体前缘压缩较多，因而在侧位X线片上病椎呈楔形，但与两个椎弓根相连。病理压缩性骨折后，碎骨片或死骨可被推挤到椎体周围，并可压到椎管内，压迫脊髓，造成截瘫。

② 椎体边缘型结核

此型结核仅占脊柱结核的10.2%。10岁以上的儿童边缘型病变较多，二次骨化中心出现以后，边缘型病变更多一些。病变可发生于椎体上下缘的左右侧和前后方，因椎体后缘靠近椎管，故后方病变容易造成脊髓或神经根受压迫。早期的边缘型病变位于骨膜下，以后可向椎体的深处发展，或侵犯椎间盘和邻近椎体。

边缘型病变以溶骨性破坏为主，死骨较小或无死骨。椎体上下缘的边缘型结核更易侵犯椎间盘。

③ 椎间盘周围型结核

椎间盘周围型结核占33%。此型结核始于椎体骨骺的前缘，以后破坏邻近的椎体终板，通过前纵韧带扩散到邻近椎体。即使广泛破坏的病例，椎间盘仍有残留，这与化脓性感染不同。病变侵犯椎间盘后，X线片显示椎间隙狭窄，这是因为：①软骨板穿破后髓核流出而消失；②软骨板坏死，变薄或破碎；③坏死游离的软骨板和纤维环受压后可突入椎体内，椎间盘前方、两侧和后方，后者为造成脊髓或神经根受压的常见原因。

（三）脊柱畸形的形成和发展

脊柱结核最常见的畸形是后凸，即驼背。侧凸畸形比较少见，而且多不严重。产生后凸畸形的机制有：①病变椎体受压后塌陷；②受累椎间隙狭窄或消失；③椎体的二次骨化中心被破坏，椎体的纵向生长受到阻碍；④后凸畸形发生后，躯干的重心前移，椎体前缘的压力加大。按压力大、骨骺生长减慢的原理，病灶附近健康椎体前缘的生长也受到阻碍，以致这些椎体都可能变为前窄后宽的楔形，使后凸畸形加重。胸椎原有生理性后凸弧度，再加上病理性后凸畸形，外观上畸形明显。颈椎和腰椎原有的生理性前凸，一部分后凸畸形被生理性前凸所抵消，因而外观上畸形不明显。受累椎体数目少，但破坏严重的，后凸畸形较尖锐，呈角形驼背。受累椎体数目多，但破坏比较轻的，则呈圆形驼背。

（四）神经损害的机制

脊柱结核引起神经损害的机制有：①脓肿形成，直接压迫硬膜囊；②坏死骨或坏死的椎间盘压迫；③脊柱后凸畸形。应当指出的是，脊柱结核引起的神经损害绝大多数为外源性压迫所致，属于慢性过程。就神经损害程度而言，往往为部分损害。因此，一旦压迫因素除去，绝大部分神经功能可以恢复。

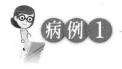

髋关节结核

一、病例介绍

患者，男性，19岁。

主诉：半年前踢球扭伤右髋部致一过性疼痛，休息后缓解。1周后开始出现右髋隐痛不适，否认激素服用史，肺结核病史和结核病接触史。发病前无上呼吸道感染和其他关节痛。近半年常疲惫、食欲差，体重下降，偶感午后潮热。

二、检查

（一）查体

发现右髋呈轻度屈曲位，髋前方略饱满，有压痛，局部无红热，各向主动和被动活动引发疼痛，活动部分受限。髋关节外展外旋试验（4字试验）和Thomas征阳性，未诱发出腰椎和骶髂关节疼痛，双下肢直腿抬高加强试验阴性。双膝无肿胀，活动正常。

（二）实验室检查

血沉和C反应蛋白明显升高，同时结核菌素试验也呈阳性。

（三）影像学检查

本例患者病程较长，来院时右髋X线片示右股骨头皮质不完整，髋臼软骨下骨可疑溶骨破坏灶。（图10-1）

MRI显示右髋关节信号异常，关节腔少量积液，滑膜增厚，股骨头轮廓不规整变形，骨髓内不均等信号，软骨及软骨下骨高信号影显示病灶侵蚀，髋臼骨质破坏和关节间隙不规则和局部狭窄。（图10-2）

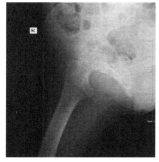
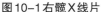

图10-1右髋X线片

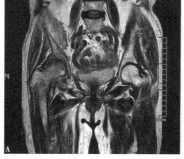
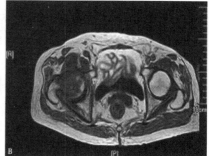

图10-2右髋关节结核MRI

本例患者进行髋关节穿刺涂片染色查见杆菌。尽管结核杆菌分离培养阴性，结合病史、症状体征和相关检查已能确诊右髋关节结核。由于就诊时病程长达半年，影像学检查提示关节面不平整，髋臼和股骨头软骨及软骨下骨破坏，周围软组织水肿，关节腔内积液，表明疾病已发展至全关节结核。

三、诊断

综上所述，患者确诊为髋关节结核。

四、治疗

该患者应要求其多卧床静养，行走需扶双拐。

由于患者初次就诊，未使用过抗结核药物，因此在进行上述治疗的同时，给予肌内注射链霉素，口服异烟肼、利福平、和乙胺丁醇的治疗。由于抗结核药物对肝、肾和神经系统有毒副作用，因此需定期复查肝肾功能。

该患者经过HRES方案抗结核治疗2周，血沉及C反应蛋白明显下降，说明抗结核药物治疗有效。且患者属于全关节结核，为了挽救关节，应立即行病灶清除术。

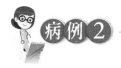

膝关节结核

一、病例介绍

患者，女性，84岁，身高155 cm，体重53 kg，已婚，退休。

现病史：患者主诉左膝疼痛6个月，主要位于内侧，活动时加重，休息后减轻。无关节不稳及肿胀，左膝屈曲受限，有卡感。保守治疗效果不佳。3个月前就诊于北京某医院，行左膝关节镜下滑膜切除、游离体取出、伤口引流管负压吸引，术中病理回报考虑结核，术后1周时曾发生引流管伤口出血，后期好转出院。40天前（6月11日）引流口渗液，疼痛明显，发热，最高体温39 ℃。再次就诊于北京某医院，予万古霉素、三联抗结核药物治疗（异烟肼、乙胺丁醇、利福平），后期效果不明显，7月3日改用乳酸左氧氟沙星静滴后引流口逐渐渗出减少。现引流口处红肿明显，基本愈合，无渗出液，左膝肿胀，活动受限，严重影响日常生活，患者及家属为求进一步诊治来我院就诊。门诊行相关检查后以左膝关节结核收入院。患者目前精神尚可，食欲正常，睡眠正常，体重无明显变化，大小便正常。

既往史：高血压病史20余年，血压最高达150/100 mmHg，间断口服药物（具体不详）治疗，10余年前在某医院行胆囊切除术，否认冠心病、糖尿病等病史，否认肝炎、疟疾等传染病史，否认外伤史，否认输血史，否认药物、食物过敏史，预防接种随当地进行。

个人史：生于北京市，久居于本地，否认疫区居住史，否认疫水、疫源接触史，否认放射物质、有毒物质接触史，否认毒品接触史，否认冶游史，否认吸烟、饮酒史。

婚育史、月经史：无异常。

家族史：无异常。

二、检查

（一）一般查体

体温36.5℃，脉搏70次/分，呼吸20次/分，血压130/80 mmHg。自动体位，查体合作，神志清楚。甲状腺正常，未触及明显震颤，未见包块。心肺腹查体未见明显异常。

（二）专科查体

左膝伸直位状态，左膝肿胀，左膝外上侧可见一约0.5 cm×0.5 cm大小的引流口，愈合尚可，周围红肿明显，无明显渗出液流出，左侧股四头肌轻度萎缩。左膝关节压痛，皮温高，腘窝区未触及包块。左膝伸直位状态，右膝、双腕及踝关节活动自如。左膝关节活动度：20°-0°-0°，左膝过屈试验、浮髌试验阳性，左膝抽屉试验、麦氏征因疼痛拒查。双侧髂前上棘至内踝尖距离相等。

（三）实验室检查

血常规示：中性粒细胞1.97×10^9/L，尿、便常规正常。生化示：谷丙转氨酶69.2 U/L、谷草转氨酶89.8 U/L、总胆红素21.7 μmol/L、直接胆红素9.5 μmol/L、球蛋白35 g/L、白球比0.79、白蛋白27.8 g/L。骨代谢标志物：全段甲状旁腺激素15.30 pg/mL、1，25-二羟基维生素D_3 14.06 ng/mL、I型胶原氨基前肽（P1NP）68.63 ng/mL、骨特异碱性磷酸酶11.95 μg/L。血沉39 mm/h。D-二聚体538 μg/L。

（四）影像学检查

腰椎X线检查示腰椎生理曲度失常，诸椎体缘不同程度骨质增生、变尖，诸椎体骨密度减低，L_4、L_5椎体向前轻度移位，$L_5 \sim S_1$椎间隙变窄。双侧骶髂关节尚清晰。腰椎退行性变、骨质疏松。

双能X线骨密度检查示骨质疏松（表10-2）。

表10-2　双能X线骨密度结果

日期	项目	腰椎	股骨颈	髋部
2018年7月17日	BMD（g/cm^2）	0.601	0.413	0.207
	T值	-4.1	-3.9	-4.5

2018年7月28日，左膝关节MRI示膝关节感染，考虑感染的可能性大。（图10-3）

三、诊断

膝关节结核。

四、治疗

患者入院后完善检查，结合院外病理切片会诊，诊断膝关节结核明确，建议手术治疗。患者及家属拒绝手术，要求保守治疗，给予利福平胶囊0.45 g/次、口服、1次/日，盐酸乙胺丁醇片0.75 g/次、口服、1次/日，异

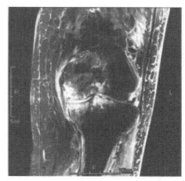

图10-3　左膝关节MRI

烟肼片0.3 g/次、口服、1次/日，吡嗪酰胺片0.5 g/次、口服、3次/日，四联抗结核治疗。DXA骨密度、腰椎X线示骨质疏松症，予钙剂、维生素D及静脉输注唑来膦酸（5 mg/次、1次/日），抗骨质疏松治疗。住院期间肝功能异常、血尿酸升高，反酸、便秘，给予护肝、降尿酸、护胃、通便药物治疗后症状好转出院。

五、随访

（1）健康教育：高钙饮食，增强营养，适量运动，注意康复训练，预防摔倒。

（2）出院后严格规律用药：出院后1~2周定期复查血尿便常规、血生化、肝肾功能、出凝血功能、血沉、C反应蛋白。3个月后复查骨代谢标志物、膝关节MRI等相关检验检查，不适时随诊。

六、小结

骨结核的患者往往合并骨质疏松症，一方面因为局部结核，患肢制动，属于非废用性骨质疏松，骨量急剧下降；另一方面抗结核药物会导致骨量的快速流失。也有文献报道，结核分枝杆菌感染影响骨代谢过程使破骨细胞活性增强，可能是骨密度下降的独立危险因素。所以在临床上必须重视抗骨质疏松症的治疗，给予抑制破骨细胞活性药物较为理想，并且应用抗骨质疏松药物进行骨质疏松治疗可以减少外科手术后内固定松动甚至失败等并发症。

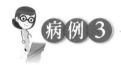

脊柱结核

一、病例介绍

患者，女，27岁，已婚，农民。

主诉：腰痛2年伴左下腹包块5个月。

现病史：患者于2年前出现腰痛，拟诊为"腰肌劳损"，接受理疗后症状无好转。近5个月腰痛症状加重，腰部活动受限，并于左下腹发现逐渐增大的包块。近来常感乏力，不能长时间站立行走，夜间有盗汗症状。来我院门诊摄片发现"腰$_{4~5}$间隙变窄，椎体变扁"。故以"脊柱结核"收住入院。既往史及系统回顾无特殊。有结核接触史，无药物、食物过敏史，家族中无类似病史。

对于此类病例在采集病史时，应重点了解起病的慢性经过，腰部症状以及有无下腹肿块，有无发热、盗汗、乏力等结核中毒症状，尤其发病前有无明显结核接触史。该病例以腰痛和腰部活动受限，左下腹包块为主要症状。发病前有明确的结核接触史，并有明显的结核中毒症状。其病史较为典型，但应与腰椎间盘突出、强直性脊柱炎等相鉴别。

二、检查

（一）体格检查

1.结果

体温 38.5 ℃，脉搏 80 次 / 分，呼吸 22 次 / 分，血压 120/60 mmHg。

精神萎靡，神志清楚，查体合作，跛行步态。头颅无畸形，眼、耳、口、鼻无异常，巩膜无黄染。颈部柔软，气管居中，颈静脉无怒张，甲状腺不肿大。胸廓无畸形，心、肺未发现异常。腹部平坦，无腹壁静脉曲张；腹壁柔软，肝、脾肋下未触及。肠鸣音正常。未闻及血管杂音。脊柱生理弯曲存在。腰部无明显压痛，腰$_{4\sim5}$（$L_{4\sim5}$）处有轻叩击痛。右腹部饱满，右下腹触及约 10 cm×8 cm 包块，质软，境界清，有轻度压痛，腹股沟淋巴结不肿大。腰部前屈、旋转活动受限，拾物试验阳性。

2.体检分析

该病例体检重点在腰及下腹部。典型体征为站立与行走时，往往双手托住腰部，头及躯干向后倾，使重心后移。患者从地上拾物时，不能弯腰，需挺腰屈膝屈髋下蹲才能取物，即拾物试验阳性。

（二）辅助检查

1.结果

（1）血常规：红细胞计数 3.5×10^{12}/L，血红蛋白 80 g/L，白细胞计数 1.1×10^{9}/L，中性粒细胞百分比 60%，淋巴细胞百分比 30%，血小板 234×10^{9}/L。粪、尿常规未发现异常。血沉 50 m/h，CRP17.9 mg/L。

（2）胸片：左上肺见陈旧性结核钙化影，未见其他异常征象。

（3）腰椎正、侧位片：腰椎生理弧度变浅。L_4、L_5 椎体明显破坏，受累椎体变窄，边缘不齐，密度不匀。$L_{4\sim5}$ 椎间隙消失。右侧腰大肌影显示不清。

（4）腰椎 CT：见 L_4、L_5 椎体破坏，空洞和死骨形成，右侧腰大肌脓肿。

2.辅助检查分析

通过病史分析及体检，该病例高度怀疑为腰椎结核。应先行血常规、血沉、胸片、腰椎正侧位片等检查。一般这类患者血常规中淋巴和单核细胞比例较高，血沉快，而腰椎正、侧位片常有明显的椎间隙改变，有时会伴有椎体的破坏等阳性发现。CT 片若见腰大肌周围脓肿，结合病史往往能获得诊断。结核菌素试验对诊断有一定的参考价值。

三、诊断与鉴别诊断

（一）诊断

L_4、L_5 椎体结核。

（二）诊断依据

1.症状体征

病史发病缓慢，病程长，有乏力、盗汗等全身症状。有腰痛伴腰部运动障碍。局部压痛不明显，L_4、L_5 有叩击痛，活动受限，拾物试验阳性。右下腹触及包块。

2.血常规

淋巴细胞比例增高。

3.血沉。

血沉增快。

4.X线

腰椎生理弧度变浅。L_4、L_5椎体明显破坏，受累椎体变窄，边缘不齐，密度不均。L_4、L_5椎间隙消失。右侧腰大肌影显示不清。

5.CT

见L_4、L_5椎体破坏，空洞和死骨形成，右侧腰大肌脓肿。

（三）鉴别诊断

1.强直性脊柱炎

本病均有骶髂关节炎症，没有全身中毒症状。X线检查看不到骨破坏和死骨，胸椎受累后出现胸廓扩张受限等临床表现可供鉴别诊断。

2.化脓性脊柱炎

发病急，有高热及明显疼痛，病情进展很快，早期血培养即可检出致病菌。X线表现进展快，根据其特征性X线表现可进行鉴别。

3.腰椎间盘突出

无全身症状，有下肢神经根受压症状，血沉不快。X线片上无骨质破坏，CT检查可发现突出的髓核。

4.脊柱肿瘤

多见于老人，疼痛逐日加重。X线片可见骨破坏累及椎弓根，椎间隙高度正常，一般没有椎旁软组织块影。

5.嗜酸性肉芽肿

多见于胸椎，患者年龄通常不满12岁，整个椎体均匀性压扁成线条状，其上、下椎间隙完全正常。没有发热等全身症状。

6.退行性脊椎骨关节病

为老年性疾病，表现为普遍性椎间隙变窄，邻近椎体上下缘硬化、发白，有骨桥形成，没有骨质破坏与全身症状。

四、治疗

（一）治疗原则

应用抗结核药或结合病灶清除、植骨融合手术。用药原则为联合、规则、长期。

（二）治疗方案

1.术前准备

（1）常规术前准备：血、尿、粪常规以及肝肾功能、血糖、血电解质、心电图等检查，结果均正常。

（2）局部制动，绝对卧床。

（3）全身情况评估：患者略显消瘦，予以高蛋白、高维生素饮食。鉴于血沉较快，说明结核处于活动期，暂不立即手术而予抗结核治疗。

（4）使用抗结核药物，异烟肼300 mg、利福平450 mg、乙胺丁醇750 mg，晨服。

（5）予VC 300 mg，每日3次口服；VBCo 2片，每日3次口服。⑥2周后复查血沉下至18 mm/h，肝、肾功能恢复正常，予以手术治疗。

2.术中注意事项

采用右下腹部斜切口，于腹膜外间隙经腰大肌脓肿而进入病灶，吸出脓液250 mL，清除脓壁结核肉芽组织。彻底清除$L_{4\sim5}$破坏椎体间的脓液、结核性肉芽组织、干酪样坏死物质和死骨，完整摘除残余髓核组织。取同侧髂骨行$L_{4\sim5}$间植骨融合。

3.术中处理

绝对卧床3个月。继续服用抗结核药1年，定期复查血沉、肝肾功能，结果正常。1年后X线检查提示$L_{4\sim5}$椎体间植骨块已融合，其后停服抗结核药。患者术前的症状、体征均已消失。

（三）治疗分析

脊柱结核的治疗目的是清除感染，防止脊柱畸形和瘫痪。随着抗生素的应用，脊柱结核的发病率和死亡率都明显下降，对无并发症的患者，基本上可以通过药物治疗和手术治愈。

WHO医学研究理事会在不发达国家推荐使用时间为6个月或9个月的异烟肼和利福平治疗。手术方法宜采用清除病灶加前路植骨融合。

化学疗法在脊柱结核治疗中有着重要的地位。第一线的药物包括异烟肼、利福平、乙胺丁醇、吡嗪酰胺和链霉素。第二线抗结核药包括对氨基水杨酸、乙硫异烟胺环丝氨酸、阿米卡星和卷曲霉素。如果结核菌对某种药物产生抗药性，那么就需要多种药物联合治疗。在韩国和其他一些南亚国家对异烟肼产生耐药性的发生率很高。在美国有8%的病例对一种或多种抗生素耐药，3%的病例对异烟肼和利福平二者耐药，这多发生于美国北方的一些城市。1996年，人们发现一部分结核菌对多种药物具有耐药性，特别是感染了人类免疫缺陷病毒的病例中，有些细菌竟对7种药物耐药。

治疗结核的短期疗法一般为6个月。推荐的治疗方案有：2个月口服异烟肼[成人5 mg/（kg·d），儿童10 mg/（kg·d）；最大量300 mg/d]、利福平[10 mg/（kg·d）；最大剂量是600 mg/d]和吡嗪酰胺[25 mg/（kg·d）；最多2 g/d]，以后4个月每天口服异烟肼和利福平。对于那些从结核流行地区迁移来的患者，因为细菌对药物的耐药性增高，所以在最初2个月要加用口服乙胺丁醇[25 mg/（kg·d）；最多达2.5 g/d]。如果怀疑患者对多种药物具有耐药性，那么可以采用注射药物（如阿米卡星、卷曲霉素）和加用氟喹诺酮类药。药物的毒副作用包括异烟肼和利福平对肝脏的损害（二者联用比单用异烟肼的危险性要大4倍）、利福平对周围神经的损害、乙胺丁醇引起的听神经炎、链霉素对第8对脑神经的损害，以及其引起前庭功能的紊乱。

　　脊柱结核的手术指征为出现脊柱旁脓肿、严重的骨破坏和畸形，脊髓受压引起神经损害，致病菌不明，以及保守疗法无效的顽固性感染。植骨材料包括自体骨移植，如髂嵴或肋骨；也可以同种骨移植，主要是腓骨。使用自体髂骨移植是比较可靠的。10年随访的结果显示骨融合率超过95%，而且纠正脊柱后突畸形角度的长期随访效果也比较好。目前一般推荐采用自体髂嵴植骨，特别是对那些缺损较大且跨度超过两个椎间隙者。

　　中国香港所选用的手术方法是前路手术清除脊柱病灶并植骨。手术包括引流和清除脊柱脓肿、清除感染的骨和分离的椎间盘、行脊髓减压及能通过植骨稳定脊柱。如果有脊柱后突畸形，那么行前路手术时，病灶的清除必须达后纵韧带；如果伴有脊髓的压迫，那么需要暴露硬脊膜表现。清除病灶应该包括所有感染的骨和肉芽组织，一直到露出新鲜、出血的骨为止。治疗时，通过植入大块骨，可以纠正脊柱后突畸形。髂骨植骨可穿透终板，所以有些病例发生了部分塌陷。肋骨植骨一般适用于较小的缺损，其小于两个椎间隙，特别是儿童患者，在治疗脊柱结核时，禁用椎板切除术，因为这会导致脊柱术后不稳定和脊髓受损。只有在非典型病例中，累及神经根且引起脊髓后方压迫时才切除椎板。前路胸椎主病灶清除术的方法包括经胸和肋骨横切突入路、侧方脊柱切开术（改良肋骨横突切除术）以及胸膜外前外侧入路。Kirkaldy–Willis等人报道，采用经胸入路，其融合率为95%、死亡率为3%；而侧方脊柱切开后，融合率为78%、死亡率为8%。一些学者认为对于早期结核应施行胸廓切开术，如果后期伴发截瘫、严重后突畸形且需要侧方暴露硬脊膜者，可以采用侧方脊柱切开手术或肋横突入路。胸膜外前外侧入路理论上能避免发生脓胸，然则，尚无研究能证实这是一种比胸廓切开手术更好的方法。手术后需要支具固定直到骨融合，有时需要6~9个月。

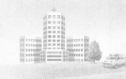

第十一章　脊柱的微创治疗

第一节　椎间盘髓核化学溶解术

一、概述

髓核化学溶解术（chemonucleolysis），又称"化学溶核术"或"髓核溶解术"（nucleolysis），是治疗椎间盘突出症的一种介入疗法，通过经皮穿刺向病变椎间盘内注入某种化学酶，催化降解髓核的某些成分，降低椎间盘内压力或消除突出物对神经根的压迫，从而达到消除或缓解临床症状的目的。早期是将木瓜凝乳蛋白酶（chymopapain）注入髓核，使髓核中的蛋白多糖解聚从而溶解髓核，降低椎间盘内压力，解除对神经根的压迫。以后临床应用胶原蛋白水解酶（collagenase）作为化学溶酶注入病变椎间盘。胶原酶能够有效地溶解髓核和纤维环中胶原蛋白，既降低椎间盘内压力又溶解间盘突出物，解除神经根压迫，达到治疗目的，因此国内学者提出"胶原酶髓核溶解术"名称。

自1964年史密斯（Smith）开展这方面的工作以来，虽然历经风雨，但至今髓核化学溶解术还是得到了较为广泛的应用。有报道表明，髓核化学溶解术的手术效果与传统的髓核摘除术差不多，其主要适用于单侧腰腿痛、局部神经损害与CT和MRI等影像学结果一致的患者；若存在中度的侧隐窝狭窄或椎间孔狭窄者，腰椎间盘突出症出现足下垂、膀胱直肠功能障碍等严重神经症状者，孕妇或14岁以下的儿童及对溶解酶过敏者则不宜行此手术治疗。

二、简史

1916年，法国巴斯德研究所的作者发现了胶原酶。

1934年，美国哈佛大学医学院的米克瑟（Mixer）和巴尔（Barr）首先通过手术证实和治疗了腰椎间盘突出所致的腰腿疼痛，开创了腰椎间盘突出症的时代。

1941年，詹森（Jansen）和鲍尔斯（Balls）首先分离出木瓜凝乳蛋白酶。

1959年，赫希（Hirsch）认识到椎间盘内的软骨黏液蛋白随着年龄增长而退变成胶原或纤维组织，因而他设想用一种药物来促进这种生物化学变化。

1963年，史密斯首次用木瓜凝乳蛋白酶注入患腰椎间盘突出症的病变间盘内，在缓解坐骨神经痛方面取得了令人鼓舞的效果，随后在加拿大、英国、法国、德国和美国广泛开展这种疗法。

1969年，苏斯曼（Sussman）首先使用胶原酶椎间盘内注射治疗腰椎间盘突出症。

在腰椎间盘退变的基础上，或因急性外伤或积累性外伤而产生椎间盘疝，刺激或压迫相应脊神经根而引起临床症状和体征，即腰椎间盘突出症。因此，占位性的挤压是其主要临床病因。腰椎间盘疝或突出物由椎间盘髓核及纤维环组成。向椎间盘内注射化学酶特异性地分解髓核，随后吸收而消除突出物，从而获得治疗效果。

用于髓核化学溶解术的药物须能够选择性地降解椎间盘髓核，而对周围血管、神经、韧带、软骨、骨及骨膜等组织无降解作用或作用甚微，且无全身或局部的毒副作用。木瓜凝乳蛋白酶、胶原酶、胰蛋白酶和糜蛋白酶、组织蛋白酶C和组织蛋白酶B、软骨素酶ABC等曾用于实验研究，其中只有木瓜凝乳蛋白酶和胶原酶在临床上得到运用，现国内用于髓核化学溶解术的药物主要为胶原酶。

(一) 木瓜凝乳蛋白酶

木瓜凝乳蛋白酶是从粗木瓜素中提取出来的，主要作用于髓核中连接长链黏多糖的非胶原蛋白，使黏多糖蛋白解聚，而对纤维环不发生作用。但木瓜凝乳蛋白酶具有过敏反应、截瘫和急性横断性脊髓炎等严重不良反应，尽管发生率极低，但一旦发生，可造成对患者不可逆的严重后果。

(二) 胶原蛋白水解酶

胶原蛋白水解酶简称"胶原酶"，是能在生理pH和一定温度条件下水解天然胶原的一种酶。人体内许多上皮组织，如皮肤伤口、牙龈、角膜等许多间充质细胞衍生的组织，如关节滑膜、成纤维细胞、椎间盘内都存在着胶原酶，称为"内源性胶原酶"，对体内胶原分解过程发挥重要作用。药用胶原酶是从溶组织梭状芽孢杆菌中提炼出来的，此酶能溶解髓核和纤维环中的胶原纤维，其分子量为80~85 kD。天然的胶原由于存在三联螺旋的稳定结构不能被一般蛋白酶水解，体内的胶原更新一般都很慢。胶原酶在中性条件下作用于原胶原分子，使其在离氨基端3A处断裂成为两部分。原胶原分子一旦断裂，在30 ℃条件下即可变性，丧失其螺旋结构，从而易于被组织中其他蛋白酶进一步分解。

1 胶原酶对椎间盘髓核的降解作用

将不同剂量的胶原酶注入家兔的椎间盘内，5天后发现胶原酶注射的椎间隙变窄，髓核缩小，吸水膨胀性降低；2周后髓核基本消失或仅有少许残留，纤维环变形，内层环状结构消失；12周后髓核被纤维软骨样组织取代，椎间隙变窄，呈纤维性融合，组织切片经HE染色后置于光学显微镜下观察，未注射的和生理盐水注射的椎间盘在观察期间相似；胶原酶注射1天后，椎间盘髓核结构紊乱，边缘与纤维环分离，髓核内嗜碱性物质相对增多，纤维环和软骨的改变不明显；5天后，髓核皱缩，纤维环内层部分纤维发生透明样变；2周后髓核结构基本消失或仅有少许残留，纤维环变形；12周后，椎间盘的大部分被纤维或软骨组织取代，软骨终板的改变不明显。

2 胶原酶的安全性

将胶原酶分别注入家兔的肌肉，发现肌肉有坏死，2周后坏死的肌肉被纤维组织所替代。又将胶原酶分别注射到家兔的硬膜外腔或蛛网膜下腔，未见明显的神经损害症状和体征；病理组织学检查显示胶原酶硬膜外腔注射的脊髓无明显异常；而胶原酶蛛网膜下腔注射的脊髓表面有点状出血的现象，脊髓横断面组织切片显示蛛网膜下腔血管充血和一些点状出血，神经元和神经纤维结构基本正常。

（三）软骨素酶ABC

日本学者发现软骨素酶ABC有更显著的特异性，它只作用于硫酸软骨素的糖蛋白侧链，通过减少椎间盘的水潴留，降低椎间盘内压力。它与木瓜凝乳蛋白酶和胶原酶相比，对细胞或组织的损伤更小。它能引起退变的髓核溶解，而不破坏软骨细胞。奥尔马克（Olmarker）等认为，软骨素酶ABC对神经和血管的不良反应更小，无潜在的神经毒性，对神经传导无影响。但其有效性和安全性有待临床进一步验证。

四、适应证和禁忌证

（一）适应证

腰椎间盘突出症患者的临床诊断根据麦卡洛格（McCulloch）1983年制定的标准而确立，即：①腿痛大于腰痛。②有特异的神经症状，如感觉异常。③直腿抬高试验小于正常的50%。④腱反射异常，患肢萎缩、无力或感觉消失。⑤有CT、MRI或脊髓造影中任一种影像学检查证实并定位突出间隙。

（二）禁忌证

对有下列情况者不宜行髓核化学溶解术。

1 孕妇以及14岁以下的儿童

但至今仍无有关木瓜凝乳蛋白酶或胶原酶对孕妇、胎儿或儿童造成健康影响的报道。

2 对髓核化学溶解酶过敏者

过敏反应是髓核化学溶解术最危险的并发症之一，并有数例死亡的报道。布依莱特（Bouillet）收集了43 662例，发现1.9%的患者对木瓜凝乳蛋白酶过敏，大多数反应轻微，无须特殊处理，仅0.14%的患者发生过敏性休克，经传统方式抢救，无一例死亡或留下后遗症。过敏反应的确切机制尚不清楚，可能与患者产生对木瓜凝乳蛋白酶和（或）降解产物的IgE抗体有关。详细询问患者过敏史及髓核化学溶解酶的接触史，可了解过敏反应发生的可能性，第二次注射应慎重。注射前预防性使用抗过敏药物可降低过敏反应的发生率及减轻反应的程度。据报道，胶原酶过敏反应发生率较木瓜凝乳蛋白酶低，但仍不能放松警惕。

③ 伴有马尾综合征的患者

因为该疗法对此类患者疗效不肯定，且延误外科手术时机，易造成神经不可逆损伤，导致永久性瘫痪。

④ 伴有骨性椎管狭窄或侧隐窝狭窄的患者

⑤ 游离死骨型或椎间盘钙化者

因为此类突出的椎间盘髓核不易被酶所降解。

⑥ 伴有椎间盘炎或穿刺部位感染者

⑦ 有心理或精神障碍者

⑧ 其他

如腰椎前移、有全身性疾病者等。

此外，髓核化学溶解术对单纯腰背痛的患者疗效不佳。Troisier等用该方法治疗了10例单纯腰背痛患者，仅有1例有明显疗效。Benoist等报道髓核化学溶解术治疗复发的急性下腰背痛和下腰背痛合并非神经根性肢体疼痛的患者分别仅有48%和53%的满意率。

五、术前准备

针对患者的思想情况，做好解释工作，使患者愉快地接受手术，并能很好地配合。应向患者及其家属实事求是地介绍病情、治疗方案和术中、术后可能发生的问题与相应的防治措施，以便取得他们的支持。

询问患者过敏史，有无麻醉药物、碘及髓核化学溶解药物的过敏病史，并行碘过敏试验，如患者为过敏体质，治疗时须谨慎。术前30分钟常规静脉注射地塞米松10 mg。

血尿常规及凝血功能检查，询问出血倾向，如有凝血功能异常，不宜行该治疗。

术前床上训练大小便、备皮、禁饮食，术前30分钟给予镇静药物，进手术室前排尽尿液等。

六、髓核化学溶解术的注射方法

髓核化学溶解术根据药物注射的部位可分为盘内注射和盘外注射两大类，注射方法的选择无统一的标准，主要根据术者的喜好及熟练程度而定。

（一）盘内注射髓核化学溶解术

髓核化学溶解术最初使用的是盘内注射，木瓜凝乳蛋白酶和胶原酶均可行盘内注射。盘内穿刺常规采用后外侧穿刺入路，是由于该入路有一三角工作区，该区由脊神经根、下一椎体的上缘、上关节突及横突构成。椎间盘纤维环后外侧部分在此三角工作区无骨性结构覆盖，行穿刺时，脊神经很大部分被关节突、椎弓根和横突遮挡而受到保护，因此也称"安全三角区"。

1 术前准备

上肢开放静脉慢滴生理盐水，以备万一发生意外情况时，可立即给药、抢救。上肢放置脉率和血压监视器，或上血压计及手测脉率，穿刺前测量血压和脉搏，并做好记录。术前地塞米松5 mg溶于50%葡萄糖溶液60 mL，静脉注射，以预防过敏反应。

2 体位

患者侧卧或俯卧于能透视的特制治疗台上，弯腰屈膝或腹部垫枕，以使腰椎生理前突和腰骶角变平直，利于穿刺，尤其对L_5、S_1间隙穿刺时更为重要。

3 定位

经C形臂X线监视下准确无误地确定治疗的病变椎间隙，并在其背部皮肤画出标记，于欲行进针腰椎间隙平面，居后正中线向外旁开8~12 cm确立穿刺点。

4 麻醉

常规消毒腰背部皮肤，铺巾，用0.5%利多卡因于穿刺点行皮内、皮下浸润局部麻醉。

5 注射方法

从穿刺点用18号15.24 cm（6英寸）长带针芯腰穿针，与躯干矢状面成45°~55°，而腰骶针尾向头侧倾斜20°~30°，以旋转方式进针。经皮肤、皮下脂肪、腰背筋膜、骶棘肌外侧部、腰方肌及腰大肌，从神经根下抵纤维环后外侧表面时，此时有触到砂粒样感觉。穿入纤维环时有涩韧感。待针尖穿过纤维环内层进入髓核时，进针阻力突然减小，有落空感。

针通过纤维环进入椎间盘内，摄腰椎前、后位片及侧位片，以确定进针的确切位置。理想的针尖位置前后位片应在中线经椎弓根影内侧，侧位像应在椎体前后径的中央1/3内，抽出内针，注入0.2~0.5 mL造影剂做椎间盘造影，以确定病变的椎间盘部位和破裂形态。在病变的椎间隙注入1~2 mL木瓜凝乳蛋白酶，每毫升含酶2 000~4 000 U。药物应缓慢注入，时间要在3分钟以上。

椎间盘造影时，若显示两个椎间隙异常，可行两个椎间隙注射，最大剂量为10 000 U，分散注入多个椎间隙，注入药物后留针5分钟后拔出。如果穿刺进针不能通过侧方入路进入椎间隙，则应终止注射疗法。不能经中线硬脊膜、蛛网膜下腔入路进入椎间盘。更换18号腰麻长针头，继续行骶棘肌、腰方肌、腰大肌浸润麻醉。注意勿将局部麻醉药液注射到椎间孔处而麻醉脊神经根，以避免穿刺过程中损伤神经根。

拔出针芯，接注射器，回吸时无任何液体抽出时，行侧位及前后位透视，证实针尖准确位于病变间盘中心或靠近突出物的纤维环内，方可进行注射胶原酶。

注射胶原酶，用2 mL无菌生理盐水溶解胶原酶，抽入1 mL注射器内，每毫升含胶原酶600 U。连接针尾，再次回吸无液体抽出时，即可缓慢、分次推入1 mL胶原酶溶液（600 U）。留针10分钟后再拔针，针孔用创可贴封闭。

6 **术后处理**

注射治疗后静卧10~20分钟，如无不适，送返病室或观察室，继续卧床4~6小时。需要注意的是，髓核化学溶解术后需注意患者过敏反应情况，严重者可出现呼吸困难、低血压。出现过敏反应时，应立即用1：10 000肾上腺素0.5~1 mL静脉注射，每1~5分钟给药1次，每小时总量最多可达2 mg，同时宜给予大量输液及碳酸氢盐等。

术后患者可感腰背痛，一般持续2~3天，严重腰背痛者可理疗或用肌肉松弛剂，原坐骨神经痛可很快缓解。术后第2天即能下地活动或出院。注射后1~6周可从事轻体力劳动，3个月后可从事重体力劳动。

（二）盘外注射髓核化学溶解术

盘外注射是将髓核溶解药物注射到椎管内的硬膜外腔，因而对药物的特异性要求更高，对周围组织尤其是神经组织应无毒副作用。现临床上用于盘外注射的药物只有胶原酶。根据注射入路，又可分为经棘间韧带、经侧隐窝、经骶裂孔和经椎间孔髓核化学溶解术。

1 **经棘间韧带髓核化学溶解术**

即为常规的硬膜外穿刺术，由于麻醉师对此穿刺术比较熟练，所以常为麻醉师所采用，可分为直入法和侧入法。

（1）直入法：根据两侧髂嵴连线定位，此线与脊柱相交处即为L_4棘突或$L_{4~5}$棘突间隙，有条件者可用X线（片）证实。穿刺时患者取侧卧位，两膝弯曲，大腿向腹壁靠拢，头则向胸部屈曲，以便腰背部尽量向后弓曲，使棘突间隙张开，以利于穿刺。摸清棘突间隙后，用0.5%~1%普鲁卡因溶液在间隙正中做皮丘，并在皮下组织和棘间韧带内做浸润。腰椎穿刺针刺过皮丘后，进针方向应与患者背部垂直，并仔细体会进针时的阻力变化。当针穿过黄韧带时，常有明显的落空感。硬膜外穿刺成功的关键是不能刺破硬脊膜，故特别强调针尖刺破黄韧带时的感觉，并采用一些客观的测试方法。常用的测试方法有阻力消失法和毛细管负压法。①阻力消失法：针在穿刺过程中，开始阻力较小，当抵达黄韧带时，阻力增大，并有韧性感。这时可将针芯取下，接上内盛生理盐水冒一小气泡的2 mL或5 mL注射器，推动注射器芯，有回弹感觉，空气泡被压小。此后边进针边推动注射器芯试探阻力，一旦突破黄韧带时阻力消失，并有落空感，注液小气泡也不再缩小。回抽注射器芯如无脑脊液流出，表示针尖已在硬膜外腔。②毛细管负压法：穿刺针抵达黄韧带后，同上法先用盛有生理盐水和小气泡的注射器试验阻力，然后取下注射器，在针蒂上连接盛有液体的玻璃毛细接管，继续缓慢进针。当针进入硬膜外腔时，除有落空感外，管内液体被吸入，此即硬膜外腔特有的负压现象。

（2）侧入法：如遇老年患者棘上韧带钙化或肥胖患者穿刺有困难时，可改用侧入穿刺法，即在棘突中线旁开1~1.5 cm处进针，针干向中线倾斜，约与皮肤成75°，可避开棘上韧带而刺入硬膜外腔。

❷ 经侧隐窝髓核化学溶解术

侧隐窝是指椎间孔内口至硬膜囊侧壁的腔隙，是神经根管的起始段，在此处神经根最易受压和（或）发炎。经椎板外切迹或小关节内缘行硬膜外腔侧隐窝穿刺，可使药物集中在病变部位，而常规进路行硬膜外腔穿刺，药物远离病变部位或仅有少量药物到达病变部位，所以新进路的治疗效果好。该进路的骨性标志清楚，定点明确，进针角度和方向固定，可变范围小，穿刺成功率高。侧隐窝注药试验能进一步验证针尖的准确位置，故可免除X线机的监视。此进路应用于胶原酶注射溶盘术，既可免除传统方法X线对医师和患者双方的损害，又因摆脱了大型设备的限制，操作易于掌握，便于推广。

根据等比例腰椎正位片确定进针点。椎板外切迹及小关节内缘难以在患者身上触及，故其体表投影即进针点，难以直接从患者身上确定，而棘突及棘间可以从患者身上清楚触及。如果能想办法找出椎板外切迹，小关节内缘与棘突、棘间的关系，就可以利用这种关系找到进针点，这种关系可借助于X线（片）上的测量找到。

（1）椎板外切迹进路：将X线片上的椎板外切迹中点定为A点，将经A点的水平线与棘突的交点定为B点，棘突上缘定为C点，测量AB及BC长度。根据BC长度确定B点，根据AB长度确定A点，即进针点。应用7号长穿刺针经A点快速进皮。向内倾斜5°~10°直达椎板，测量进针深度，注射1%利多卡因2 mL，寻找到椎板外切迹并触到黄韧带，边加压边进针，一旦阻力消失，针头便进入硬膜外腔。边回抽边缓慢进针，直达椎体后缘或椎间盘。若进针过程中患者有下肢放射痛，说明针尖触到神经根，退针至黄韧带或椎板外切迹，稍向下内调整进针方向，可经神经根腋部到达侧隐窝。若进针过程中回抽出脑脊液，说明穿破了神经根袖，应放弃治疗。

（2）小关节内缘进路：将X线片上的棘间隙定为B点，经B点的水平线与小关节内缘的交点定为A点，测量AB长度，准确确定棘间隙B点，根据AB长度确定A点。经A点向外倾斜5°进针触到骨质即为小关节。测量深度，退针到皮下，再垂直进针达原深度，注射1%利多卡因2 mL，找到小关节内缘并触到黄韧带，以下操作同椎板外切迹进路。

测定麻醉平面，评价治疗效果：穿刺前先测定双下肢的感觉和肌力，穿刺到位后，注射2%利多卡因5 mL，5分钟后再测定双下肢的感觉和肌力。全部病例均出现相应部位的感觉减退，说明针尖确实到位。未发现麻醉平面过高表现和肌力明显减退，说明药物未进入蛛网膜下腔。确定针尖位置在侧隐窝后，再注射胶原酶注射液。

❸ 经骶裂孔髓核化学溶解术

经骶裂孔进针，将硬膜外导管置入腰段硬膜囊前间隙称之为"硬膜囊前间隙置管术"。常用的硬膜外麻醉，无论是正中或旁正中穿刺，都是将导管置入硬膜囊的后间隙。注入的麻醉药液通过容积压力和浓度梯度抵达硬膜囊前间隙，作用于神经根周围从而产生并发挥临床所需的阻滞或麻醉作用。经骶裂孔硬膜囊前间隙置入的导管，虽然也位于硬膜外间隙，但却更接近神经根及其周围，因此对疼痛治疗学具有更重要的临床意义。

操作方法及要点：

（1）体位：可采取侧卧位或俯卧位（注胶原酶时，在CT下采取俯卧位比较方便，开机测量导管位置时不用变换体位，分娩镇痛则取侧卧位）。俯卧位时，腹下垫一个8~10 cm厚的软枕，使骶骨与腰椎角度变小（脊柱过度后凸者可不垫枕），以利于导管进入前间隙。

（2）定位：瘦小患者，表面解剖清楚，两骶角明显，触摸即可定位。肥胖患者两骶角不清楚凹陷也不明显，且骶裂孔形状各异，可先在会阴部摸得尾椎末端，向上推移4~5 cm，摸至深部骨质凹陷处即可能是骶裂孔。总之，定位至关重要，定位不准，操作则不易成功。

（3）操作要点：常规消毒皮肤（俯卧位，需将纱布垫于会阴部以免消毒液浸流），覆盖无菌巾，用7号短针头与皮肤成直角进针先做一皮丘，当针头穿过骶尾韧带时有明显落空感，推局部麻醉药液时阻力小，可作为进入骶管腔内的标志。用18号斜面穿刺针，调斜面缺口对骶骨前壁，由皮丘处刺入。针干先与皮肤成直角，直刺至骨膜后针干向尾椎方向倾斜，与皮肤成15°~30°（角度大小取决于骶骨形状，直形骶骨角度偏大，过度弯曲则角度小），向上刺入，深度为3~6 cm，进针深度不应超过髂后上棘连线平面（硬膜囊末端终止于第二骶椎平面）。然后针蒂接注射器回吸无脑脊液及血液，注入空气无阻力即证明进入骶腔。用连续硬膜外导管，内放置钢丝[钢丝尖端必须与导管尖端一致，计算好置管长度（进针点至欲达到点之距离）向上置入]。如确是在硬膜囊前间隙置管时不应有阻力，若遇阻力不能向上放置，可退出导管少许调整针尾角度继续置管。L_5~S_1处为12~14 cm，$L_{4~5}$处为16~18 cm。退出导针，若在CT下测量则不退出钢丝，若位置正确，拔出钢丝，再回吸无脑脊液及血液，即可准备注药。

骶裂孔为人体硬膜外腔最下端。穿刺针进入骶尾韧带通过弧形管道即到达宽敞的骶腔，是进入硬膜外腔的最佳入路，虽然到达腰部前间隙需12~18 cm，但导管是呈直线沿椎体后缘和硬脊膜之间向上行走的。导管内钢丝不会与硬脊膜成直角，穿刺针只要不超过髂后上棘连线水平则不致刺破脊膜，所以安全、可靠。

❹ 经椎间孔髓核化学溶解术

与盘内注射后外侧穿刺入路相似，患侧向下、侧卧于X线检查床上，透视定位核对椎间盘突出的椎间隙，向患侧旁开6~8 cm，作为穿刺进针点。消毒铺巾后设穿刺针道，用利多卡因5 mL做局部麻醉，然后用特制穿刺针与腰骶部成45°~60°进行穿刺。进针过程要调整针尖方向，避过横突、上下关节突、直指椎间孔上1/3与下2/3交界处。当针尖穿破黄韧带进入硬膜外腔时，动作要轻，不宜用力过大，当有一种落空感时宜进行负压试验旋转球管进行正、侧位透视确定针尖的位置，然后再用碳比乐或欧乃哌克非离子造影剂进行造影证实针尖确实位于硬膜外腔前间隙，再将用5 mL生理盐水稀释的1 200 U注射用胶原酶缓慢注入，然后拔针。局部用敷料包扎，回病房侧卧位6小时，24小时后下地活动。

七、术后处理

国产注射用胶原酶治疗腰椎间盘突出症经Ⅲ期临床严密观察 5 000 余例均未发生过敏性休克和脊髓病变，从这方面来讲是很安全的。盘内注射最常见，最主要的术后反应是腰痛，有时很严重，如不适当处理，患者难以忍受。间盘间隙感染极为罕见，一旦发生，在治疗上很棘手，而且患者经济负担也很重，故应严格无菌操作而不能完全依靠使用抗生素作为主要预防手段。术后腹胀、尿潴留均为暂时性的，对症处理后即可消失。

具体处理如下：

（1）用平车将患者送回病房，采取屈膝屈髋仰卧位，此种体位可使腰腹肌松弛，以降低间盘内压力，预防和缓解腰痛。

（2）保留静脉通道，主要目的是一旦发生迟发性过敏反应可立即静脉给药，其次是在患者未排气前适当补充液体。

（3）注射胶原酶前测血压、脉搏，注射后 10 分钟内至少测 2~3 次，术后前 2 小时密切观察患者血压、脉搏以及呼吸情况，以便及时发现过敏反应。

（4）为预防发生腹胀及尽快恢复胃肠功能以便早期进食，术前空腹，术后常规给患者口服通便中成药，必要时应用胃肠动力药新斯的明、针灸、穴位注射。

（5）术前训练床上排尿，术后热敷、按摩、针灸，必要时可行导尿。

（6）盘内注射后腰痛加重为最常见的术后反应，在处理上最为困难，直接影响患者及家属对该疗法的信心。因此，术前必须向患者及家属详细解释，让其有思想准备，知道腰痛加重是治疗过程中预料到的反应。

腰痛按不同程度，分为三级：轻度、中度、重度。其处理方法如下。

① 轻度

轻微腰部疼痛，翻身不受限，下地活动后腰痛加重，能耐受，不需麻醉性止痛药物，平卧即缓解。轻度患者卧床休息即可。

② 中度

腰痛，平卧缓解，翻身受限同时腰痛加剧。中度患者，先用麻醉止痛药，若还不能缓解可行骶管封闭。

③ 重度

持续剧烈腰痛，难以忍受，任何体位都不能缓解，有时麻醉止痛药也难以持续缓解。重度患者，采用骶管封闭，可取得很满意的缓解效果。骶管封闭，可由骨科医师自行操作，与硬膜外封闭相比，简单易行，非常安全。

术后一般卧床 5~10 天，依患者腰痛反应情况和程度而定，下床行走时需用腰围保护。患者下床活动有时注射间隙常感到使不上劲、酸痛、活动多时腰痛加重现象，均为脊柱失稳表现。鼓励患者行腰背肌锻炼，一般会逐渐消失。

八、并发症

髓核化学溶解术的并发症发生率较低，Bouillet报道髓核化学溶解术并发症发生率为3.7%，其中严重病例为0.45%，而外科手术分别为26%和4.2%，死亡率亦较外科手术低。其主要并发症有如下几种：

（一）过敏反应

从理论上说，胶原酶是一种异体蛋白的生物制剂，注入人体存在发生过敏反应的可能性。过敏反应分为轻微过敏反应和严重的过敏性休克两种。注射用胶原酶引起轻微皮肤过敏反应如瘙痒、荨麻疹等其他皮疹已有报道，但发生率很低，而且是自限性反应，无须处理而自愈。

注射用胶原酶致过敏性休克这种威胁生命的并发症，国内外鲜有报道。尽管如此，注射胶原酶时必须静脉给予肾上腺皮质激素作为预防措施，在注射过程中及注射后1小时内，要密切观察患者的呼吸、血压、脉搏等情况，以便及时观察到过敏性休克的早期征象，及时处理。因此，在注射胶原酶过程中及注射后必须保持静脉输液，以备一旦发生过敏性休克可立即静脉给药及补充液体。不应因报道发生过敏性休克少而存在侥幸心理，不做抢救准备工作。

药物致过敏性休克患者中，50%患者的症状发生于给药后5分钟内，10%出现于1小时后。过敏性休克的临床征象主要有：

① 呼吸道阻塞症状

胸闷、心悸、喉头阻塞、呼吸困难等。

② 循环衰竭症状

冷汗、面色发绀、脉搏快而细弱、血压下降等。

③ 中枢神经症状

意识丧失、昏迷、抽搐、大小便失禁等。

④ 皮肤过敏症状

皮肌瘙痒、荨麻疹等皮疹。

一旦发生过敏性休克征象，应分秒必争，紧急进行抢救，立即从静脉注入1∶1000的肾上腺素0.5 mg；若症状不缓解，每20~30分钟继续静脉注射1∶1000的肾上腺素0.5 mg；若症状仍不缓解，每20~30分钟继续静脉注射1∶1000的肾上腺素0.5 mg，直至脱离危险期为止。同时静脉滴注甲基泼尼松龙琥珀酸钠40 mg或其他肾上腺皮质激素。静脉输注低分子右旋糖酐及10%葡萄糖溶液，保持呼吸道通畅，给氧。必要时行气管内插管，接呼吸机加压给氧。如心搏骤停者，应采取心脏按压等抢救措施。

（二）神经损伤

神经损伤的原因有：①穿刺过程中机械性损伤，采用局部麻醉可避免或减少其发生率。②误入鞘内，注射髓核化学溶解酶引起横断性脊髓炎。③巨大突出的椎间盘片段经盘内注射后引起马尾综合征。据称胶原酶对神经组织的不良反应较木瓜凝乳蛋白酶小，但胶原酶接触脊神经后对神经有无损害仍是值得注意的问题，因为无论盘内或盘外注射胶原酶均存在该酶和脊神经接触的可能性。为此，里德维克（Rydevik）于1985年使用临床推荐注射用胶原酶的浓度与实验兔的胚神经接触后2小时、4周及8周，通过荧光显微镜、神经电生理等进行观察，结果表明，胶原酶可引起周围神经内水肿，而神经内微血管床的渗透性无改变。4周及8周后，神经内有轻微纤维化，但神经电生理检查无任何神经功能损害，也不损伤神经外膜屏障功能，因此，脊神经根接触胶原酶后不会受到损害。

临床上用注射胶原酶行盘内、外注射治疗腰椎间盘突出症。只要脊神经根鞘膜及神经外膜完整，即便胶原酶与脊神经根接触也不会损伤神经根，但脊神经根屏障受到破坏或直接注入脊神经根鞘膜内就有损伤神经的可能。

临床已有报道有神经损伤并发症发生，多数为进针过程中直接损伤神经而并非胶原酶所致。不过若胶原酶漏入或误注入蛛网膜下腔即会发生严重的神经系统并发症，故绝对不能注射到蛛网膜下腔内，因此穿刺进针5次不成功时，此次治疗应暂停。局部麻醉下可避免进针时损伤神经。

（三）椎间隙感染

此种并发症国内外均有报道，主要是操作过程中无菌技术不严格所致，预防的主要措施是严格无菌技术以及采用两针套刺技术，可减少发生率。如可能感染，可给予抗生素预防。穿刺部位有感染者严禁穿刺。

（四）其他

出血性蛛网膜炎、麻痹性肠梗阻、血栓性静脉炎、肺栓塞、化学性脑膜炎、硬膜外脓肿等并发症并不常见。

九、注意事项

基于大剂量的胶原酶可引起血管充血和点状出血，因而行胶原酶化学溶解术的患者注射前应常规检查出、凝血时间，如有异常则不适宜进行该治疗。

虽然硬膜对胶原酶具有一定的阻挡作用，但由于高浓度的胶原酶鞘内注射可引起点状出血和硬膜变薄，所以在行胶原酶化学溶解术时，进针部位一定要准确。如有损伤硬膜囊的可能，不宜当时注射胶原酶，至少隔1周后才考虑重新注射。

胶原酶肌内注射会引起肌肉坏死。腰痛可能与胶原酶渗漏到肌肉内引起肌肉变性坏死有关，所以注射部位一定要准确，严禁注入肌肉内，最好使用双套管技术。

实验表明，19 U（按体重计相当于470 U/人）的胶原酶对家兔椎间盘的髓核即有明显的分解作用，与38 U和75 U的胶原酶比较，无显著性差异。所以不主张增加单个椎间盘胶原酶注射的剂量来加强髓核溶解的作用，单个椎间盘内注射不应超过600 U。

胶原酶在体外降解椎间盘髓核需要48小时，胶原酶体内注射椎间盘1天后，髓核仍具有很强的膨胀性，5天后才开始降低。因此，早期盘内注入胶原酶时溶解反应尚未完成反而增加了椎间盘内压力，引起腰痛和神经根压迫症状加重，这些症状往往于胶原酶盘内注射1~2周后才逐步缓解。

第二节　经皮穿刺椎间盘切除术

一、经皮穿刺颈椎间盘切除术

颈椎病是由颈椎间盘组织退化及其继发病理改变累及周围组织结构（神经根、脊髓、椎动脉、交感神经等）而引起的。随着CT、MRI影像学诊断技术在临床上的应用，颈椎病的诊断和治疗有了明显的提高。目前所采用的传统经颈前路椎间盘切除植骨融合或经后路椎板成形术等，虽取得了较为满意的临床疗效，但存在着植骨块脱落、植骨不融合、髂骨取骨区疼痛、脊髓损伤、感染等并发症，而且损伤大，费用高。随着微创技术的发展，有学者开始探索颈椎病的微创治疗。经皮穿刺颈椎间盘切除术（percutaneous cervical diskectomy，PCD）治疗颈椎病的临床应用，取得了令人鼓舞的临床疗效，使颈椎病的治疗进入了微创治疗的新领域。PCD最早由Conrtheoux于1992年报道，国内有学者先后报道了各自的方法和经验，其有效率在85%左右。PCD是在总结经皮穿刺腰椎间盘切除术（percutaneous lumbar discectomy，PLD）治疗腰椎间盘突出症的基础上发展起来的，其作用机制是采用椎间盘切割器械，通过一直径3~4 mm的工作通道，在负压抽吸作用下或用髓核钳夹取，对病变椎间盘实行部分切除，以降低椎间盘内压力和体积，使突出的椎间盘表面张力减小，软化或缩小达到有效的机械减压，减轻或消除椎间盘突出对受累神经根的压迫及对周围痛觉感受器的刺激，使局部纤维对髓核的包容力消失，促进椎间盘的回纳，达到缓解症状的目的。目前已有较多PCD的临床和基础研究报道。开展PCD手术，首先要对颈前部的复杂解剖结构相当熟悉，掌握熟练的手术技巧，具备一定的开放性手术经验；同时也要了解PCD的原理、疗效、并发症及国内外的研究现状。笔者通过将PCD与传统的颈椎间盘突出症的保守治疗及颈前后路手术治疗进行比较后认为：只要严格选择PCD手术适应证、规范化操作，是可以取得良好的疗效的；同时PCD具有创伤小、操作方法简单、安全、省时、费用低、患者痛苦小、不损坏椎体结构、不影响颈椎的稳定性、手术时间短、术后康复快等特点。PCD对于早期、单一节段的包容性椎间盘突出有较好的疗效，该手术并发症主要是穿刺过程中损伤甲状腺血管及术后椎间盘炎。如能选好穿刺入路，掌握好穿刺方法及加强无菌技术，以上并发症是可以避免的。

（一）作用原理

PCD的作用原理主要是采用穿刺切除器械在负压吸引的作用下对髓核实行部分或大部分切除或以髓核钳在套管的保护下对椎体后缘的髓核进行钳夹以降低颈椎间盘内的压力，从而间接使压迫脊髓颈神经根的髓核组织"回纳"，缓解致压物对神经根的刺激。所以在PCD时必须充分切割出髓核组织。有学者在临床研究中发现PCD切除的髓核重达1g以上，患者拔针后即感症状、体征减轻或消失，远期效果也较好。由于PCD时以纤维环入针点为支点，穿刺针头尾可在水平面上摆动，除$C_{3\sim4}$椎间隙75°外，其余椎间隙均达90°以上。这可以切除足够的髓核组织达到手术目的。近年来，有关突出的椎间盘组织对周围组织产生物理及生化学方面变化的理论正日益受到许多学者的重视。马歇尔·李（Marshall Li）等认为椎间盘组织突出到硬膜外可产生炎性介质直接对神经根产生刺激，导致一系列临床症状。因此，PCD通过切除颈椎间盘中央后部未突出的髓核，可减轻突出椎间盘组织对脊髓和神经根的压迫及减少其炎性化学刺激。

（二）适应证

❶ 一般适应证

（1）临床表现与颈椎间盘突出症的症状和体征相符，有颈、肩、上肢疼痛、麻木、肌力减退等一系列症状，经2个月以上保守治疗无效者。

（2）包容型颈椎间盘突出。

（3）经CT、MRI检查突出的椎间盘组织无钙化、纤维环未破裂、髓核无游离者。

（4）颈椎间盘突出症，无骨性椎管狭窄、后纵韧带骨化、黄韧带肥厚等压迫因素等。

❷ 对颈椎间盘突出引起早期颈椎病的适应证

（1）颈型：原则上不需要手术，对顽固性者可考虑此项手术。

（2）神经根型：①经非手术治疗4个月无效者。②临床表现与CT、MRI所见及神经定位一致，有进行性肌肉萎缩及剧烈疼痛者。③非手术有效，但症状反复发作者。

（3）脊髓型：①急性进行性脊髓损伤，经CT、MRI等证实有脊髓受压，应尽快行PCD。②有轻度颈脊髓损害症状，连续3个月保守治疗无效者。③颈脊髓受压在2年以内，症状进行性或突然加重者。

（4）椎动脉型：采用保守治疗或外科治疗；如CT、MRI等示有椎间盘突出亦可试行PCD。

（5）交感型：症状严重影响生活，经非手术治疗无效；影像学检查与椎间盘突出有关。

（6）其他型：有突出间盘压迫症状，经非手术治疗无效者。

（三）禁忌证

（1）临床表现与CT、MRI等影像学检查不相符合者。

（2）CT显示突出的椎间盘已钙化或骨化，或纤维环破裂、髓核游离者。

（3）椎间盘突出同时有骨性椎管狭窄、后纵韧带骨化、黄韧带肥厚或合并椎管椎体肿瘤、结核等病变者，椎间孔、椎间关节及钩椎关节骨质增生。

（4）椎间隙退变狭窄而导致穿刺针不能进入。

（5）甲状腺肿大者，颈部瘢痕影响操作者。

（6）有严重心肺功能不全或同时合并其他脏器严重疾病者。

（7）患有严重神经官能症者。

（8）以前行过颈椎间盘前路手术者。

（四）手术器械

学者等发明的手动式颈椎间盘切除器械包括：空心导针、工作套管、双面刨削器、环锯、胶管、髓核钳、负压吸引器、C形臂X线机等。

（五）实施条件

1 基础设施

（1）X线影像设备：具有高清晰度影像增强器的X线机，如C形臂X线机、CT等，首选C形臂X线机。

（2）无菌手术室：PCD要求在严格无菌手术室内进行，一般不主张在X线机房操作，以免发生感染。

2 术者要求

（1）PCD医师必须对PCD的原理、适应证的选择、手术操作规程及并发症处理等方面有较全面的了解。

（2）独立进行PCD术之前必须在有经验的PCD医师指导下进行一段时间的专门训练。

（3）PCD医师最好熟悉颈前部的局部解剖知识和具有颈椎前、后路开放手术经验。

3 术前准备

PCD术前应做好以下准备：

（1）术前血常规、出凝血时间、肝肾功能、颈椎正侧位、双斜位和动力性侧位片。

（2）让患者了解手术的过程，以获得术中的配合，术前可适当用些镇静药。

（3）对术中、术后可能出现的并发症及术后疗效的评估等情况应向患者家属交代清楚，以获得理解和签字。

（4）术前预防性应用抗生素。

（5）严格消毒颈椎间盘切除器械。

（六）手术方法

常规术前准备，患者取仰卧位，颈肩部垫软枕，使头稍后伸。在C形臂X线机的监视下确定穿刺间隙。以2%利多卡因0.5~1 mL局部浸润麻醉，进针点在中线旁开2~3 cm，颈动脉内侧0.5~1 cm处（即甲状腺外缘与颈动脉之间），从右侧进针。先将颈动脉推向外侧，气管推向内侧，将18 G细导针在C形臂X线监视下刺入病变椎间隙，正侧位检查确认穿刺针在切吸椎间盘内后，在导针入皮处做一约2 mm的小横行切口，沿导针套入外套导管，压紧皮肤顺导针方向将套管针旋入椎间隙，拔出导针，再将尾部接有负压吸引器胶管的环锯送入套管内。在负压抽吸作用下，往复旋转切除髓核组织或用髓核钳经套管钳取髓核，并在水平面改变穿刺导管的方向切吸髓核组织至手术完毕，手术过程通常在X线荧光屏监视下进行，穿刺深度以不超过椎体后缘为宜。一般负压为0.08~0.09 kPa，持续时间约5~10分钟，取出的髓核组织约1 g。术后拔除外套导管后，用手指压迫穿刺部位3~5分钟，以止血贴外贴，3~5天伤口即可愈合。

（七）手术操作注意事项

（1）麻醉问题：利多卡因不宜注入太多，一般每个间隙不超过1 mL，过多可使麻药波及喉返神经，造成暂时性声音哑。

（2）进针方向：充分暴露出颈动脉鞘与颈内脏鞘之间隙，注意保持进针路线的正确性，入椎间盘点应在颈长肌内侧，椎间盘前方中外1/2处，以防过偏中线损伤气管、食管、喉返神经及甲状腺组织，过外损伤颈长肌导致出血。

（3）进针深度：切取髓核时必须在C形臂X线监视下进行，椎间盘切除器械不能超过椎体后缘，必要时可与患者对话，了解患者的感觉。若切除器械稍超过椎体后缘，可能刺激窦椎神经，此时患者可出现一侧肢体或者全身触电感，甚至损伤脊髓。

（4）刺入椎间隙的套管针应与椎间隙平行。若不平行则可在切除椎间盘的过程中损伤软骨板，造成出血、疼痛。

（5）在行C_{6-7}、C_7~T_1间隙穿刺时，因肩部的遮挡作用，可致C形臂X线监视定位及手术操作困难。这时嘱助手将患者的两肩下拉，以使手术间隙透视清晰。

（6）严格无菌操作，预防椎间隙感染，应强调手术在手术室或专门介入手术室内进行。

（八）术后处理

（1）术后注意观察患者血压、脉搏等生命体征。

（2）注意伤口出血情况及颈部肿胀情况。

（3）术后6小时可戴颈围下床活动，并戴颈围活动2~4周。

（4）常规静脉注射或口服抗生素2~3天。

（5）术后常规使用脱水药2~3天。

（6）患者分别出院后1、3、6、12个月到门诊随访复查，以后每半年随访一次。随访内容包括：患者自觉症状、体征，颈椎正侧位片，动力性侧位片。对术后6个月以上的患者，有条件者进行CT扫描或MRI复查。

二、经皮穿刺腰椎间盘切除术

经皮腰椎间盘切除术是近30余年来发展起来的一项新技术。1975年，日本土方（Hijikata）首先采用经皮穿刺腰椎间盘切除术，他用一套标准器械，包括穿刺针、导管、套管、环锯、髓核钳等，借助于X线监视完成切吸术，将之命名为"经皮髓核切除术，治疗腰椎间盘突出症获得成功。其手术原理为：经皮后外侧入路进入椎间盘，在纤维环上钻孔、开窗，切除部分髓核，有效地降低了椎间盘内压力，减少了椎间盘突出物的数量，从而缓解了神经根及椎间盘周围痛觉感受器的刺激，使症状缓解。髓核组织的切除有效地降低了椎间隙的高度，使神经根的牵张力明显下降，从而有效地缓解了神经根疼痛。由于其创伤小、出血少，不干扰椎管内结构，不影响脊柱稳定性，并发症少和操作简单等优点而使其应用广泛。近年来，我国亦有许多医院相继开展了此项技术。1989年发表文章总结其12年的136例经验，至1993年积累了18年300余例的经验，优良率为72%。1983年，美国坎宾（Kambin）报道用改良Craig器械从腰椎后外侧穿刺行PLD 9例临床经验，1989年他报道100例，有效率为89%。1985年，美国放射科医师奥音坷（Onik）发明并与Surgical Dynamics公司共同开发研制以切割、冲洗和抽吸为一体的气动式自动摘除器，将经皮腰椎间盘切除术改进为自动经皮腰椎间盘切吸术。由于其优越的性能和操作的改进，缩短了手术时间，使之在全球迅速推广起来。其治疗的机制是将部分髓核切割、吸出、降低椎间盘内压力，从而减轻对神经根及椎间盘痛觉感受器的刺激。手术并非直视下进行，而是"盲切"，术中未彻底切除椎间盘的突出部，减压不确切，影响疗效，使其应用范围受到限制。自20世纪90年代起，国内多家医院报道了PLD，并取得了良好的疗效。PLD尚在发展与完善过程中，器械及手术方法仍在不断改进，其手术疗效仍存有争议。由于引起腰腿痛的病理机制是多方面的，腰椎间盘突出的病理类型复杂。因此，只有在严谨的诊断基础上，严格选择适应证精确的手术操作，才能取得良好的效果。

（一）器械与方法

❶ 器械

C形臂X线机、穿刺针、扩张管、弹性工作套管、髓核切割器等。

❷ 手术步骤

（1）麻醉与体位：局部麻醉或硬膜外麻醉。侧卧位，患侧在下，腰间垫枕。或者俯卧位。

（2）后外侧穿刺入路穿刺点选择和穿刺方法：在C形臂X线监视下确定穿刺点，一般是椎间隙水平，自后正中线沿标记线向患侧旁开8~12 cm定点穿刺，$L_5 \sim S_1$为6~8 cm。穿刺针沿横向标记线平面，与躯干正中矢状面成45°~60°方向进入，直达纤维环后外侧，穿刺针进入纤维环时有明显的弹性阻力感，C形臂X线机定位证实。

（3）侧方入路：患者侧卧位，侧方穿刺。C形臂X线透视下，穿刺位置正确后改为俯卧位。

（4）髓核切除：将定位针缓慢送入椎间盘后1/3，置入导丝，拔除穿刺针；沿导丝依次由细到粗旋入套管针，抵达纤维环后外侧表面，将套管由小到大逐次旋入；将导丝及各级套管拔除，保留器械套管，沿套管置入器械；最后用环锯切开纤维环，髓核钳分次进入套管切取髓核组织。在穿刺针穿入过程中，若患者出现下肢反射痛，要重新置入穿刺针。再置入电动旋切器进行切割和抽吸，尽量从不同的深度和方向切割。切割的过程须观察有无椎间盘组织吸出，直至无椎间盘组织被抽出为止。冲洗伤口，退出套管，缝合皮肤，平卧送回病房做术后处理。

（5）术后处理：口服3天抗生素；术后第2天即可下地活动，逐渐增加活动量，进行腰背肌锻炼。

（6）注意事项：侧卧位穿刺时，由于穿刺部位在腰侧方，为避免损伤腹腔内脏器官，在操作中应注意：①个别消瘦或腰椎前凸度大的患者，穿刺前定位透视时应注意椎体周围有无肠气出现，若有则禁忌穿刺。②进针时针尖应尽量保持稍后方位置，待针进入腰大肌时再将针调整至椎体后1/3处，进入纤维环。③穿刺针应与椎间隙保持平行，否则容易损伤软骨板，甚至造成切割器头断裂滞留体内。④由于髂嵴的阻挡，$L_5 \sim S_1$椎间隙的穿刺比较困难，皮肤的穿刺点需高于椎间隙水平，斜穿入椎间隙，进针点一般在髂嵴线与骶髂关节切线交点。⑤手术应严格按无菌要求进行。

（二）适应证和禁忌证

严格掌握经皮腰椎间盘切除术适应证和禁忌证对预防并发症和提高临床疗效有着重要的意义。腰椎间盘突出症的诊断包括临床症状、体征和影像学检查。正确理解患者的病变特征及熟练掌握影像学的表现对适应证的选择尤为重要。

经皮腰椎间盘切除术主要适用于系统保守治疗无效、病史较短或年纪较轻、无椎管及侧隐窝狭窄或脱出碎片进入椎管的腰椎间盘突出症患者。对于游离型腰椎间盘突出症、椎间盘纤维环钙化、腰椎间盘突出症伴有椎体后缘骨赘及骨性侧隐窝狭窄、存在明显腰椎不稳或中央型腰椎间盘突出症伴马尾神经损伤者，不宜进行经皮腰椎间盘切除术。

参照Onik的标准结合临床提出如下：

1 适应证

（1）典型腰痛伴向一侧下肢放射痛，腿痛重于腰痛。

（2）典型的腰部体征：平腰，侧凸，腰活动受限，椎旁压痛，放射痛。

（3）直腿抬高试验或股神经牵拉试验阳性，膝、踝反射或第一趾背伸肌力改变。

（4）所属神经支配区皮肤感觉改变。

（5）脊髓造影、CT扫描、MRI或髓核造影其中之一项与临床定位检查相符合，证实有椎间盘膨出和轻、中度椎间盘突出。以上5项标准，必须具备至少3项。

② 禁忌证

（1）既往有腰椎手术史，腰椎结构改变。

（2）椎间隙明显变窄，小关节退变。

（3）腰椎管狭窄，侧隐窝狭窄，黄韧带肥厚和肿瘤等。

（4）腰椎滑脱或脊椎骨性畸形。

（5）游离的椎间盘突出。

（6）疑有纤维环破裂。

（7）中央型椎间盘突出症伴马尾神经损伤。

（8）脊髓造影显示椎管大部分或完全堵塞。

（9）扫描显示椎间盘密度增高有钙化或骨化。

（10）严重的内科疾病。

临床上患者选择的最大困难是椎间盘突出或脱出。一般来讲，严重的椎间盘突出或脱出，症状、体征都明显和严重，结合影像学检查容易明确诊断，这种患者最好不要考虑做经皮髓核切除术。否则效果不佳，仍须开放手术治疗，而且还容易增加椎间盘感染的机会，加重患者的负担。

（三）并发症

① 椎间盘炎

椎间盘炎是严重的并发症之一，目前国内外报道最多见。其发生与无菌操作不严格或穿刺器械消毒不彻底有关，而且术前未做仔细检查，患者有隐匿性感染病灶，如牙病、呼吸道感染等，或有内科疾病、免疫力低下等，都会增加感染的机会。

椎间盘炎患者起病急，多在2周内发生，出现剧烈的痉挛性腰痛，腰部不敢活动。实验室检查：白细胞计数升高，血沉加快，CRP升高。X线早期无明显变化，2~6周后出现受累椎间隙变窄、椎体骨质疏松、椎间隙模糊、椎体破坏和硬化、椎体前后缘骨赘形成等，最终椎体融合。本病一经诊断明确，要及时使用大量的抗生素，绝对卧床休息，必要时采取手术治疗，行前路或后路的病灶清除术。有学者发现采用经皮穿刺腰椎间盘病灶组织部分或大部分切除，将椎间盘内的炎症组织清除干净，利用负压吸引抗生素盐水持续灌洗引流，通过组织学及细菌学检查，指导用药，能使炎症反应得到有效的控制，避免了传统手术创伤大、风险高等缺点。所以，预防椎间盘炎的发生最重要的是严格无菌操作，减少反复的穿刺，加强术前、术后的抗生素使用。

② 血管损伤

大血管损伤致大出血十分罕见，主要与手术操作粗暴、穿刺入路的解剖不熟悉或解剖变异以及没有良好的正侧位X线透视有关。Hijikata报道出现1例血管损伤，分析可能损伤了髂腰动脉。而Onik报道无一例血管损伤的并发症发生。术中、术后一旦发生血管损伤，可通过动脉栓塞或外科干预等方法及时处理。

③ 神经损伤

神经损伤发生的概率极低。在手术操作中，穿刺针碰到神经，患者下肢会出现触电样的感觉，穿刺针变换角度就可避开神经。所以手术采用局部麻醉，能使患者较好地配合医师，可以随时监测患者的反应情况。

④ 腰大肌旁血肿

发生率较高，与穿刺器械粗大及操作不当密切相关。症状主要是腰部疼痛，可持续几周，通过卧床休息、理疗、止血药等，血肿多能自行吸收痊愈。

⑤ 脏器损伤

最可能损伤的器官是结肠，原因可能是穿刺针与冠状面的夹角过大有关，Hijikata报道出现1例。术前仔细研究影像学检查，分辨穿刺通道的解剖关系，以及术中的良好定位，脏器损伤是可以避免的。

第三节 经皮内镜激光椎间盘切除术

 概况

经皮内镜激光椎间盘切除手术（percutaneous endoscopic lumbar discectomy, PELD）的原理及优、缺点如下。

（一）原理

侧后路脊柱内镜术属于椎管外手术，避免了进入椎管及干扰椎管内结构，其原理有两种：①椎间盘内减压使突出物回纳，间接解除对神经根的压迫；②是切除突出的椎间盘，甚至切除增生的骨赘、小关节，椎间孔成形，侧隐窝减压，直接解除对神经根的压迫。早期经后外侧关节镜下腰椎间盘切除术（arthroscopic micro discectomy, AMD）以间接神经根减压为主，目前的经皮脊柱内镜技术如脊柱内镜操作系统（YESS）、EKL等两者兼而有之。

（二）优、缺点

经皮脊柱内镜手术是一项真正意义上的微创手术，属于椎管外手术，避免进入椎管及干扰椎管内结构。它有以下优点：①保护硬膜外组织及神经血管结构，避免静脉瘀滞和慢性神经水肿；②防止硬膜外出血和随之而来的神经周围和硬膜外纤维化形成；③保护硬膜和神经精细韧带结构，该结构保证椎管内的神经结构在屈伸时活动自如；④防止传统手术中椎旁肌过度牵拉所致的失神经支配；⑤防止在传统手术中由于去除骨质和关节突较多而导致的术后关节失稳和脊柱滑脱；⑥由于保留了部分完整的后纤维环及后纵韧带，减少了椎间盘疝复发的几率；⑦对于椎间孔内外的疝均可应用，避免了由于关节切除造成腰椎运动节段失稳。但该方法也有一定的局限性：尽管随着技术进步，适应证范围不断拓宽，但对游离的、移位的椎间盘取出仍较为困难；结合激光技术的侧隐窝减压，椎间孔成形技术一则需要昂贵的激光设备，二则学习困难，使许多初学者望而却步，尤其我国从事该项技术的医师又不像国外那么专业；对于髂嵴水平较高的患者，穿刺成功亦有困难。另外，术中需要使用昂贵的C形臂X线机的投照，术者需暴露在X线下的时间较长。

二、适应证

PELD与传统开放经椎管椎间盘切除术适应证类似。每次内镜操作前进行该椎间盘水平的唤醒试验。

手术早期，如AMD，比较一致的标准手术适应证为：

（1）反复发作的腰腿痛，根性下肢放射痛重于腰痛。

（2）有与疼痛相符的体征，或其他症状如麻木、无力等。

（3）相关CT、MRI等检查与临床检查一致。

（4）正规保守治疗4~6周无效，出现进行性肌力减退、难治性腿痛和功能受损。

（5）经皮椎板间隙入路L_5~S_1椎间盘切除术的适应证包括：有限的移位或游离椎间盘，中央型椎间盘，尤其有较高髂嵴（骶髂间距大）的患者。

三、禁忌证

（1）有椎间盘突出但无神经根性疼痛。

（2）慢性椎间盘源性疼痛。

（3）非椎间盘病变所致的腰腿痛，如严重椎管狭窄症–晚期脊椎退行性改变或关节突增生、脊柱不稳。

（4）中央型椎间盘突出且有严重钙化。

（5）神经周围粘连的复发椎间盘突出，由于再次手术检查或牵出再次突出的椎间盘有可能导致硬膜撕破。

（6）马尾综合征患者。

（7）有游离的移位明显的椎间盘突出。

（8）脊柱病理性改变（骨折、肿瘤、急性感染）患者和孕妇。

所谓适应证和禁忌证是相对的，随着内镜技术及器械的进步和术者技术的熟练，许多早期认为是禁忌证的患者也可用经皮内镜技术处理，适应证的范围逐步扩大。早期AMD以单纯腰椎间盘突出为理想适应证，即纤维环尚未破裂或已破裂但后纵韧带完整者。影像学检查显示膨出或突出，排除椎间盘游离、钙化等，脱出移位至椎间孔外者也不适合。经椎间孔内镜的出现，可以去除极外侧型椎间盘突出，但骨赘、关节突肥大，游离髓核难以接近者仍不适合。第三代经皮脊柱内镜技术如YESS、EKL系统等内镜，尤其结合激光技术均可行骨赘、小关节切除，椎间孔成形术，侧隐窝减压，可治疗非包容型椎间盘突出、伴椎间孔轻度狭窄的椎间孔型椎间盘突出、极外侧型椎间盘突出。

四、手术操作

1 手术室准备

经皮脊柱内镜下椎间盘切除术，是一项技术要求很高的手术。手术需要一间大的手术室，一系列专用手术器械和一个由若干人组成的手术小组。手术小组由下列人员组成：手术医师、器械护士、巡回护士、麻醉师、操作C形臂X线机的放射科技师等。器械护士应熟悉台上所用各种器械，以缩短操作过程，同时，收集椎间盘标本。若手术医师无其他医师作为助手时，器械护士还应做医师的助手。巡回护士负责术中冲洗液体，维护术中各设备正常运转，并熟悉备用器械。麻醉师使患者处于舒适、无痛状态，但术中应保持患者清醒，以准确回答医师的询问，这点在手术的穿刺过程中十分重要。放射科技师能熟练摆放患者体位，操作C形臂X线机，清晰显示穿刺针和器械的位置，此项是经皮内镜手术的必备条件，也是制约此项手术广泛开展的重要因素之一。

术者一般站在有症状侧，C形臂X线机一般置于术者对侧，图像监视器一般置于患者尾侧，当然亦可置于对侧，以便为术者提供良好的观察视野。将C形臂X线机用无菌巾或塑料套覆盖置于患者有症状侧。为避免污染，C形臂X线机的旋转最好在手术台下进行。

2 术前准备

（1）术前1天晚上洗澡，清洁腰背部皮肤。

（2）术前12小时禁食。

（3）术前向患者讲清楚主要手术过程及可能出现的情况，打消患者的恐惧心理，并告诉患者如何术中配合，也应实事求是地告诉患者手术虽然为微创，但并非小手术，避免误导术后马上可以活动和恢复工作。

（4）术前3天要求患者练习俯卧位，以便适应1小时左右的手术过程，尤其对于年长者更应如此训练。

（5）其他准备：术前行X线、CT和（或）MRI检查、碘过敏试验。经皮$L_5 \sim S_1$椎板间隙入路时，正位片确定椎板间隙有足够的工作空间。

3 体位与麻醉

患者常规俯卧于透X线的手术台Wilson手术架上，腹部悬空避免腹腔静脉受压，脊柱屈曲，膝、髋关节屈曲，以抵消腰椎的生理前凸，也可避免坐骨神经过度紧张，以便于操作。经皮$L_5 \sim S_1$椎板间隙入路时，该体位可以增加椎板间隙宽度，便于操作；或者侧卧位于手术台，病变侧朝上，折叠手术台，使病变侧椎板间隙宽度增加。

一般采用局部麻醉。1%利多卡因局部浸润麻醉，必要时给予芬太尼镇静。术前及术中给予适当的镇静止痛药，但应保持患者清醒。尤其是初学者，应于术中询问患者的感觉，尤其下肢的感觉，以免损伤神经根。

④ 穿刺点的确定和穿刺过程

PELD技术入路包括经皮后外侧椎间孔入路、经皮椎板间隙入路与后侧旁正中入路。经皮后外侧椎间孔入路的解剖区域为安全三角工作区，进针点位于距患侧脊柱后正中线8~12 cm处，与水平面成25°~30°，方向对准突出间隙的椎间孔。其入路与椎间盘造影、化学溶髓核术相同。经皮椎板间隙入路L_5~S_1椎间盘切除术（percutaneous endoscopic interlaminar lumbar discectomy，PEILD）的解剖目标为S_1、硬膜囊与S_2神经根之间腋下区的突出椎间盘。进针点位于患侧旁正中线与L_5~S_1椎间盘水平线的交点，方向对准L_5~S_1椎板间隙。

后侧旁正中入路，即椎间孔外（极外侧）入路为标准的脊柱旁手术入路。髂嵴较高、椎板间隙较宽的患者，选用经皮椎板间隙入路，其余的患者根据椎间盘突出类型分别采用后外侧椎间孔、椎间孔外（极外侧）入路。下面以经皮后外侧椎间孔入路为例，展示PELD的操作过程。

（1）穿刺点的确定：在C形臂X线监视下确定准备穿刺的椎间隙。将一5 mm粗的金属棍置于腰上方，首先透视下画出沿棘突连线的纵线（后正中线），再画出所要穿刺的椎间隙的体表背部平行于椎间隙的横线。一般情况下，距中线棘突连线患侧旁开8~10 cm处平行于此椎间隙处定位进针点，然后画出标记。当患者较胖时，则穿刺点略向外移，较瘦时，穿刺点稍向内移。但是若太靠外侧，则有可能进入腹腔，引起肠穿孔导致严重并发症；若太靠中线，则不能在纤维环旁通过。

（2）穿刺过程：在穿刺点以与躯干矢状面成45°左右（35°~60°）进针，与椎间隙平行穿刺。边注入麻醉药，边旋入穿刺针，直至纤维环后外侧触到纤维环时，可感到针有韧性感。透视下确定穿刺针尖位置是否正确。

理想的后外侧入路针尖位置应该是：在正位透视下针尖位于椎弓根内侧缘连线以外，侧位透视下针尖位于相邻椎体后缘的连线上，这样穿刺位置适于大多数后外侧椎间盘内镜下手术。但是对于椎间孔外的椎间盘突出则穿刺位置及放置器械位于椎弓根外侧线。

（3）穿刺位置的精确定位、工作通道的正确放置对建立良好的镜下手术视野和精确地去除病变组织十分重要。理想的放置通常尽量靠背侧和头侧，从而可以安全地暴露行走神经根、硬膜外脂肪和突出的椎间盘。因此，穿刺针应放置在椎弓根的内侧缘，而不是椎弓根的中央。若工作通道尽量靠头侧，则可显露穿过该椎间孔的出口根以及由它构成的"工作三角区"。工作三角区的前边界为穿出的神经根–出口根，下界为下方椎体的上缘终板，内缘为行走神经根、硬膜囊和硬膜外脂肪组织。工作三角区后方为下位椎体的关节突和相邻节段的关节突关节。穿刺针必须进入工作三角区。在冠状面，工作三角区可分为三个层面：椎弓根内缘线（代表椎管的外界），椎弓根中线和外侧线。

手术穿刺技术是经皮内镜下治疗椎间盘突出症的关键技术，是手术成功的关键。手术的时间也取决于穿刺的熟练程度，穿刺过程中除了熟悉脊柱解剖外，术中C形臂X线的实时监控也十分重要。

　　决定最佳穿刺进针点和穿刺路径的因素包括：正确的手术体位；摄正位片、侧位片和Ferguson位（通常是20°~30°斜位）片时C形臂X线机的正确放置；术前对患者的脊柱解剖、特殊解剖及病理条件，如脊柱侧凸、前凸等的影像学了解；运用几何概念正确判断角度、高度和空间范围的能力和理解每个腰椎节段解剖变异的空间变化。

　　（4）经皮内镜技术进针点的确定：经皮内镜技术特别强调穿刺方法，可将所有因素结合绘出一幅"蓝图"，代表着进针点、解剖径线和角度的计算，并将这一蓝图画于患者背部。术中准确放置C形臂X线机，无论摄正位片还是侧位片都要让X线与椎间隙平行，如终板在透视下成一直线则证明位置准确。

　　解释单侧入路时计算进针点的几何原理，使器械经后外侧入路进入椎间盘中央。这里所运用的概念是一个等腰三角形，以这个等腰三角形的斜边作为进针路径。原理是在C形臂X线机侧位监视下，放置一根与椎间盘平行的不透X线的金属棒，其尖端与椎间盘的中心重叠，计算从椎间盘中央到患者背部皮肤的距离。同理可通过正位透视计算出椎间盘中心到患者侧面的距离。在腰椎正位片上距棘突取同样的距离（等于从椎间盘中央到患者背部皮肤的距离）构成等腰直角三角形的两边，而三角形的斜边则是到椎间盘中心的进针路径。

　　由于椎间隙的不同和有脊柱侧凸时角度变化的不同，椎间盘的高度和角度会在两个平面有所变化，每个准备手术的节段都要在蓝图上画出。因此，在背部画出一条沿棘突的连线，并沿着与下位椎体终板平行的方向画出在正位片上代表每个节段的横线。因为通常椎间孔在腹侧和下方较背侧和上方狭窄，进针路径如能平行下位椎体的上终板，手术器械则可通过椎间孔的最宽部分而落在纤维环上，从而可以建立一个较好的位置让扩张器将横行的神经根和出该椎间孔的神经根从头侧向尾侧推离椎弓根，使神经有更多的空间。

　　蓝图画在患者的背部后，该椎间盘节段在侧位观上即可用作其他椎间盘节段的参考。但当C形臂X线机在正位上重新调整到与椎间盘平行时，最佳的皮肤进针点则要在画在患者身体的按腰椎前凸角度连接各节段椎间盘中央的连线上向头侧或尾侧移动。在正位观上画出的初始线条在侧位上得以延长。

　　在L_5~S_1节段，S_1宽大的关节突和高位的骨盆将使进针和器械的放置困难。因此，术前Ferguson位的X线检查十分重要。为了获得尽量靠后的位置，进入椎间盘时最好稍微靠上，刚刚越过上位椎体的下终板，但与S_1的上终板平行，这个位置对行走神经根和出口神经根的暴露最好，因为这时套管最靠近神经根的腋部。当尝试尽可能靠近神经根和硬膜囊放置套管时必须小心，防止在置入钝性的保护套管前移走穿刺针的过程中损伤神经根和硬膜囊。

　　在C形臂X线机侧位像上，L_{4-5}节段以上的每个节段都变得更为前凸。L_{4-5}和L_5~S_1的进针点由于L_5的陡峭角度而十分接近。

5 **放置导针与建立工作通道**

（1）C形臂X线机确认穿刺针的位置正确无误后，拔除脊柱针针芯，行椎间盘造影，并做唤醒试验；从椎板间隙入路，硬膜外造影正、侧位片。沿脊柱针套管插入细长导针，取出穿刺针，再次表层局部麻醉，以导针为中心皮肤纵向切口6 mm左右，深达深筋膜，沿导针插入序列扩张管，最后将工作套管插入椎间孔。如为经皮椎板间隙入路，需要最后将工作套管插入硬膜外间隙。

（2）YESS系统扩张器较特殊，有2个孔道：1个中心孔，1个偏心孔。其中一个可用于置入导针，另一个通道可用于注射麻醉药或必要时调整位置。当扩张器抵达纤维环时，取出导针。

（3）沿扩张器旋入工作套管，建立工作通道。YESS工作套管设计十分精巧，远端有圆形开口，一边斜形椭圆形开口，两边斜形椭圆形开口，既可避免神经根受损，又可清晰地观察椎管内硬膜外结构。侧方开槽的工作套管在到达椎弓根及关节突时，可以保护神经组织。术中助手紧握工作套管，使之紧压纤维环。否则，纤维环周围的肌肉及出血会影响视野，干扰对解剖结构的辨认。

注意整个过程中强调要应用C形臂X线机确认导针、扩张器及工作套管远端的位置。

6 **置入脊柱内镜，观察纤维环**

将穿刺前事先连接好的内镜置入工作套管内，Ellman可曲性双极电凝止血，连续冲洗，冲洗液为含庆大霉素的冷生理盐水，Ellman参数应用50 J。观察纤维环的结构。目前先进的第三代经皮脊柱内镜如YESS拥有特殊的进水和出水管道。应用冰盐水冲洗，手术视野更加清晰。在工作三角区内可以看到纤维环被疏松的脂肪组织覆盖。穿出的神经根恰位于椎弓根切迹之下，远端开口之后。若工作通道偏内侧，可见硬膜外脂肪组织和行走神经根。硬膜外脂肪团较纤维环周围脂肪团多，且它随着患者的呼吸运动活动。

7 **纤维环开窗，切取椎间盘**

关闭冲水系统，取下脊柱内镜，用不同直径（2~5 mm）的环锯逐渐旋切纤维环，进入椎间盘开孔，深度1~1.5 cm，切除一些椎间盘，再用各种髓核钳尽量取出突出椎间盘碎片；或用电动器械切削椎间盘组织。也可插入内镜一边观察，一边用小髓核钳镜下夹取髓核，Ellman可曲性双极电凝止血。椎间盘后方和后外方髓核组织去除后，可采用可弯曲杯形钳和上弯角杯形钳来清理纤维环内或韧带下的碎片。YESS具有多个进出通道口，可允许吸引器通过操作孔。配合激光汽化残留髓核，双极射频探头（温度60~65 ℃）修复撕裂的纤维环。用含庆大霉素的冷生理盐水连续冲洗，Ellman参数应用50 J。应用钬激光切除残存的病变椎间盘、较厚而硬的纤维环附着处，并消融骨和骨赘。激光参数为能量2.0 J，频率20 Hz，动力40 W。椎间孔狭窄的患者，需应用椎间孔环钻和激光行椎间孔成形术：从下方切割上关节突的外份，仔细减压，通过消融上关节突和椎间孔韧带而扩宽椎间孔，显示椎间孔结构和硬膜外腔，清楚视野下切除突出椎间盘碎块。对术后疗效不佳的患者施行PELD时，新的突出髓核（第一次遗留或再突出）和纤维环紧密粘连时，激光是很好的切割工具，一旦粘连分离，就容易取出。当神经根受压于侧隐窝和椎间孔时，内镜下减压一定要小心。转动工作通道，调节内镜视野，辨认硬膜外神经结构，即神经根、硬膜囊与腋下区；内镜下不正常的髓核像"蟹肉"，有助于辨认、切除余下的破裂椎间盘，使椎间盘内减压。

应用YESS系统切取椎间盘时，强调选择性内镜下椎间盘切除术（SED）和从内向外技术（inside-out technique）。

（1）选择性内镜下椎间盘切除术：定位针穿刺完毕后，拔出针芯，可行椎间盘造影术。腰椎间盘造影是由后外侧向安全三角区插入18G脊柱穿刺针，循着关节突滑行、穿刺入椎间盘、造影，并做唤醒试验。造影剂混合液使用9 mL isovue-300加1 mL靛红色（indio carmine）染料，便于术中C形臂X线机实时监控操作和蓝染退变的椎间盘，以利于病变的切除。indio carmine是一种常见的染料，为泌尿外科医师用于定位膀胱内的输尿管开口。退变性的椎间盘组织可被染色，而正常的椎间盘组织较坚韧且富有弹性，不被染色。术中尽可能去除染色的椎间盘组织，因此称之为"选择性内镜下椎间盘切除术"。

（2）从内向外技术当椎间盘突出位于椎间孔时，内镜会直接指向突出的基底部。若椎间孔处的突出较大或突出的基底部位于椎间隙内时，可以使用从内向外技术将突出部分还纳入椎间隙内而不从背侧将其去除，这样更加安全。此技术使椎间盘减压，并在椎间盘内产生一个操作腔隙。大部分的突出椎间盘如冰山一样，仅仅是其尖端部分突出于椎间隙外而大部分的突出组织仍位于椎间隙内。该技术减少了纤维环外层的血供破坏，使纤维环有机会得以愈合。一旦椎间盘减压后，残余的组织碎片也易于去除。使用可屈曲的双极射频探头探查硬膜外间隙，一则可以止血，二则看清硬膜外结构及是否有残留的移位髓核碎片，并消融髓核碎块。应用钬激光切除残存的病变椎间盘、黄韧带、较厚而硬的纤维环附着处，并消融骨和骨赘。激光参数为能量2.0 J，频率20 Hz，动力40 W。以往对于大块的或者无移位游离椎间盘，需要双侧穿刺的所谓双侧入路技术，此操作费时，损伤大，术中射线量大。目前各种髓核钳的设计已经能很好地取出髓核组织，双侧入路技术很少采用。

⑧ 完成手术

去除内镜，拔除工作套管，皮内缝合1针，Steri-strips贴创口，术毕。

五、术后处理

术前和术中预防性静脉滴注抗生素各1次，口服抗生素和止痛药1周。

腰围固定于手术当日可离床活动。术后数天内避免久坐。但最好术后第2~3天开始下地活动，日后逐渐增加活动量。

指导患者进行腰背肌及下肢功能锻炼：腰围保护1个月后，开始康复训练。必要时应用激素和脱水药物以减轻手术对神经根的刺激。

六、并发症

与开放性手术一样，经皮内镜脊柱微创手术也有并发症，有些甚至十分严重，如椎间隙感染和神经根损伤，只是概率较小而已。

（一）椎间隙感染

是一个严重且难以处理的并发症，此并发症时有发生。除因椎间盘结构特点及血液循环差而抗感染力弱因素外，操作时穿刺针、髓核钳和内镜多次插入与抽出可能是导致椎间盘感染的重要原因。连台手术器械消毒不严格也是其中原因之一。因此，一定要对手术器械及手术间严格消毒，并按无菌技术操作。

多数椎间隙感染保守可以治愈，包括应用抗生素、卧床、石膏及支具制动。也可以再次穿刺经皮内镜下去除感染的椎间盘组织、坏死及肉芽组织，而且若有条件，最好行双侧穿刺清除椎间隙感染组织，同时注入抗生素，同时还可取出病变组织培养，术后应用敏感抗生素。我们PELD组研究发现椎间盘炎2例（0.03%）：1例使用抗生素治疗，另1例需进行翻修手术治疗。我们PEILD研究组发现1例25岁年轻男性发生椎间盘炎，经静脉注射抗生素、口服NSAI消炎镇痛药，戴脊柱支架局部制动、卧床休息，治疗1个月后好转。

（二）神经损伤

主要为穿刺过程或放置扩张器、工作套管时挫伤神经根，或术后出血，出现相应肢体的皮肤感觉过敏。Kambin报道400多例中出现5例，进一步治疗均好转。因此术中应用局部麻醉，患者保持清醒；操作过程中动作轻柔，遇有根性疼痛出现时，停止进针并稍将针退出，调整方向后，再继续穿刺；操作过程中应始终固定好工作套管，尤其注意选择应用YESS中特殊设计的套管，可有效地避免在钳夹髓核中损伤神经。术后注意对出血倾向者应用止血药止血。必要时，可经过椎间孔行神经根封闭注射，以减少上述并发症。PELD组6522例患者中发现一过性感觉减退217例（3.3%），一过性感觉麻木50例（0.8%），一过性肌力降低32例（0.5%），均经保守治疗好转。PEILD组26例（15.4%）患者术后出现一过性感觉麻木，发生率高与有的患者术前的神经麻痹和取出20例巨大椎间盘牵拉有关，经保守治疗好转。

（三）其他

如血管损伤、肠管损伤、腰大肌血肿、与器械有关的并发症均较少发生。若穿刺点过于偏外，则可能使针穿入腹腔，导致脏器损伤；偏内可能穿入肠管或大血管。因此一定要严格操作规程，术中X线密切监控，上述并发症可尽量避免。此外，反复应用的髓核钳的尖端在椎间盘切除过程中若出现断裂，可经内镜取出断端异物。

七、疗效

经皮脊柱内镜下腰椎间盘切除术，据不同学者报道，总的手术满意率为75%~90%。Kambin对175例患者做了至少2年的随访，单通道手术优良率为86%，双通道去除大块突出椎间盘的患者中，满意率为92%。Kambin和萨维茨（Savitz）报道了600多例患者，满意率为85%~92%，不到2%的患者需行再次手术。Casey对术前及术后影像学的评价阐明了该技术去除突出椎间盘碎块的有效性。Hermantin于1999年发表一篇前瞻性随机研究报道，比较了开放性手术和AMD各30例，所有病例均为单节段突出，并且保守治疗3个月无效，通过患者自我评价和恢复到功能状态的能力分析，结果两组患者无显著性差异（开放性手术为93%，AMD组为97%）。但是AMD组患者恢复时间短，术中使用麻醉剂少。2002年，Yeung报道应用YESS治疗腰椎间盘病变307例患者，包括初发的、复发的、椎管内和椎管外的腰椎间盘突出症，术后随访1年以上，用改良MacNab方法评价其结果，89.3%获得优良结果，并发症仅为3.5%。随访率为91%，90.7%的患者满意，以后患同样病变愿意再接受该手术。

八、注意事项

（一）PELD的优点

PELD是应用显微髓核钳经过4.5~7.4 mm工作通道内镜，使用侧向开口的钬氩激光（holmium：yttrium-aluminum-garnet，简称"Ho：YAG"）的椎间盘碎块切除术、椎间孔成形术（扩大椎间孔）和椎间盘热成形，它已成为治疗腰椎间盘突出最有效的方法之一。有学者回顾和研究PELD治疗6 522例腰椎间盘突出症患者的手术技术、疗效和并发症，VAS评分显著改善，ODI指数明显降低，总有效率为87.5%，与Kambin等报道的88.2%的有效率有可比性。本研究手术并发症的发生率为4.6%，Yeung等报道的为3.5%。评定疗效应随访至少1年，本组患者疗效差的均出现在12个月内。

PELD的疗效与椎间盘突出类型的关系如何？按照Yeung等的分型标准，椎间盘突出分为中央型、旁正中型、椎间孔型和椎间孔外侧型。PELD治疗旁正中型腰椎间盘突出症的优良率高于其他三型，主要因为工作通道镜下髓核钳、激光和射频等手术工具易于到达旁正中型突出椎间盘进行操作。相对来说，椎间孔型和椎间孔外侧型腰椎间盘突出手术操作更靠近神经根，易于损伤，风险较高；正中型腰椎间盘突出症多采用的症状严重侧后外侧入路或旁正中线经皮椎板间隙入路手术；手术对侧的突出椎间盘切除的彻底性有待进一步探讨。

PELD的基本概念为在清楚视野下直接取出突出椎间盘，其疗效与治疗椎间盘突出的"金标准"（显微镜椎间盘切除手术）相近，属于"内镜艺术极品"。PELD的优点如下：①微创操作，减小了手术创伤，无须全身麻醉和切除椎板、破坏椎旁肌和韧带；②降低了术中与术后的并发症，术后极小的神经周围和硬膜外瘢痕形成，极少发生术后不稳、椎间盘炎等并发症的可能，术后疼痛非常轻；③手术时间短，可以门诊手术；④可即刻缓解症状，康复时间短；⑤皮肤伤口仅6~8 mm。

PELD若能在MRI介导、实时监控下手术，更能保证有效性，减少并发症。腋下区入路容易伤及神经根，硬膜外封闭可控制手术疼痛，硬膜外出血可由内镜下Ellman射频控制。虽然椎间盘碎片移出纤维环，在椎管内上移、下移或移到椎间孔，但若与手术入路间有一定的连续性，术中调整工作通道的方向，仍可以看见并取出。侧向钬激光具消融效能与光纤传输能力，可用于切割突出椎间盘和消融上关节突的骨赘。

（二）PELD手术入路

PELD多选择经皮后外侧椎间孔入路，但是，此入路有局限性，尤其不适于髂嵴位置较高的$L_5~S_1$患者。后外侧入路也有技术争论：①对狭窄的椎管是否安全、有效；②与膝关节和肩关节相比，具有较小的工作空间；③在椎间盘碎块取出之前，必须产生椎间盘内工作空间；④只能取出手术工具所至之处的椎间盘碎块。

鉴于大部分$L_5~S_1$椎板间隙相对较宽，S_1神经根较早分出，所以有可能应用经皮椎板间隙入路完成内镜激光椎间盘切除术，并且脊柱外科医师熟悉后方入路，其技术与后路椎间盘镜（microendoscopy discectomy，MED）技术相似，只是更微创而已。经皮椎板间隙入路除了具有PELD的优点外，还具有以下优点：①内镜下解剖与开放椎板切除术相似，脊柱外科医师较为熟悉，学习操作容易；②与后外侧入路相比，更直接进入突出椎间盘；③可以冲洗致痛化学介质，有助于术后症状改善；④易于取出游离的椎间盘组织；⑤尤其适用于髂棘较高的患者，我们研究组患者骶髂间距平均为38.6mm。

对于髂嵴比较高、椎板间隙比较宽、上移型椎间盘突出患者，可采用经皮后路椎板间隙入路；而对于髂嵴比较低的患者，包容型或下移椎间盘患者，多采用经皮后外侧经椎间孔入路。Ditsworth经皮后外侧椎间孔入路行内镜下腰椎间盘切除术成功治疗110例患者，有效率为95%，其内镜小、可弯曲，根据导管通道可以弯曲90°。对椎间孔型和椎间孔外侧型椎间盘突出患者采用经皮后外侧椎间孔入路。柯尼特（Knight）等采用经皮后外侧椎间孔入路在内镜下行激光辅助椎间孔减压成功治疗24例Ⅰ~Ⅲ度脊柱滑脱。椎间孔外侧型腰椎间盘突出症可选用经皮脊柱旁入路。我们PEILD组168例中疗效差8例再手术患者，3例为椎间孔外侧型，4例为椎间孔型，术前未严格选择患者，不恰当地应用了PEILD。经皮内镜下腰椎间盘切除术是一项腰椎间盘病变治疗的新技术，可直视下去除椎间盘组织，不同于经皮切吸术。经椎间孔入路的内镜还可以成功地去除椎间孔及椎间孔外极外侧型的椎间盘碎片组织。此项技术成功的关键是正确穿刺和置入工作套管。局部麻醉的应用、正确选择穿刺点、解剖结构的熟悉及术中C形臂X线机的监视可以避免神经损伤等并发症的发生。但是由于其学习掌握困难，加上从事脊柱内镜的医师不能很好地专业化，术中对C形臂X线机的过分依赖，医师接触过多X线，尽管与后路脊柱内镜比较其微创优势显而易见，但在我国普及推广仍需做大量工作。后外侧经皮腰椎间盘减压术自1973年报道以来，内镜腰椎手术仍然发展缓慢，经皮技术也开展较慢，主要原因为"学习曲线"较陡峭，学习难度大和禁忌证较多。可通过以下方式降低技术难度：①简化而准确的C形臂X线定位；②应用解剖学术语来辨认腰椎C形臂X线监视下的标志，以便使用内镜；③强调从皮肤进针点到突出椎间盘顶点的最佳入路。

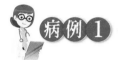

钙化型椎间盘突出症的脊柱内镜下治疗

一、病例介绍

患者，男性，28岁。

主诉：腰痛伴右下肢疼痛6年，加重4个月。

现病史：患者外伤后腰部及右下肢疼痛6年，曾通过按摩、针灸等方法对症治疗，症状有所缓解，4个月前因再次外伤引起症状加重，经休息、理疗、按摩等对症处理后症状不缓解，患者为求进一步治疗来诊，以腰椎间盘突出症收入院。

既往史：无。

二、检查

（一）查体

腰椎活动受限，前屈20°，背伸10°，左右侧屈10°，L_5~S_1棘间压痛阳性，右侧旁开1.5 cm压痛阳性，右下肢直腿抬高试验阳性（30°），右小腿后侧感觉减弱，右足四趾背伸肌力减弱，右足末梢血液循环良好。

（二）辅助检查

腰椎正侧位X线片：腰椎侧弯，L_5~S_1间隙变窄，相应椎间孔可见高密度影，腰椎退变增生。（图11-1）L_5~S_1椎间盘CT：腰椎间盘突出，偏右侧，椎间盘钙化，右侧神经根受压变粗。（图11-2）腰椎MRI：L_5~S_1椎间盘突出，偏右侧，侧隐窝狭窄。（图11-3）

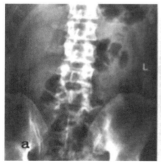
a.正位

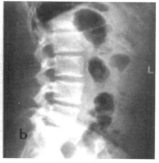
b.侧位

图11-1　腰椎正侧位X线片

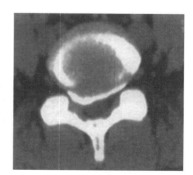
图11-2　腰椎CT

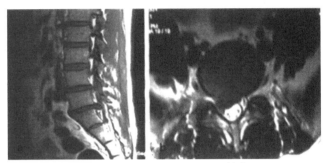

a.矢状位　　　　　　　　　b.轴位

图11-3　腰椎MRI

三、手术指征

影像学检查显示L₅~S₁椎间盘突出巨大，偏右侧，侧隐窝狭窄，与临床症状、体征相符，符合手术指征。

四、术前计划与手术技巧

考虑患者年轻，遵循阶梯治疗原则，拟行脊柱内镜手术治疗。由于患者突出物较大，且椎间盘钙化，为了更好地清理钙化组织，彻底减压，选择椎板间入路（图11-4、图11-5）。

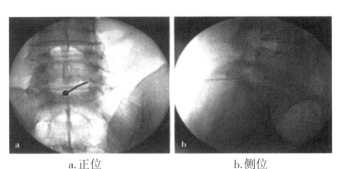

a.正位　　　　　　　　　b.侧位

图11-4　术中穿刺定位置管

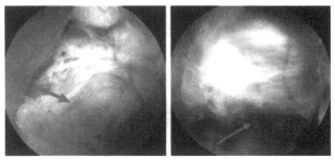

图11-5　内镜下见神经根水肿粗大（箭头）

五、术后治疗

建议卧床及静养3个月，腰围辅助下可下床活动行走。

六、小结

钙化型腰椎间盘突出症是腰椎间盘突出症的一种特殊类型，临床上的特点是大多数病史较长，粘连较重。有人统计椎间盘突出钙化为4.7%~15.9%，且呈明显上升趋势。钙化椎间盘组织基底一般宽大，可蔓延至侧隐窝、神经根管、椎间孔造成椎管狭窄。钙化型椎间盘突出，非手术治疗往往无效，而且钙化物对神经根的摩擦会造成神经根变粗，症状加重。一般临床表现为根性疼痛症状为主，大多采取手术治疗。随着脊柱内镜技术的发展及相关器械的不断更新，在内镜下联合磨钻等器械，可切除压迫神经根、硬膜囊的钙化灶，对压迫的神经组织彻底减压，这样减轻了传统手术出血量大、损伤重、脊柱失稳等不足。在手术方式的选择上，L_5~S_1椎间盘突出，若选择后外侧入路，常因髂嵴和肥大横突的阻挡而导致穿刺失败，同时也很难完整暴露钙化灶和分离钙化灶与神经根之间的粘连，易造成髓核残留或减压不够而影响临床疗效。若选择椎板间入路，镜下视野较椎间孔入路更易辨认，且可以在完全直视下切除椎管内突出或脱出的椎间盘组织，可充分暴露钙化灶，广泛探查椎管，完整切除钙化灶，对神经组织彻底减压。

此病例在局部麻醉下行全内镜下椎间盘摘除术，考虑到CT提示钙化灶巨大造成椎管狭窄，要先部分减压创造有效空间后，再进入椎管内减压。术中在切除黄韧带时患者出现疼痛难忍，遂逐步小心对黄韧带进行切除，探查见钙化灶巨大，神经根水肿变粗，神经根与钙化灶粘连严重。拟从神经根腋下进入，由于术中神经根粘连严重，椎管狭窄，无操作空间，剥离过程中患者又因疼痛无法忍受，术中改变手术策略，尝试从神经根肩部进入，磨除部分关节突内侧及椎板，创造有效空间，绕开神经根从其肩部进入，从椎间盘侧方进入，掏出钙化灶内髓核组织及盘内部分髓核。由于患者术中疼痛反应剧烈，仅对钙化灶行部分清除。术后2周电话随访，患者腰腿部疼痛VAS评分2~3分，临床疗效显著。虽然术中未全部切除钙化灶，但术后患者症状缓解明显。本病例也提示我们，对于伴有椎管狭窄、钙化粘连严重的椎间盘突出类型，术中可先切除部分黄韧带，为手术操作创造空间；对于粘连严重的钙化灶并不强求全部切除，可以借助镜下磨钻磨薄后解除神经压迫，同时术中应密切与患者交流，尽可能减少对神经根、硬膜囊的损伤。

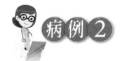

病例 2

游离型腰椎间盘突出症的脊柱内镜下治疗

一、病例介绍

患者，男性，58岁。

主诉：腰腿痛9年，加重生活无法自理3个月。

现病史：患者于9年前弯腰洗脸时突然出现腰部疼痛，不能下床行走，当地医院诊断为L_5~S_1椎间盘突出症，卧床休息及保守治疗无效，行臭氧L_5~S_1椎间盘消融治疗，术后腰部疼痛明显减轻，恢复运动功能。2007年上述腰痛症状再次出现，再次行臭氧L_5~S_1椎间盘消融治疗，术后疼痛好转。2013年腰腿痛症状再次发作，再次臭氧治疗，疼痛缓解不明显，遂于我院就诊。

二、检查

（一）查体

跛行步态，弯腰受限。左臀部放射痛，VAS评分腰部8分，下肢9分。左小腿、左足背外侧及左足跟部皮肤感觉减退，双下肢肌力肌张力正常，生理反射存在，病理征阴性。大小便正常。

（二）辅助检查

X线片示腰椎生理曲度存在，腰部结构无明显异常。（图11-6）腰椎MRI示L_5~S_1椎间盘突出向上游离，接近L_{4-5}椎间隙游离。（图11-7）

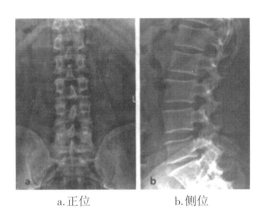

　　a.正位　　　　　　b.侧位

图11-6　X线片

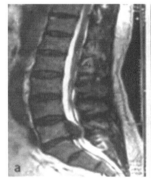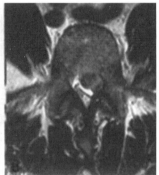

　　a.矢状位　　　　　　b.轴位

图11-7　腰椎MRI

三、手术指征

腰椎间盘突出症多次发作，经过两次介入治疗后再次发作。CT和MRI检查显示突出物游离进入椎管。VAS评分腰部8分，下肢9分。疼痛严重影响患者的工作和生活。

四、术前计划与手术技巧

L_5~S_1椎间盘突出脊柱内镜治疗常规有两种入路方法：后外侧和椎板间孔。

第一次手术选择了从后外侧L_5椎间孔入路（图11-8）。L_5椎体下缘上椎间孔的部位进入椎管摘除游离的椎间盘（图11-9），术后症状缓解不彻底。3天后再次手术，计划采取经L_{4-5}椎板间孔入路（图11-10、图11-11）。手术过程顺利，通过硬膜囊摘除了游离的椎间盘。术后复查，游离的椎间盘组织完全摘除（图11-12）。

五、术后治疗及并发症

术后缝合伤口皮肤，卧床10天，伤口顺利愈合。后续腰椎MRI检查随访，没有发生硬脊膜囊肿，没有脑脊液漏。

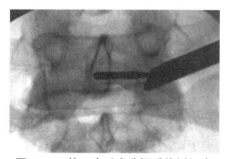

图11-8　第一次手术选择后外侧入路

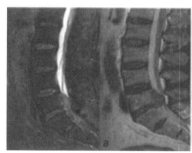

a.矢状位　　　　　　b.轴位

图11-9　第一手术术后复查MRI显示L$_5$椎体水平椎管内依然有许部突出的椎间盘组织

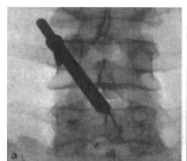

a.正位　　　　　　b.侧位

图11-10　第二次手术选择经L$_{4~5}$椎板间孔入路，工作通道从硬膜囊中间进入椎体的后方

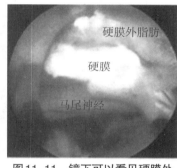

图11-11　镜下可以看见硬膜外脂肪、硬膜、马尾神经

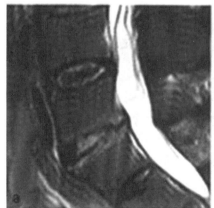

a.矢状位　　　　　　b.轴位

图11-12　术后3个月随访腰椎MRI示游离的椎间盘完全摘除

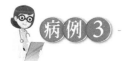

复发性腰椎间盘突出症的脊柱内镜翻修

一、病例介绍

患者，女性，48岁。

主诉：腰部及右下肢疼痛3年。

现病史：患者于3年前因外伤出现腰部及右下肢疼痛症状，诊断为腰椎间盘突出症。曾在外院行右侧椎板扩大开窗髓核摘除术，术后半个月因下床活动，出现症状复发，时重时轻，症状反复，保守治疗无明显效果。于我院就诊，以腰椎间盘突出症收入院。

二、检查

（一）查体

腰椎活动受限，前屈20°，背伸10°，左右侧屈10°。L_5~S_1棘间压痛阳性，右侧旁开1.5 cm压痛阳性，右下肢直腿抬高试验阳性，右小腿前外侧皮肤感觉减弱，右趾背伸肌力减弱。

（二）辅助检查

腰椎X线片示腰椎向右侧弯，L_5~S_1右侧椎板间孔小开窗术后改变，L_5~S_1间隙变窄，腰椎退变增生。腰椎双斜位X线片示腰椎退变增生，未见峡部裂。腰椎CT示L_5~S_1椎间盘平面腰椎间盘突出，偏右侧，后纵韧带钙化，L_5椎体上缘增生。腰椎MRI示L_5~S_1椎间盘突出，偏右侧，侧隐窝狭窄。

三、手术指征

腰椎间盘突出症术后复发，影像学上L_5~S_1椎间盘突出，偏右侧，与临床症状、体征相符，符合手术指征。脊柱内镜手术可以直接置管通过瘢痕组织进行精准减压。

四、术前计划与手术技巧

患者3年前已经有一次开放性手术史，术后半个月后患者因过度活动症状复发。目前，患者症状、体征及影像学改变一致，且与初次手术部位是同侧同节段，若再次行开放性手术，由于肌肉及椎管内瘢痕粘连严重，术中分离松解困难，将增加手术时间及出血量，手术难度务必会增加。考虑到再次开放性手术的弊端，决定行局部麻醉下脊柱内镜手术（经椎板间入路），直接将通道通过瘢痕组织置于椎体后缘行髓核摘除，神经根管探查减压。

五、术后治疗

常规佩戴腰围3个月。

六、小结

腰椎间盘突出症术后复发是指腰椎间盘切除术后症状缓解至少6个月，同间隙残余椎间盘再次突出而导致腰腿痛等临床症状。目前对于腰椎间盘突出症术后复发的翻修手术术式包括再次扩大开窗、融合内固定、显微内镜，以及经皮内镜技术。考虑到初次手术后破坏了正常的解剖结构，形成瘢痕组织，椎旁肌肉、椎管内硬膜囊神经根粘连严重，难以分清界限，如果再次行开放性手术，必定会增加手术难度，增加手术时间及出血量，手术风险加大，而且术后疗效一般没有初次手术理想。为此我们采用脊柱内镜方式解决复发椎间盘问题，直接对责任间隙进行精准减压，达到事半功倍效果。

本例患者为L_5~S_1椎间盘突出术后复发，手术采用了椎板间入路。与开放性手术及显微内镜手术相比，本入路直接将通道经皮通过瘢痕组织置管于责任间隙后缘进行精准减压。这样可以减少对瘢痕组织的剥离，手术出血少、时间短；同时不对椎旁肌肉、椎管内硬膜及神经根过多侵扰，保护脊柱稳定性。手术操作简便，可重复进行，术后恢复快，并发症发生率低，是腰椎间盘突出症术后复发翻修的有效手段之一。

对于术后复发的原因可能与术前椎间盘的病理状态、术中切除不彻底等因素有关。术后由于残存的椎间盘组织在站立行走中承受载荷加重，残留的髓核易从纤维环破口处再次突出而引起症状。本病例患者术后半个月因下床负重出现症状复发。考虑椎间盘本身存在退变，加之过早下床活动行走，纤维环未完全修复，残余髓核在外力作用下继发脱出引起临床症状，我们认为初次手术后椎间盘进行性退变、髓核残余是基础，早期下床活动是外因，纤维环未修复是病理基础，所以手术后卧床及制定合理的康复计划是减少复发的重要环节。

第十二章

中医骨科

第一节　肩关节周围炎

　　肩关节周围炎是肩关节周围的关节囊、软组织损伤、退变等原因而引起的以肩关节周围疼痛、活动功能障碍为特征的慢性无菌性炎症。该病名称较多，如其好发于50岁以上的患者而称"五十肩"；常因睡眠时肩部感受风寒而使疼痛加重，故称"漏肩风"；因患肩局部常畏寒怕冷且功能活动明显受限，形同冰冷而固结，故称"冻结肩"；此外还有"肩凝风""肩凝症"等名称。本病一般属中医学痹证、肩痹等范畴。

 一、病因病理

（一）病因

1　急性损伤

　　由于肩关节过度扭转、重物打击肩部，或当上肢突然外展，或已外展的上肢受到外力使之突然下降，均可引起冈上肌肌腱部分或全部撕裂，肱二头肌长头腱的特发性脱位，肩袖的断裂，关节囊的损伤、撕裂，致使肩部疼痛，活动受限。

2　慢性劳损

　　肩关节急性损伤后，因疼痛而固定，使肩关节长期静止于某一位置，或患肩缺少运动长期下垂，久而久之，肩部逐渐僵硬，运动受限。

3　骨折脱位

　　肱骨外科颈骨折、肩关节脱位、肱骨大结节骨折、肱骨上1/3骨折，复位不良或长期固定，引起肩部肌肉挛缩，肩周组织纤维化，进而使肩部僵硬，活动受限。

　　另外，肩外病因亦可引起肩关节周围炎。如颈椎病、颈椎间盘突出症等，由于颈神经根被刺激或被压迫，产生所支配区域肩部的某些肌肉疼痛、筋肌挛缩，久之影响肩关节运动，进而使关节囊、筋膜、肌腱相互粘连引起本病。还有下肢骨折、慢性长期卧床患者，肩部缺少必要的活动也可导致肩周炎的发生。

（二）病理

　　由于肩部肌腱、肌肉、关节囊、滑囊、韧带充血水肿，炎性细胞浸润，组织液渗出而形成瘢痕，造成肩周组织挛缩，肩关节滑膜、关节软骨间粘连，肩周组织广泛性粘连，使关节活动严重受限。

二、诊断要点

(一) 肩痛

多数患者由于起病隐袭，肩痛初始往往较轻，且呈阵发性，常因天气变化及劳累而诱发。伴随时间的推移，逐渐发展为持续性疼痛，尤其在内旋、后伸、展肩时表现更为明显，甚至剧痛难忍。肩痛昼轻夜重，严重时夜不能寐，睡觉时不能向患侧压肩侧卧，有时甚至还会感到任何姿势都不能舒适地搁置患肩，而致彻夜不眠。此外，肩部受到牵拉时，可引起剧烈疼痛，触压肩关节周围可有广泛性压痛，疼痛向颈部和肘部放射。

(二) 肩关节功能活动受限

由于关节囊、肌肉、韧带等的粘连，喙肱韧带固定于缩短的内旋位等因素，肩关节可明显僵硬，并呈全方位的关节功能活动受限（其中包括被动运动），尤以外展和内、外旋更加明显，而且出现较早。特别是当患肩外展时，可出现典型的"扛肩"现象，即在胸背活动时由肩胛骨产生代偿，试图扩大肩关节外展的程度，这样往往易掩盖部分症状。发生该现象时，穿衣、插手、摸兜、梳头、摸背、擦肛、晾晒衣物等日常活动都会发生困难；严重时，甚至会累及肘关节功能，屈肘时手不能摸肩。

(三) 肩部肌肉萎缩

肩周炎晚期，因患者惧怕疼痛，患肩长期活动减少，三角肌等肩部肌肉可以发生不同程度的废用性萎缩，特别是肩外侧三角肌萎缩可使肩部失去原有的丰满外观，出现肩峰突起现象，加重了肩关节运动障碍程度，从而产生上臂上举不便、后伸欠佳等症。

(四) 鉴别

注意与风湿性关节炎、颈肩综合征、肩部外伤、肩关节结核及肩部肿瘤等相鉴别。

三、治疗方法

(一) 辨证论治

① 肝肾不足

（1）主症：起病渐加重，肩关节筋骨软弱，活动不利，肌肉萎缩，喜揉喜按，或见四肢麻木，手足拘挛，头晕耳鸣。舌红少苔，脉细数或舌淡苔薄白，脉沉细。

（2）处方：熟地、白芍、山茱萸、云苓各15 g，川续断20 g，当归、牛膝、杜仲、五加皮、青皮各10 g。气滞血瘀、疼痛明显者，加乳香、没药、地鳖虫各6 g，玄胡15 g；阴虚者，加枸杞子15 g，熟地增至30 g；阳虚者，加肉桂、附子、巴戟天各10 g；气虚者，加党参、黄芪各30 g；脾虚者，加怀山药、白术各15 g；湿热者，加苍术、黄柏各6 g；风湿者，加威灵仙15 g，独活6 g。

（3）方法：每日1剂，水煎取汁，分次服用。

2 气虚血弱

（1）主症：肩部酸困疼痛，遇劳或天气变化、夜间寒冷时疼痛加重，肩重不举，不能自己梳洗，神疲懒言，四肢无力，心悸气短，面色萎黄。舌淡苔白嫩，脉细弱。

（2）处方：黄芪、熟地、党参各15 g，当归、川芎、白芍、白术、香附、云苓各10 g，贝母、丹皮各6 g，柴胡、桔梗各9 g，甘草3 g；或用黄芪15 g，白芍、桂枝、香附、五加皮、阿胶（烊化）、海桐皮、威灵仙各10 g，甘草6 g，蔓荆子9 g，生姜3片，大枣10枚。

（3）方法：每日1剂，水煎取汁，分次服用。

3 血虚寒凝

（1）主症：肩关节疼痛，以夜间为甚，抬举受限，活动障碍，伴头晕眼花、心悸寐差、口干不欲饮、四肢欠温、小便清长、大便溏烂。舌质淡红，边有瘀点，脉细涩。

（2）处方：当归15 g，白芍20 g，桂枝9 g，细辛3 g（后下），黄芪30 g，桑枝、羌活、白芥子、木瓜各10 g，地鳖虫8 g，甘草6 g。

（3）方法：每日1剂，水煎取汁，分次服用。

4 风胜型

（1）主症：痛处不显，游走不定，关节屈伸不利，或见恶风发热。舌淡红，苔薄白，脉浮。

（2）处方：防风、当归、姜黄、杏仁、羌活、秦艽、桂枝各9 g，茯苓12 g，葛根6 g，甘草3 g，生姜3片。

（3）方法：每日1剂，水煎取汁，分次服用。

5 偏寒型

（1）主症：肩部关节疼痛较剧，痛有定处，压痛明显，关节屈伸不利，得热痛减，遇寒加剧，局部皮色不红，触之不热，身恶寒。舌淡苔薄白，脉弦紧或迟。

（2）处方：制川乌、制草乌、麻黄、甘草各6 g，白芍15 g，黄芪10 g，乳香9 g。

（3）方法：每日1剂，水煎取汁，分次服用。

6 偏湿型

（1）主症：肩部酸痛重者，或有肿胀，痛有定处，活动不利，肌肤麻木不仁。舌质淡，苔白腻，脉濡数。

（2）处方：薏苡仁15 g，乌药、当归、蚕沙各10 g，桂枝、苍术各9 g，麻黄6 g，甘草5 g，防己12 g，生姜3片。

（3）方法：每日1剂，水煎取汁，分次服用。

7 湿热型

（1）主症：肩关节疼痛，局部灼热红肿，得冷稍舒，痛不可触，可兼有发热、恶风、口渴、烦闷不安等全身症状。舌质红，苔黄燥，脉滑数。

（2）处方：生石膏50 g，知母20 g，桂枝、生地黄、赤芍各15 g，忍冬藤30 g，黄柏

10 g，甘草6 g。

（3）方法：每日1剂，水煎取汁，分次服用。

8 瘀血型

（1）主症：肩部刺痛，痛处固定不移，日轻夜重，局部肿胀，屈伸不利，筋脉拘挛。舌质暗红，边有瘀斑，苔白或薄黄，脉弦或细涩。

（2）处方：早期药用秦艽、川芎、桃仁、红花、羌活、没药、五灵脂、香附、牛膝、地龙各9 g，甘草3 g，当归15 g；中期药用羌活、荆芥、枳壳、防风、红花各6 g，当归、五加皮、独活、川续断、杜仲、牛膝各10 g，青皮5 g；后期药用当归、川芎、白芍各10 g，生地、川续断、杜仲、牛膝各15 g，丹皮6 g，红花5 g。

（3）方法：每日1剂，水煎取汁，分次服用。

9 气滞型

（1）主症：肩部疼痛突然加剧，呈游走性，与情志有关，咳嗽或深呼吸时疼痛加重，随病情进展渐趋严重，甚则关节固定不能做任何动作，局部有红肿表现。舌质稍红，苔黄，舌边或有瘀斑，脉多弦紧而数。

（2）处方：儿茶、秦艽、玄参、生地各15 g，细辛、桂枝各5 g，血竭12 g，赤芍、土茯苓各20 g，玄胡、制川乌、制草乌、大黄各10 g，合欢皮、珍珠母各30 g。

（3）方法：每日1剂，水煎取汁，分次服用。

（二）内服效方

1 阳和汤

（1）处方：熟地黄30 g，鹿角胶、白芥子各15 g，当归、姜黄各20 g，红花、桃仁各12 g，乳香、肉桂、干姜、麻黄、甘草各10 g，全蝎6 g，蜈蚣2条。病程大于6个月者，可加白术15 g，附子10 g。

（2）方法：隔日1剂，水煎取汁，分次温服，7剂为1疗程。

2 愈肩汤

（1）处方：川羌活、防风、川桂枝、制半夏、片子姜、天仙藤、白术、白芷、全当归、茯苓各10 g，红花风化硝各3 g。寒重者，加制川乌、制草乌、附子；气血不足者，加黄芪；湿热偏盛者，加秦艽、防己。

（2）方法：以上方药研末，姜汤泛丸，病情轻者服1个月，病情重者服2~3个月；或水煎服，每日1剂。服药期间宜配合功能锻炼，早晚做肩关节内旋、外展、上举等动作；同时注意局部保暖。

3 二仙汤

（1）处方：仙茅、淫羊藿、巴戟天、片姜黄、桂枝各12 g，当归20 g，知母10 g，盐黄柏、川芎、羌活、桑寄生各15 g。病程较长者，加地龙15 g，山甲珠10 g。

（2）方法：每日1剂，水煎取汁，分2次服用。

4 松肩汤

（1）处方：桂枝、当归各12 g，赤芍、白芍、青风藤、木瓜、桑枝各30 g，黄芪、片姜黄、羌活、独活各15 g，威灵仙18 g，红花10 g，细辛、甘草各6 g。早期肩部软组织肿胀明显者，去黄芪，加忍冬藤、秦艽；兼颈项强痛者，加葛根；寒象明显者，加川乌、草乌；湿现象明显者，加薏苡仁、土茯苓；兼阴虚者，加生地、丹皮；兼阳虚者，加附子、淫羊藿。

（2）方法：每日1剂，水煎取汁，分次温服。药渣上锅微炒，用布包好，热敷患部。

5 活化汤

（1）处方：秦艽、黄芪各15 g，制附子、苍术、片姜黄、当归、川芎各10 g，桂枝、羌活、细辛、白芷各6 g，蜈蚣1条。气虚者，加党参10 g；血虚者，加熟地黄6 g，白芍10 g；疼痛甚者，加乌梢蛇10 g，壁虎6 g；伴高血压病者，去黄芪，加活血藤15 g。

（2）方法：每日1剂，水煎取汁，分次服用。

6 解凝汤

（1）处方：黄芪、当归、白芍、薏苡仁各15 g，羌活、防风、白芥子各10 g，海桐皮、片姜黄、木瓜、桑枝各12 g，香附、川乌（先煎）各6 g，甘草3 g。

（2）方法：每日1剂，水煎取汁，分次温服，14天为1疗程。

7 肩痹汤

（1）处方：黄精、鸡血藤各15 g，当归、阿胶、淫羊藿、赤芍各12 g，熟地黄、制川乌、秦艽独活各9 g，细辛2 g。

（2）方法：每日1剂，水煎取汁，分次温服，6天为1疗程，疗程间休息1天。同时配合外敷三痹膏：生川乌、生草乌、生大黄、樟脑各30 g，细辛、生半夏、生南星、生姜、茴香、白芥子、乳香、没药、白芷、肉桂、花椒各15 g，冰片10 g，共研细末，蜂蜜、米醋适量调煮为膏。3日换药1次，2次为1疗程。

8 解肩汤

（1）处方：羌活10 g，桑枝、葛根、生薏苡仁、千年健、豨莶草、鸡血藤、宽筋藤各30 g，延胡索、白芍、白花蛇（先煎）、威灵仙各15 g。风寒型者，去薏苡仁，加桂枝、细辛、制川乌；气虚痰阻型者，去薏苡仁，加黄芪、党参、白术、地龙；血虚型者，去羌活、延胡索、薏苡仁，加黄精、当归、川芎、熟地黄；寒热夹杂型者，加制川乌（先煎）、桂枝、姜黄；偏阴虚型者，去羌活、薏苡仁，加玉竹、秦艽、鳖甲（先煎）；瘀阻脉络型者，加桃仁、三七（先煎）、制乳香、制没药、地鳖虫。

（2）方法：每日1剂，水煎取汁，分次服用，7天为1疗程。

9 芍草汤

（1）处方：白芍、黄芪各30 g，炙甘草20 g，当归15 g，川芎、羌活各10 g，桂枝9 g。肾虚者，加山茱萸、淫羊藿各10 g。

（2）方法：每日1剂，水煎取汁，分次服用，药渣炒热外敷患处。

⑩ 加桂汤

（1）处方：桂枝、大枣、姜黄、羌活各15 g，生姜、甘草各10 g，白芍、桑枝各30 g。痛甚者，加蜈蚣2条，全虫6条；疼痛向项背或前臂、上臂放射者，加海桐皮、威灵仙各15 g。

（2）方法：每日1剂，水煎取汁300 mL，分3次服，每次服100 mL。

⑪ 肩痛汤

（1）处方：丹参、桂枝各15 g，羌活、姜黄各12 g，威灵仙18 g，蜈蚣4条。寒气盛者，加川乌、麻黄；血瘀重者，加红花、赤芍；气虚明显者，加黄芪；游走性疼痛者，加乌梢蛇、防风。

（2）方法：每日1剂，水煎取汁，分次温服。

⑫ 逍遥汤

（1）处方：当归、炒白芍、云苓、秦艽、黄芩、制附片、陈皮、法夏各9 g，白芥子、甘草各6 g。寒气盛者，减黄芩，加干姜；痛连背膈，酸困不止者，加羌活、威灵仙；气虚者，加黄芪、桂枝；湿重者，加薏苡仁、防己、白术。

（2）方法：每日1剂，水煎取汁，分2次饭后服用。

⑬ 五藤汤

（1）处方：鸡血藤、海风藤、忍冬藤、络石藤、青风藤、臭梧桐、黄芪各15 g，秦艽、豨莶草、威灵仙、白芍各12 g，羌活、独活、防风、当归各10 g，甘草6 g。痛甚者，加附子、川乌、细辛；运动严重受限者，加伸筋草、透骨草、木瓜；关节肿胀者，加薏苡仁、草薢、防己；腰膝酸软无力者，加杜仲、桑寄生、狗脊；病久者，加三棱、莪术、地龙、土鳖虫、蜈蚣。

（2）方法：每日1剂，水煎取汁，早、晚分服。

⑭ 肩凝汤

（1）处方：当归、丹参、透骨草、生地黄各30 g，羌活、川芎各18 g，麻黄、白芍各15 g，甘草、干姜各10 g，附子5 g。局部冷痛加剧者，加制川乌、制草乌各9 g；刺痛者，加乳香、没药各6 g；气虚者，加黄芪18 g。

（2）方法：每天1剂，水煎2次，混合药液分2次服用，30天为1疗程。

⑮ 山茱萸汤

（1）处方：1方药用山茱萸（去核）35 g；2方药用山茱萸（去核）、山药各15~20 g，熟地15 g，当归、白术、桂枝、姜黄各10 g，炙甘草3 g，陈皮7 g。掣痛引臂者，加乳香10 g，薏苡仁30 g；关节局部游走性剧痛者，加蜈蚣1条，地龙、白花蛇各10 g；关节拘挛较重，活动恢复迟缓者，山茱萸加至30 g以上，或再加赤芍12 g，红花、桃仁各10 g。若湿热证显著者，山茱萸应为禁忌。

（2）方法：1方水煎取汁，分2次温服，每日1剂，病情好转后剂量减至10~15 g，煎汤或代茶泡服。或用2方代替，每日1剂，水煎服。

⑯ 萸芪葛汤

（1）处方：山茱萸30~60 g，黄芪30 g，葛根12 g，鸡血藤、白芍各15 g，五加皮、桂枝、炙甘草各10 g，大枣5枚。便溏者，加白术10 g；关节局部游走性剧痛者，加白花蛇10 g。

（2）方法：每日1剂，水煎取汁，分次温服，10天为1疗程。晚期患者宜同时配合按摩，先用按揉手法放松肩部痉挛的肌肉，然后对压痛部位施以分筋、理筋、弹筋、拨络等手法；然后被动外展、上举后伸、内旋肩关节及牵抖上肢，每日1次，10次为1疗程。

⑰ 补阳还五汤

（1）处方：黄芪30 g，当归、赤芍、地龙、川芎、桃仁、红花各10 g。头重痛者，加羌活、石菖蒲；遇冷痛甚者，加制附子、桂枝；颈项痛者，加葛根；纳差者，加白术、砂仁；上肢麻木者，加威灵仙、制苍耳子；痛剧者，加延胡索。

（2）方法：每日1剂，水煎取汁，分2次服用。疼痛缓解后即配合功能锻炼，如摇肩、抬肩、伸臂、晨操等，以促进肩关节功能恢复。

⑱ 独活寄生汤

（1）处方：独活9 g，桑寄生、杜仲、牛膝、细辛、秦艽、茯苓、桂心、防风、川芎、甘草、当归、干地黄各6 g，党参30 g。痹证疼痛较剧者，酌加制川乌、制草乌；寒邪偏盛者，酌加附子、干姜；湿邪偏盛者，去地黄，酌加防己、薏苡仁、苍术；正虚不重者，减地黄、党参。

（2）方法：每日1剂，水煎取汁，分2次服用，14剂为1疗程。

⑲ 舒筋止痛汤

（1）处方：大熟地30 g，细辛露蜂房各5 g，全蝎（研末，分吞）、蜈蚣（研末，分吞）各2 g，荆芥、制川乌（先煎）、制草乌（先煎）各10 g。兼见气虚者，加党参、黄芪、白术健脾补中；兼血虚者，加当归、白芍、鸡血藤养血敛阴；顽痰闭阻经络者，加白附子、制南星燥湿化痰，解痉止痛；麻木甚者，可加乌梢蛇、蕲蛇、金钱白花蛇，祛风解痉。

（2）方法：每日1剂，水煎取汁，分次服用。

⑳ 加味二陈汤

（1）处方：制半夏12 g，陈皮、茯苓各15 g，甘草10 g，天南星6 g。疼痛甚者，加桂枝、香附各15 g；酸楚麻木、屈伸不利者，加威灵仙30 g，羌活15 g；沉重不适者，加炒苍术15 g；肩臂局部发红灼热者，加黄芩15 g。

（2）方法：每日1剂，水煎取汁，分次服用，药渣炒热外敷。

㉑ 加味舒筋汤

（1）处方：羌活、焦术各10 g，当归、白芍、海桐皮、鹿角片、桑寄生各15 g，片姜黄9 g，甘草3 g。冷痛者，加附片；痛如锥刺者，加乳香；项强者，加粉葛根；肩关节及手臂功能障碍者，加黄芪、鸡血藤、丹参；苔白腻、不饮食者，加草果仁。

（2）方法：每日1剂，水煎取汁，分次温服。

㉒ **加味桂枝汤**

（1）处方：桂枝、麻黄、熟附子各8 g，白芍20 g，白术、知母、地龙各15 g，防风、羌活、姜黄各10 g，白花蛇1条，蜈蚣2条，全蝎6 g，葛根30 g。病程较长，痛有定处，舌质瘀暗者，加苏木10 g，炮穿山甲15 g；血虚者，加当归、川芎各10 g；气虚者，加党参、黄芪各20 g；阴虚者，加山茱萸10 g，熟地黄15 g；阳虚者，加肉桂6 g，干姜10 g；患肢前伸受限明显者，加白芷10 g；患肢后屈受限明显者，加柴胡10 g。

（2）方法：每日1剂，水煎取汁，分次温服，药渣液适温外洗患部。同时嘱适当配合功能锻炼。

㉓ **舒筋通络汤**

（1）处方：生山楂、桑椹各50 g，桑枝、乌梅各25 g，威灵仙、姜黄、桂枝、醋制香附各15 g，伸筋草、白芍、醋制元胡各20 g，甘草10 g。

（2）方法：上药水煎温服，3日2剂，1个月为1疗程。服药期间除配合功能锻炼外，停用其他药物或疗法。

㉔ **桂枝芍药汤**

（1）处方：桂枝15 g，白芍30 g，甘草12 g，生姜3片，红枣5枚。得热痛减，遇冷则剧者，加鹿衔草12 g，附子6 g；每逢阴雨风冷，可促其发作者，加鹿衔草12 g，羌活、茯苓各9 g；兼见寒热者，加鹿衔草12 g，莪术9 g；局部红肿灼热，痛不可触者，去生姜，加生石膏30 g，知母9 g，鹿衔草12 g；病久活动受限者，加鹿衔草12 g，当归、桃仁、红花各9 g。

（2）方法：每日1剂，水煎取汁，分次服用。

㉕ **蠲痹解凝汤**

（1）处方：黄芪、葛根各20 g，山萸肉、伸筋草、桂枝、姜黄各10 g，田三七5 g（研粉冲服），当归、防风各12 g，秦艽15 g，甘草6 g。寒甚剧痛者，加细辛、川乌、高良姜；风痹游走不定，手臂麻木者，加防风、灵仙、桑枝；湿甚着痹，困重而痛者，加薏苡仁、苍术、稀莶草；患肢屈伸不利者，加木瓜、丝瓜络；气血虚弱者，加鸡血藤、党参，重用黄芪；病程长久不愈者，加汉防己、萆薢、千年健。

（2）方法：每日1剂，水煎取汁，分2~3次伴黄酒少许温服，7剂为1疗程。

㉖ **温通活血汤**

（1）处方：制川乌、制草乌各8 g（均先煎），制附片（先煎）、路路通、川芎、红花、当归、羌活、片姜黄各15 g，细辛6 g，桂枝、地龙、炙甘草各10 g，桑枝、海风藤各25 g，鸡血藤30 g，黄芪20 g。痛甚者，加制乳香、制没药（均后下）；麻木甚者，加苍术、薏苡仁。

（2）方法：每日1剂，水煎取汁，分次温服，药渣再熬水烫洗患处20分钟。

㉗ **止痛如神汤**

（1）处方：秦艽、苍术各10~12 g，炒桃仁5~12 g，皂角刺3~6 g，防风6~10 g，黄柏、泽泻各5~10 g，槟榔6~12 g，酒大黄3~10 g，当归尾10~15 g。如肌肉萎缩时加阿胶10 g，则能疏导补血，龟甲胶6g，强筋健骨；肩周组织广泛粘连，活动范围极小，外展及前屈运动时，肩胛骨随之摆动而出现耸肩现象，加红花10~20g，全蝎5~12g，活血止痛解痉。

（2）方法：每日1剂，煮沸后以文火煎煮1小时，复煎合并，分2次于餐后1小时服用，15天为1个疗程。

㉘ 指迷茯苓汤

（1）处方：制半夏、茯苓、羌活、防风、秦艽、威灵仙各20g，枳壳、木香、制天南星、姜黄各15g，芒硝、甘草各5g，生姜、麻黄各10g，桂枝30g。

（2）方法：每日1剂，水煎取汁，分次服用，10天为1疗程。

㉙ 秦艽天麻汤

（1）处方：秦艽10~15g，天麻、羌活、陈皮、当归、川芎各10g，炙甘草5g，桑枝10~30g。挟寒者，加制附片6g，桂枝10g；气虚者，加党参、炙黄芪各15g；有外伤史者，酌加红花5g。

（2）方法：每日1剂，水煎取汁，分次温服。

㉚ 通痹活血汤

（1）处方：当归、桑枝、威灵仙、乌梢蛇各15g，羌活、防风、姜黄各8g，秦艽、地龙、制乳香、制没药各10g，薏苡仁、黄芪各30g，蜈蚣2条（去头足）。寒偏重者，加制附子（先煎）、细辛、桂枝、麻黄；湿偏重者，加防己、苍术、萆薢；气虚者，加党参、白术，黄芪用量增加至60g；肝肾亏虚者，加杜仲、桑寄生、巴戟天、淫羊藿；兼瘀血者，加桃仁、红花、三七（研末冲服）；挟痰者，加法半夏、茯苓、白芥子。

（2）方法：上药头煎加水300 mL，取药汁100 mL，二煎加水200 mL，取药汁100 mL，两煎混合，分2次温服，每日1剂。

㉛ 阳和活络汤

（1）处方：熟地黄30g，黄芪15g，鹿角胶、当归各12g，白芥子、桂枝、地龙各9g，制川乌、制草乌、制南星、制乳香、制没药各6g，炙麻黄3g。寒湿痹阻，症见肩关节疼痛，夜间及阴雨天或受凉加剧，舌苔薄白，脉细弦者，方中制川乌、制草乌用量增至12~15g，或加细辛6g，威灵仙10g；痰瘀痹阻，症见肩关节疼痛不剧，关节僵硬，活动受限，舌紫，苔薄白或腻，脉细涩者，加全蝎6g，白花蛇10g；络损血瘀，症见有外伤史或骨折病史，舌有紫气或紫斑，苔薄白，脉细弦者，加红花、桃仁、三七各10g。

（2）方法：每天1剂，文火煎煮2次，每次约100 mL，滤汁混匀，分早、晚饭后服。药渣装袋，扎口放铝锅内，再煎约30分钟，先热熏患处，待药温适宜后，用药汁擦洗局部至潮红，再把药袋放置患处热敷，边敷边活动患肩。连用10天为1疗程。

（三）中药外治

① 中药熏蒸方

（1）处方：防风、红花、威灵仙、川芎、桂枝、桑枝各15g，泽泻、伸筋草、透骨

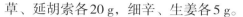

草、延胡索各20 g，细辛、生姜各5 g。

（2）方法：采用中药熏蒸治疗仪，患者仰卧，患侧肩部置于治疗槽内，肩部上方覆毛巾被，槽内温度可达42~48 ℃。每日1次，每次治疗30分钟。治疗期间注意避风寒，10次为1个疗程。

② 肩凝外洗方

（1）处方：制川乌、制草乌、当归、炮姜、生麻黄、独活、羌活、姜黄、苏木、乳香、没药、川芎、透骨草、细辛、五灵脂各15 g，徐长卿、白芷、红花、秦艽、桂枝、威灵仙各20 g，茴香3 g。

（2）方法：每剂药放入特制的纱布中，加水3 000 g，黄酒250 g，醋250 g，煎煮40分钟。用药物纱块热敷痛处，每日早晚各1次，每次1小时，以后每次热敷前再加温至适宜温度，每剂可用7天。一般2剂2周1个疗程。

③ 离子导入方

（1）处方：海风藤、海桐皮各20 g，威灵仙60 g，红花、川芎、乳香、没药、羌活、独活、川乌、草乌、南星各30 g。

（2）方法：上药水煎30分钟浓缩取汁，其中川乌、草乌、南星另包后下。取自备纱布药垫浸泡后取出，连接于骨质增生治疗机，于患肩处治疗。每次30分钟，10天为1疗程。

④ 热敷熏洗方

（1）处方：吴茱萸、薏苡仁、莱菔子、菟丝子、紫苏子、生食盐各30 g。

（2）方法：先将盐放铁锅内炒黄，再加入其他中药拌炒至微变色，然后倒在布上，包好后热敷患肩，边烫边活动肩关节至药温降低为止。熨3小时。复炒上药再如法治疗1次。每日3次，连续治疗2日。第3日将上药水煎，熏洗患肩。

⑤ 中药烫疗方

（1）处方：川乌、草乌、乳香、没药、千斤拔各20 g，红花、丁香各15 g，苏木25 g，路路通、桂枝、伸筋草各10 g。

（2）方法：以上方药粉碎，装入布袋中扎紧袋口。放入大锅中，加入清水煮沸数分钟后保温备用。用时汤中加入冰片10 g。患者取坐位，充分显露患处，将1条毛巾浸入药水内，取出拧干，敷于患处，将药袋取出，挤干药水，将药袋敷于毛巾上，不时移动，避免烫伤，并使患肩四周均匀烫疗。药包凉时可再更换，烫疗30分钟，至局部皮肤发红为止。

⑥ 追风散熨方

（1）处方：川乌、草乌、乌梢蛇、红花、防风、制乳香、制没药、透骨草、川芎、芙蓉叶、金果榄、葛根、盐各30 g，当归、羌活、白芷、骨碎补、川芎、姜黄各45 g，白酒60 g。

（2）方法：以上方药共为粗末，分装入3个白布袋内，将药袋放入蒸笼内，蒸热后轮换熨患肩，袋稍凉即换，共熨10回。每日熨1~2次，每次熨30~60分钟。

⑦ 中药透入方

（1）处方：土鳖虫、莪术、木瓜、骨碎补、桃仁、三棱、当归尾各40 g，乳香、没药、乌贼骨各60 g，红花、水蛭各32 g，生龙骨100 g，苏木48 g，血竭16 g，独活10 g。

（2）方法：以上药物混合研细末放入瓶内备用。治疗时取药末适量（据患处多少及疼痛的范围大小而定），用陈醋搅拌成团，再用纱布包成长宽约10 cm、厚约0.5 cm方块。患者平卧于床上，暴露患肩，找准疼痛及压痛点，把药布块贴在患肩痛点的前后或上下，成对置或平置，然后再用超短波两个电极分别放在药布块上面，并在药布块与电极之间放一层毡垫，防止烫伤及导电。电流一般在90~110 mA，温度以患者感温热适宜。每次治疗30分钟，每天1次。

8 祛寒化湿散

（1）处方：麻黄、樟脑、高良姜各10 g，桂枝20 g，红花、细辛、白芷、没药、赤芍、羌活、独活各6 g，薏苡仁、苍术、威灵仙各12 g。

（2）方法：以上方药共研细末，加蜜调匀如糊状，以不流动为度。治疗时将上药于睡前一次性外敷于患者肩部，外盖塑料薄膜，再加热水袋熨之。每次5~10小时，连续5天换敷药。患肩配合功能锻炼。

9 十味寻痛散

（1）处方：白芥子、甘遂、细辛、生乌头、生南星、白附子、吴茱萸、没药、川芎各5 g，麝香0.6 g。

（2）方法：以上方药共制细末，密封贮存备用，施治时上药用生姜汁调成稠糊状，敷于肩周压痛点及阿是穴，外用塑料布严密包裹，胶布固定，以防透气，敷药后2天内禁饮冷水、禁食绿豆汤，敷药7小时除去外敷药物，病程较长及有肩凝症者，可同时辅以局部按摩及功能锻炼。

10 热敷肩周散

（1）处方：天南星、生川乌、生草乌、羌活、苍术、姜黄、生半夏、白附子、白芷、乳香、没药各15 g，红花、细辛各10 g。

（2）方法：上药研末，加醋、蜂蜜、白酒及葱白捣烂，再取生姜适量，白胡椒30粒研碎，同炒热后装入布袋，趁热敷熨患处。每次30分钟，每天2次。

11 肩凝解结散

（1）处方：皂角60 g，羌活、桂枝、灵仙、白芷、姜黄、乳香、没药、绞股蓝各30 g，制马钱子、细辛各20 g，冰片5 g，陈醋适量。病久关节僵硬者加蜈蚣20条。

（2）方法：将上述药（除冰片外）共研细末，包装备用。用时视病变部位大小及多少，取适量药末加适量陈醋，熬成糊状趁热摊于布上，待不烫手时敷患处（敷前将冰片少许撒于药糊上）。2小时后取下药末，以备下次用时加醋再熬。每日敷1~2次，每剂药可用3~4天。

12 伸筋止痛贴

（1）处方：马钱子、丁香、细辛、肉桂、川芎、红花、生米壳、生川乌、生草乌、生半夏、生南星、乳香、没药、威灵仙、生麻黄各等份。

（2）方法：以上方药共粉碎后过100目筛网，混匀备用。每取药粉100 g，加灵磁粉20 g，樟脑10 g，冰片10 g，市售黑膏药肉500 g。将黑膏药肉置锅内熬熔、加热至100 ℃，后徐徐将混合药粉入锅搅匀，继续加热2分钟，使生肉煮熟，降低剧毒药的毒性，防止皮肤过敏。后将锅离火，冷却5分钟，将灵磁粉、冰片、樟脑粉入锅搅匀，摊涂于12 cm×12 cm大小膏药布上，厚2~3 mm，收藏备用。将磁贴烤烤，于患者肩前、后对应部位及肩外侧各贴1张，每3天1换。治疗期间配合肩部自我按摩、局部热敷和功能锻炼。15天为1疗程。

⑬ 外敷愈肩膏

（1）处方：制川乌、制草乌、细辛、伸筋草、海桐皮、全蝎、炮山甲各15 g，荜茇、干姜、麻黄各10 g，红花6 g。

（2）方法：以上方药共为细末，分成10份。每用取1份，蜂蜜调成膏状，敷贴于患肩，每24小时换贴。适当配合中药或针灸。嘱患者少食生冷，适当多食用鸡、鸽子、羊肉等益气养血、滋补肝肾类食物，及含花椒、葱、姜等辛温散寒类调料的食物。肩关节活动障碍明显者，嘱患者"爬墙"锻炼，程度以疼痛能忍受为限。15天为1疗程。

⑭ 活血定痛膏

（1）处方：生半夏、生南星、花椒、细辛、青黛、肉桂、荜茇各30 g，生川乌、生草乌、山奈、樟脑、八角、青皮、威灵仙、甘松、小茴、独活、大黄各35 g，干蟾1个，黄丹1 000 g，松香250 g，丁香、雄黄各25 g，轻粉20 g，血竭、乳香、儿茶、滑石各18 g，龙骨15 g，麻油2 000 g。

（2）方法：先用麻油与前16味药入锅熬至滴水成珠，下黄丹收成膏，下松香入膏化尽搅匀，再下余药，搅匀收贮，摊厚贴患处。

⑮ 温通膏

（1）处方：生川乌、生草乌、生南星、威灵仙各150 g，附子、生半夏、地龙、桂枝、红花、紫荆皮、桃仁、穿山甲、木瓜、牛膝、赤芍各100 g，当归尾、川芎各200 g，苏木、独活、青皮、防风、王不留行、莪术、羌活各50 g，黄荆子40 g，乳香、没药、白芥子各30 g。

（2）方法：以上方药用青油10 000 g浸10~30天，用文火熬枯去渣，加炒铅粉3 000 g，用桃木边熬边拌匀，至滴水成珠时拌入老碱适量即成。用时将药膏放入铁锅加热，浸入冷开水内立即取出，取适量捏成药饼，厚约2 cm，贴敷患处。

⑯ 五枝膏

（1）处方：桑树枝、槐树枝、榆树枝、桃树枝、柳树枝各36 cm（直径12 mm，秋末冬初采者为宜），乳香、没药各15 g，樟丹250 g。

（2）方法：将前5种树枝切成每段3 cm长，放入香油500 g中炸焦捞出（呈黄色）后，将乳香、没药研细加入油中，边加边搅拌（朝一个方向搅拌），拌匀再加入樟丹，继续搅拌呈糊状，放温后摊在25~30张牛皮纸上备用。用时将患部用温水洗净，外贴五枝膏，每5天换1次。

17 风湿膏

（1）处方：当归、川芎、红花、防风、明天麻、川续断、川牛膝各60 g，秦艽、乳香、五加皮、白茄根、威灵仙、羌活、独活各30 g，桑白皮180 g，生南星、生半夏、生草乌、生川乌各250 g。

（2）方法：以上方药研极细粉末，加桐油2 500 g，黄丹1 000 g炼制成药膏。治疗时取适量膏药外敷贴患处。每2天换药1次。

18 肩痛膏

（1）处方：络石藤1 000 g，桑寄生200 g，全蝎、土鳖虫、独活、肉桂、附片各20 g，当归40 g，干姜15 g，乳香、没药各30 g，冰片6 g，桑枝1握。

（2）方法：上方药除络石藤、当归、桑枝外，其余诸药混合略炒（冰片不炒），粉碎为末，过筛取粉，再将络石藤、当归、桑枝加水煎取头汁和二汁，去渣浓煎，离火加诸药末调和成膏。取胶布5~8 cm²数块，将药膏摊于中间，分别贴于肩髃、曲池、天宗穴，每日1换。

19 追风膏

（1）处方：葛根、白芷、海桐皮、秦艽、木瓜、红花各40 g，川乌、草乌各100 g，细辛、羌活、寄生、川椒各60 g，水蛭30 g。

（2）方法：以上方药共研细末，用凡士林调成软膏。治疗时取适量敷于病变部位，约1 cm厚，加塑料膜覆盖，胶布固定。每5日换药1次，15日为1个疗程。

20 愈肩膏

（1）处方：制川乌、制草乌、细辛、伸筋草、海桐皮、全蝎、炮山甲各15 g，荜茇、干姜、麻黄各10 g，红花6 g。

（2）方法：以上方药共研细末，分成10份。每用取1份，蜂蜜调成膏状，敷贴于患肩，每24小时换贴。适当配合中药或针灸。嘱患者少食生冷，适当多食用鸡、鸽子、羊肉等益气养血、滋补肝肾类食物及含花椒、葱、姜等辛温散寒类调料的食物。肩关节活动障碍明显者，嘱患者"爬墙"锻炼，程度以疼痛能忍受为限。

21 发泡膏

（1）处方：斑蝥、生白芥子各等份。

（2）方法：以上方药各研细末，和匀，以30%二甲基亚砜适量调成软膏。治疗时取米粒大一团，置于2 cm×2 cm的胶布中心，贴于肩髃、肩髎、肩贞穴，酌情配曲池、阿是穴。3小时除去，4次为1疗程。

22 搜风散

（1）处方：当归40 g，羌活、桂枝、红花、刮筋板、透骨草、宽筋藤各30 g，麝香1 g，生草乌、生川乌各50 g，黄酒适量。

（2）方法：将上方制成细末，放于阴凉干燥处贮藏备用。选择好疼痛部位大小，然后取上药配黄酒调成糊状摊在纱布上，外敷患处，每天1换，3天为1个疗程。

㉓ 香药散

（1）处方：白花蛇1条，麝香1.5 g，乳香、没药、冰片各6 g，肉桂30 g。

（2）方法：先将白花蛇、乳香、没药、肉桂焙黄，研细，再加入冰片麝香，混匀后装入干净瓶内密封以备用。治疗时将患侧肩部擦洗干净，取药散适量撒在肩井、肩髃、中府或阿是穴位上，直径1.5~2 cm，厚度3~4 mm，用伤湿止痛膏固定。每2~3天换药1次，5次为1个疗程。

㉔ 舒筋丹

（1）处方：生天南星、麝香各1 g，丁香、肉桂、血竭、乳香各2 g。

（2）方法：以上方药共研细末，装瓶备用。采用穴位揉药治法。取穴肩髃、肩髎、肩井、巨骨、曲垣、肩内陵、阿是。医者用拇指腹蘸少许药粉，沿顺时针方向反复旋转揉摩穴位，力量由轻到重，以患者能耐受为宜。每次用3~4穴，每穴按揉80~120圈，药物揉尽为止。每日1次，6天为1疗程。

㉕ 止痛酊

（1）处方：生南星50 g，山豆根、生川乌、生草乌、生半夏、细辛、赤芍、山甲珠各15 g，黄芪12 g，川芎、木瓜各9 g。

（2）方法：诸药以45%酒精2 500 mL浸泡10天后备用。取一与患部大小相同的纱布（厚4~6层），用止痛酊浸透后，放置患部。再取同样大小的纱布若干块围其四周，遂用红外线直接照射。每日1次，每次20~30分钟，并配合手法治疗及患肢功能锻炼。

（四）针灸治疗

① 毫针针刺法

（1）取穴：主穴取肩髃、天宗、肩髎、肩内陵、巨骨；配穴取曲池、合谷、尺泽、太渊、四渎、阳池。

（2）操作：各穴均用平补平泻法，留针20~30分钟，留针时可加温针灸或艾条灸，隔日1次。其中肩髃穴可令患者抬臂，向极泉方向直刺进针，深2~3寸（1寸≈3.3厘米），使局部产生酸胀感。亦可斜刺，即向肩内陵、肩髎、三角肌等方向分别透刺，进针2~3寸，使患者产生酸胀感向肩关节方向扩散，或产生麻木感向前臂放散。针刺肩髎时可将患者臂外展，沿肩峰与肱骨大结节之间对准极泉透刺，深2寸左右，使之产生酸胀感并扩散至整个关节腔。肩内陵又名肩前，针刺时可向肩后方向直刺，深1~1.5寸，使患者局部产生酸胀感，或产生上肢麻电感并向指端放散。

② 颈丛刺治法

（1）取穴：主穴取患侧颈丛点（耳垂直下与喉结水平线交点处，即在胸锁乳突肌后缘中点）；配穴取患侧肩髃、肩前、肩贞、肩髎、曲池、外关、合谷。主穴每次必取，配穴根据病情每次选取3~4个。

（2）操作：嘱患者取正坐位，选用28~30号1.5寸毫针，常规消毒后，左手拇指向前推胸锁乳突肌，右手持针，使针尖呈水平方向向后刺入，进针约1寸左右，用弹拨法刺激3~5次，以触电样感由肩臂放射至指端为佳，不留针。再针配穴，选用28~30号1.5寸毫针均按常规刺法分别刺入，手法采用平补平泻，针刺得气后留针30分钟。出针后嘱患者做患肢上举、外展、后伸等功能锻炼，每天1次，10次为1疗程。

③ 苍龟探穴法

（1）取穴：阿是、肩前、肩髃、肩髎、天宗；后伸困难配尺泽，上举困难配曲池、条口，内收困难配肩贞透肩内俞，外展困难配膈俞、内关。

（2）操作：先将针直刺进至地部，再将针提至天部，以两手扳倒针身，依先上后下、自左而右的次序斜刺进针，更换针尖方向。向每一方向针刺，都必须由浅入深，分三步徐徐而进，待针刺得到新的感应时，则一次退至穴位浅层（天部），然后改换方向，依上法再针，留针30分钟。每次选穴3~4个，每日1次。

④ 电针治疗法

（1）取穴：极泉、肩前、肩贞、肩髃、肩髎、阿是、曲池、外关、合谷；肩内廉痛加尺泽、太渊，肩外廉痛加后溪、小海，肩前廉痛加合谷、列缺。

（2）操作：患者取坐位或卧位，选用28~30号长2~3寸的不锈钢毫针，取患侧极泉穴，避开腋动脉进针，进针深度一般为2.5~3寸，强刺激提插捻转1分钟行泻法。同时嘱患者配合深呼吸，不留针。出针后，局部选肩前、肩贞、肩髃、肩髎、阿是穴常规针刺，远部循经取穴选取曲池、外关、合谷等。得气后接通电针仪，选连续波，留针30分钟。每天1次，10次为1疗程。

⑤ 温针灸治法

（1）取穴：阿是、肩髃、肩贞、肩前、肩髎、曲池、肩井等。

（2）操作：患者坐位，暴露患肩，局部常规消毒，用30号2寸毫针进行针刺，进针后提插捻转。得气后把预先准备好的2 cm长的艾卷插到针尾上，并剪一圆形的纸皮覆盖针身周围皮肤，防止艾火烫伤皮肤，然后点燃艾卷，使艾卷的热通过针身传到穴位上，待艾卷烧完熄灭冷却后起针。每日1次，10次为1疗程。

⑥ 银针温针法

（1）器具：粗银针，直径2 mm，长5寸。

（2）取穴：患侧肩髃、肩髎、肩前、条口，配阿是穴。

（3）操作：于各穴皮下注入2%利多卡因0.3 mL，然后刺入粗银针，直抵骨面。得气后，患者会有明显酸麻胀感。再在粗银针尾端固定长2 cm的艾炷，点燃。每次燃艾炷2炷，治疗约30分钟。结束后取针，针眼处外擦活力碘，并敷创可贴。隔日1次，5次为1疗程。

⑦ 穴位埋线法

（1）取穴：肩前（腋前横纹上2寸）、肩髃、肩后（腋后横纹上2寸），均为患侧。

（2）操作：先令患者正坐位，暴露患肩，标定肩前穴，常规消毒后，戴消毒手套，用2%的利多卡因作穴位局部浸润麻醉，然后剪取0~1号铬制羊肠线3 cm，用小镊子将其穿入制作好的9号腰椎穿刺针管中。再作垂直快速进针，当针尖达皮下组织时，迅速调整针尖方向，以30°角沿肱二头肌短头肌肌腱向肩峰方向透刺，寻找强烈针感向肩臂部或上肢前臂放射后，缓慢退针，边退边推针芯，回至皮下时拔针，用干棉球按压针孔片刻，再以创可贴固定。以后行肩髃穴（向肩峰下透刺）及肩后穴（直刺）埋线，操作方法同上。埋1次即为1个疗程，一般10~15天行第2个疗程。其间指导患者做肩关节的功能锻炼，以辅助治疗。

⑧ 小针刀疗法

（1）定位：在肩部压痛最明显或粘连最深处做好标记。

（2）操作：常规消毒后，将针刀垂直刺入标记点直达骨膜，先行纵行剥离，再横行剥离，剥离时患者均有强烈酸、胀感。每次刀刺5~8个点，术后用消毒纱布覆盖，胶布固定。隔5~6天后，可重复治疗，一般可重复2~3次。

（3）注意：①施术时尽量不提起针刀，只贴骨面剥离，以防损伤血管和神经；②术后患者3天内不可洗澡，保护创口勿使污染，以防感染；③术后患者应积极活动患肢，以促其功能恢复；④有发热、严重内脏疾病及血液系统疾病者，禁用本法；⑤肩部痛点处有局部皮肤感染者，应先治好感染后再行本法。

⑨ 小宽针疗法

（1）取穴：肩内陵、肩髃、肩髎、阿是、天宗、曲池；如冈上肌肌腱炎加秉风，肱二头肌肌腱炎加云门，肩峰下滑囊炎加臂臑。

（2）操作：视病情选取3~5穴，常规消毒后采用速刺法针刺，刺后加拔火罐，出血量2~4 mL，起罐后用消毒纱巾压住按摩。7日1次，4次为1疗程。

⑩ 针挑治疗法

（1）取穴：以局部选穴为主，配合循经辨证选穴。主穴取肩髃、肩贞、臂臑、肩井、肩外俞、天宗、曲池；肩内廉痛加尺泽，肩外廉痛加小海、外关，肩前廉痛加手三里、合谷。

（2）操作：取消毒的外科巾钳作针挑工具，用挑摇法。患者坐位或侧卧位（患侧在上），针挑部位常规消毒，1%利多卡因于挑点皮肤注一皮丘作局麻，术者持无菌针挑钳钳住皮肤1~1.5 cm，深达皮下，进行有节奏的交替使用横向挑拉、左右摇摆或上下挑提，每穴每次操作10~15分钟。术毕，以碘酒消毒针口，盖上无菌纱布保护伤口。每1~2天挑1次，每次挑1~2穴，7次为1疗程。

（3）注意：患者所取体位要舒适，术者应熟悉解剖部位，以免损伤大的神经血管；针挑时所钳取的皮肤（直径1~1.5 cm）深浅程度要适宜（达皮下筋膜层为度），太浅或太少会撕裂皮肤，创面过大难以愈合，太多则难以摆动皮肤，影响疗效；冬天注意保暖。

⑪ 循经三步法

（1）辨病经：根据肩关节疼痛部位确定病变经络。①手太阴肺经病变：肩前、腋前纹头上方疼痛，主要以肩臂后伸，后背上抬，外旋动作受限，点按局部压痛明显。②手阳明大肠经病变：肩峰下端、三角肌外侧疼痛，主要以肩关节上抬、肩臂外展上举动作受限，点按局部压痛明显。③手少阳三焦经病变：肩峰后下方、三角肌外侧后缘疼痛，主要以肩臂外展上举、后伸，后背上抬，屈肘抱肩动作受限，点按局部压痛明显。④手太阳小肠经病变：肩胛冈外侧下缘、腋后纹头上方肩胛区疼痛，主要以肩臂屈肘抱肩、梳头动作受限，点按局部压痛明显。⑤多经病变：具备上述两组以上症状则确定为2条以上多经病变。

（2）循经诊察：在确定病经的基础上进行循经诊察，运用审、循、切、按、扣等传统经络诊察法查找病经在腕关节以上、肘关节以下段落的异常变化，包括审视外观、切候脉动、沿经循推、掌面触贴皮肤等步骤，以寻找皮疹、色泽异常、经络脉动、硬结、条索物以及喜按、拒按，有无凹陷、麻木、酸胀、压痛，沿经皮肤润枯温度情况等变化，将这些变化确定为病变经络的病理反应点。通常结节、条索物多为实，酸胀、麻木多为虚，疼痛拒按为实，喜按、皮温下降为虚。

（3）操作：第1步，选病变经络远端腕关节以下五腧穴点刺，不留针。手太阴经病变取鱼际、太渊，手阳明经病变取三间、阳溪，手太阳经病变取腕骨、后溪，手少阳经病变取液门、中渚。以1寸毫针快速刺入所选穴位，进行小幅度提插捻转，针感以患者能耐受为度，同时嘱患者活动患肩，活动2~3分钟肩关节疼痛缓解或暂时消失后即拔针，让患者稍事休息。如为多经病变则增加相应穴位。第2步，选病变经络病理反应点针刺，选病变经络上2个最明显的病理反应点（腕关节以上、肘关节以下）针刺，采用1.5寸毫针直刺，通电15分钟。如为多经病变则增加相应穴位。第3步，病变经络循行肩关节局部穴位刺络放血拔罐，留罐10分钟。手太阴经病变取肩内陵、中府，手阳明经病变取肩髃、臂臑，手太阳经病变取肩贞、臑俞、天宗，手少阳经病变取肩髎、臑会。以三棱针快速散刺所选穴位，刺络后拔罐10分钟。

⑫ 芒针透穴法

（1）肩髃透极泉：医者摸准肩髃穴后，用双指押手法固定穴位，先垂直刺入0.6~1寸深，待患者产生酸重感后，稍停，再用重刺激手法向极泉穴方向垂直刺入3~4寸深，以针尖几将达于极泉穴为止。然后在固定的位置上，施用"烧山火"手法，不断捻转，使患者的酸感从上臂透过肘关节，再从肘关节透腕关节达于五指。此时传导敏感的患者，可以立刻感觉整个上肢发热出汗。

进针的深度应根据患者的胖瘦、体质强弱而定，刺激的轻重强度也要依照患者的耐受程度作标准，但必须使酸感达到五指后出针（不论虚证或实证均不留针，一般捻转1~2分钟即可）。出针后立即在原穴位上加拔火罐，10分钟后取下。

（2）条口透承山：用2寸毫针由条口穴向承山穴方向刺入，施用捻转重泻手法，进针1.5~1.8寸，边捻针边嘱患者活动患肢，5分钟后起针。每日1次，10次为1个疗程。

（五）推拿治疗

① 肩部系列推拿法

对初期疼痛较甚者，可用较轻柔的手法在局部治疗，以舒筋活血、通络止痛，改善局部血液循环，加速渗出物的吸收，促进病变肌腱及韧带的修复。对晚期患者，可用较重的手法如扳、拔伸、摇，并配合肩关节各功能位的被动活动，以松解粘连、滑利关节，促使关节功能恢复。

（1）扳法或一指禅法：患者仰卧或坐位，医者站于患侧，用㨰法或一指禅推法施于患侧肩前部及上臂内侧，往返数次，配合患肢被动的外展、外旋活动。健侧卧位，医者一手握住患肢的肘部，另一手在肩外侧和腋后部用滚法，配合按拿肩髃、肩贞，并做患肢上举、内收等被动活动。患者坐位，点按上述穴位。

（2）摇法：医者站在患者的患侧稍后方，一手扶住患肩，一手握住腕部或托住肘部，以肩关节为轴心做环转运动，幅度由小到大，然后医者一手托起前臂，使患者屈肘，患侧之手搭在健侧肩上，再由健肩绕过头顶到患肩，反复环绕5~7次，在此同时捏拿患肩。

（3）扳法：医者站在患者患侧稍前方，一手握住患侧腕部，并以肩部顶住患者患侧肩前部，握腕之手将患臂由前方扳向背后，逐渐用力使之后伸，重复2~3次。

（4）牵拉法：医者站在患者健侧稍后方，用一手扶健侧肩，防止患者上身前屈，另一手握住患侧腕部，从背后将患肢向健侧牵拉，逐渐用力，加大活动范围，以患者能够忍耐为度。

（5）提抖法：医者站在患侧肩外侧，用双手握住患扭肢腕部稍上方，将患肢提起，用提抖的方法向斜上牵拉，牵拉时要求患者先沉肩屈肘，医者缓缓向斜上方牵抖患肢，活动幅度逐渐增加，手法力量由小到大，须注意用力不能过猛，以防发生意外。

（6）搓法：用搓法由肩部到前臂反复搓动，以此作结束手法。

2 **麻醉下推拿法**

（1）麻醉镇痛：用2%利多卡因与0.5%普鲁卡因等量混合液20 mL，作前、中斜角肌肌间沟扇形注射，阻滞臂丛神经上、中干，达到肩部镇痛。如果患者对上述药物过敏或阻滞麻醉失败，则可用氯胺酮静脉麻醉（1~2 mg/kg），术前需用镇痛剂与肌注阿托品0.5 mg。有心肺并发症者不宜用此法。

（2）提举：患者仰卧，头垫低枕，术者立于患侧，助手位于患者头侧，术者以右手拇指伸进胸大肌外下缘，扣住肌腹，余四指贴锁骨上方，左手拇指插进背阔肌前外缘，大鱼际部顶住肩胛骨腋缘下部，助手同时用双手捏拿患肢腕部，使掌心向健侧，快速提举顿拉拔直，闻肩前部"咯咯"声响，镇定片刻，使肩胛带肌伸引。

（3）肩内收内旋：术者左手虎口对向头部，拇指从三角肌前缘伸进腋窝扣住肱骨头内下方，余四指贴肩上，右手拿患肢肘上部，作肩内收内旋，左手同时向后扳住患肩，此时肩后可发生撕扯声响。

（4）肩外展：术者左手掌压住患肩上部，右手拿患肢肘部作肩外展到90°，闻肩外上部"咯咯"声响，手法完毕。

3 **旋转松解法**

（1）外展外旋：医者一手按住患者肩部，勿使肩胛耸起，另一手握住手腕，将患臂徐徐外展外旋，当外展到一定高度时，保持其在外展外旋的位置上，将患臂前后摇摆6次。

（2）内旋后伸：使患者臂部内旋并后伸向背后，肘关节屈曲，拇指向上，使患臂在背后上抬到适当的高度，臂部处于紧张牵拉状态，尔后，用拇指点揉肩前、后各疼痛点，并用掌根自上而下推5~10次。

（3）屈肘旋肩：一手按住患者肩部，另一手握住肘部，使肘关节屈曲90°，臂部尽量外展。这时以肩关节为圆心，以肱骨干为半径，使肩关节作被动旋转活动，其活动范围由小到大，逐渐增加，先由前下方向后上方旋转10次，再由前上方向后下方旋转10次。

（4）外展外旋：一手固定肩部，另一手握住患者手腕，患者肘关节伸直，臂部尽量外展，这时医者以患肩为圆心，以上肢为半径，进行长杠杆的旋转活动，先向前旋转10次，再向后旋转10次，其旋转范围一定要超过患者主动活动范围。

（5）外旋上举：一手固定患者肩部，另一手握住前臂，将患臂一紧一松地用力外旋上举，逐渐使臂部抬到最高度5~10次。隔日1次治疗，直到肩关节活动正常为止。

④ 倒悬推拿法

（1）循经点穴法：患者倒悬30°~60°，仰卧位，以肩部有下坠感为宜。医者在患者的患侧，用一手握住患者腕部并使其外展，另一手以拇指按揉肩及患肢部穴位，以酸胀为度，每穴0.5~1分钟。

（2）松解粘连法：医者一手握住患者腕部并使其外展，并施以肩关节摇法，同时另一手施以拿捏法、揉法在患者前部、外侧、肩后侧周围施术，重复操作3~5遍，充分放松肩周软组织，以松解肌肉粘连。

（3）引伸止痛法：医者在患者患侧，一手握住患者患肢腕部，一手扶住患肢肘部，将患肢慢慢提起，使其屈曲、外展、内收，最后将患肢手掌枕于头下使患肢处于旋前位，然后慢慢还原，反复几次。

（4）关节摇法：医者摇动肩关节，摇肩关节一般采用两种方法。一种方法是医者一手握住患肩上方，固定肩部，另一手握住患肢肘部，摇动肩关节；另一种是医者一手握腕，一手握肩，做大幅度摇动。

（5）牵抖法：医者一手握住患肢拇掌关节，一手握住腕关节，牵拉患肢，力度由小到大，同时施以抖动法，幅度由小到大，再由大到小，慢慢还原。最后，医者用双手搓抖患肩，以结束治疗。

⑤ 卧位推拿法

（1）预备手法：患者侧卧于治疗床上，患侧在上。术者先在患肩行捏拿放松手法，继而在肱二头肌长短头肌肌腱、肩峰下滑囊、三角肌止点、冈下肌等处进行分筋、拨筋、理筋手法。

（2）平卧位扳法：患者平卧。术者位于患侧，右手持患肢腕部，左手托持患肢肘部，将患肩关节进行顺时针方向摇动，逐渐加大摇动幅度，待患肩较为松弛后，边摇动肩关节边对肩关节依次进行上举、外展、内收3个方向的扳压，每个方向的扳压进行10次。

（3）俯卧位扳法：患者俯卧。术者位于患侧，右手持患肢腕部，左手按压患肩，将患肩关节进行顺时针方向摇动，边摇动边将患肩关节后伸扳压，然后将患肢肘部屈曲，使患肢前臂紧贴背部向对侧肩胛区扳拉，进行10次。

（4）结束手法：患者侧卧，患肩在上。术者对患肩进行捏拿揉按理筋等手法，结束治疗。手法轻重以患者能耐受为度。

6 推拿练功法

（1）推拿手法：患者取坐位，医者立于患侧，先对患者进行轻手法按摩，使肩部肌肉充分放松，然后分施五步治疗手法。①点穴舒筋法：以拇指点揉肩髃、天宗、肩井、巨骨、臑俞、肩前及阿是穴等。在操作点穴、透穴手法时，医者要调定呼吸，吸气时放松，呼气时深压，使手法富有弹性，不致损伤组织。②攘揉理筋法：医者在患肩进行攘揉手法，其手法着力点因部位而施法，如肩胛或背部肌肉丰厚、面积大的部位用斜攘法（即手背尺侧远端为着力点）；在肩胛冈或棘突上肌肉少的部位用鱼际攘法；在肩关节周围，骨间隙、狭小骨凹处，用小拳攘法（即四指近端指间关节为着力点）。③运摇揉筋法：医者一手托住患侧肘部，进行由内到外展外旋运摇，另一手拇指在患肩关节间隙进行揉拨，以舒理肌筋，剥离粘连，活动范围由小到大，着力由轻到重。④压肩展筋法：医者以肩部托住患侧肘部，另用双手压住患肩，做起蹲压肩动作，其后以一手托住患肘，一手固定患肩，进行患肘外展外旋，以松解粘连，伸展肌筋的弹性，然后可做患肩各方位的被动活动。⑤顶扳牵抖法：医者以一膝顶于患者背部，双手分别扣于患者双肩，然后稍施力向后扳动，往往可闻患者双肩一弹响声，患者顿时有患肩轻松和松软感觉，其后双手握住患手，进行牵抖。

（2）功能锻炼：本法以符合肩部生物力学为要求，主动锻炼为功能恢复提供有利条件，其活动范围由小到大，循序渐进。①爬墙压肩法：患者面对墙壁，尽量使患肩前屈上举，手掌贴墙，向上攀附，以求得最大高度，随后身体尽量靠墙压肩，使肩有微痛为度。②摆动画圈法：患者上肢下垂，以肩关节为轴心，做内收、外展、前屈、后伸动作，每个动作尽量达到最大幅度，再作由内收到外展、外旋的画圈活动，动作幅度由小到大，逐渐加大活动量和肩关节的活动范围。③后伸摸脊法：患者上肢向内旋、后伸，然后手反背屈肘，以手背紧贴脊柱用力向上移行。开始因疼痛或功能受限明显时，可用健侧之手牵拉患手进行，动作由小到大，以患者微痛能忍受为度。

7 功能锻炼法

（1）熊步晃肩：站立，体前倾，双手松握拳，两上肢自然下垂，双膝微屈，踏左步，两上肢向左晃肩，再踏右步，两上肢向右晃肩。如此交替连续晃动，幅度由小到大，重复10次后稍息，做2~3遍。

（2）太极云手：站立，两脚分开同肩宽，两手掌面朝双目，对肘微屈，左右手由内向外作交替画弧圈状，幅度由小到大。重复10次后稍息，再做2~3遍。

（3）双手托天：站立，双手各指交叉，自腹前徐徐抬起，举手后翻掌向上，亦继续上抬达最大限度，保持片刻后，两手左右分开，两上肢向各侧划弧落于体侧。重复8~10次。

（4）弯腰晃肩法：弯腰伸臂，做肩关节环转运动，由小到大，由慢到快。

（5）爬墙活动：面对墙壁，用双手沿墙壁缓缓向上爬动，使上肢尽量高举，然后再缓缓向下回到原处，反复数次。

（6）体后拉手：双手向后，健侧手拉住患侧腕部，渐向上拉动，反复进行。

（7）外旋锻炼：背靠墙而立，双手握拳屈肘，两臂外旋，尽量使拳背碰到墙壁，反复数次。

（8）双手颈后交叉：双手颈后部交叉，肩关节尽量内收及外展，反复数次。

（9）甩手锻炼：患者站立位，做肩关节前屈、后伸及内收、外展运动，动作幅度由小到大，反复进行。

另外，也可因地制宜，做扒门头、抱头外展、扒单杠及栏杆等动作，而进行自我锻炼。练功时要求持之以恒、循序渐进、因人而异；亦可投以温经通络、活血祛瘀之剂，以促进术后瘀血消散，功能恢复。

⑧ 医疗练功法

嘱患者做特定的活动姿势以及与病情相宜的步态动作等锻炼，以防治疾病，促进肢体功能恢复的一种疗法。在急性期必须使患肩休息，以利炎症消散和疼痛减轻；在功能恢复期宜做增加肩关节活动度和旋转功能的练习，活动范围由小到大，功势种数由少到多，要动之适时，动之合度。

（1）荡臂：①一式。站立，健手扶台，患肩用力，于身侧前后摆荡，幅度由小到大，20起数；②二式。弓箭步，两臂垂直于身侧，一手在前，一手在后，作协调摆荡，幅度亦由小而逐渐增大。

（2）风拳势：两足并立，迅速蹲下，无须起踵，同时握拳屈肘，并肘并拳夹于胸股之间，以两膝反弹之力起立，同时两拳翻转，拳心向下，向两侧弹出，再迅速蹲下如初，反复行之，做30~50次。

（3）白马分鬃：骑马桩势，躬腰，两手相抱交叉于膝前，挺腰，两臂随之上升，于头前方两腕适成交叉，旋即掌心向外，翘掌，向两翼分开，这是一遍，可连续数遍。

（4）白鹤展翅：弓箭步，两肩放松，两臂侧平举，屈肘，一手搁于对侧肩上，另一手搁于对侧腋下，旋即复至侧平举位，两手一上一下，交替行之。

（5）一指鞭法：肩及两肘放松，两手握拳，食指直伸，屈肘交臂于胸前，旋即两臂灌力，迅速向两翼弹出，再迅速收回，交于胸前，反复行30~50次。

（6）大圆手：骑马桩势，全臂灌力，上身不动，两手自胸前内上外下翻转，左起右落，相继运行，次数不限。

（7）"万"字车轮功：取骑马桩势，左手钩掌，左臂后伸，右臂灌力，掌心向上伸向左前方，上身微向左转，继之右臂自左前方旋向右前方，掌心朝外，随即勾拳，右臂后伸，左臂随之，掌心朝上，伸向右前方，上身微向右转，顺势躬腰，左手下压并拉回，左侧勾掌后伸，右手自身后升至左前方，掌心向上，回复初势，如此做数遍。继改右手取左手姿势，左手取右手姿势，并恰同前式相反的方向旋转，左右同数，掌心朝外，随即勾掌后伸。

（8）金介健力：骑马桩势，上体端正，两目平视，两手平腰间开拳，并指微屈，掌心向上，左臂灌力前伸，随即翻掌，用力收回腰际。再出右手，左右同姿，两臂交替伸出收回，共做30~50次。

第二节　痛风性关节炎

痛风是由于嘌呤代谢紊乱导致血中尿酸过高并沉积于关节、软组织、骨骼、软骨及肾脏等处而引起的疾病，痛风性关节炎由痛风引起。本病以中老年及男性较多见，可有家族史。根据血尿酸增高的不同原因可分为原发性和继发性两类。

本病一般属中医学痹证、历节病、白虎病、痛风等范畴。

一、病因病理

（一）病因

目前认为主要有以下3种：①鸟嘌呤酸核糖基转移酶（HGPRT）缺乏：即因此酶缺乏，使得次嘌呤核苷－磷酸（IMP）或鸟嘌呤核苷－磷酸GMP）浓度减低，从而使嘌呤合成增加。或因鸟嘌呤酸核糖基转移酶缺乏，使得1－焦磷酸－5－磷酸核糖合成酸或黄嘌呤氧化酶等活性增高，而导致尿酸生成增多。②尿酸生成过多：如多发性骨髓瘤、白血病、红细胞增多症及各种骨髓增生性病变，使得细胞中大量核酸分解，尿酸形成增多。亦可因化疗、放疗后导致尿酸生成增多。③尿酸排泄减少：如各种肾脏疾病导致肾功能减退时，由于肾小球滤过率降低引起尿酸排泄减少而导致高血尿酸症。此外，一些药物如利尿剂、抗结核药等亦可导致高血尿酸症。

（二）病理

因为嘌呤合成增多，或尿酸排泄减少导致高血尿酸症，进而尿酸盐在关节、滑囊、软骨、肾脏及皮下结缔组织等处沉积。急性痛风性关节炎时，是因为尿酸盐结晶脱落进入关节腔，滑膜液中的滑膜细胞或多形核细胞吞噬时引起炎症。反复发作可使关节呈慢性炎症反应、软骨破坏，骨质毁损而增生，滑囊增厚，最后出现关节畸形或纤维性骨关节僵硬。尿酸盐结晶沉着于肾小管时可形成管腔阻塞及小管毁损，晚期肾脏可发生萎缩及肾功能不全。

二、诊断要点

（一）症状体征

1 无症状期

此期可历时很长，患者除血尿酸增高外无其他症状，估计只有1/3的患者以后出现关节症状。

2 急性关节炎期

常在夜间突然发作，受累关节剧痛，使患者从梦中惊醒。首次发作一般只累及一个关节，常累及的一个关节是跖趾关节，其次是足、跟、距小腿、膝等关节。受累关节在数小时之内明显肿胀，局部温度高，皮肤暗红，压痛明显。患者体温多升高，并有头痛、心悸、厌食等症状。青年患者常为暴发型，突然高热，并累及多数关节。诱因常为暴饮暴食、着凉、过劳、精神紧张、手术刺激等。

3 间歇期

可为数月或数年。在此期内患者多无明显症状，以后发作次数逐渐增加，间歇期逐渐缩短，受累关节数日增多，最后发展为慢性关节炎期。

4 慢性关节炎期

约半数患者在急性发作数年或数十年后转为慢性关节炎期，此时多数受累关节僵硬变形，关节炎的发作已不明显。部分晚期病例可在耳廓、尺骨鹰嘴和受累关节附近出现直径1 mm至数厘米的痛风石，局部皮肤破溃后可流出白色牙膏样物质。约1/3的病例同时有肾脏病变。

（二）鉴别

注意与类风湿性关节炎、丹毒与蜂窝织炎、化脓性关节炎、牛皮癣性关节炎、骨肿瘤、假性关节炎等相鉴别。

三、治疗方法

（一）辨证论治

1 风寒湿痹

（1）主症：风邪偏盛则关节游走窜痛，寒邪偏盛则关节剧痛，痛有定处，湿邪偏盛则肢体关节重着疼痛，肌肤麻木，均有关节疼痛，伸屈不利，得热则舒，遇寒加重，阴雨天更甚。舌苔薄白或白腻，脉弦紧或濡缓。

（2）处方：桂枝、白术、熟附子、防风、独活各10 g，白芍、地龙各12 g，麻黄、炙甘草各6 g，鸡血藤20 g，桑枝、木瓜各15 g。

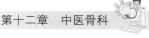

（3）方法：每日1剂，水煎取汁，分次温服。

2 湿热痹阻

（1）主症：起病急骤，关节红肿热痛，痛不可遏，发热、口渴不欲饮，烦闷不安。舌红苔黄腻，脉弦数或滑数。

（2）处方：苍术、黄柏、牛膝、赤小豆各15 g，防己、杏仁、蚕沙、连翘、山栀各12 g，滑石30 g，薏苡仁20 g。

（3）方法：每日1剂，水煎取汁，分次温服。

3 痰瘀痹阻

（1）主症：日久不愈，反复发作，关节疼痛时轻时重，关节肿大，甚至强直畸形，皮下有痛风结节。舌淡体胖或有瘀斑，舌苔白腻，脉细涩。

（2）处方：熟地30 g，鹿角胶（烊化）、白芥子、麻黄各10 g，肉桂、炮姜、甘草各6 g，鸡血藤20 g。

（3）方法：每日1剂，水煎取汁，分次温服。

4 气血亏虚

（1）主症：久痹不愈，骨节酸痛，时轻时重，而以屈伸时为甚，或筋肉时有惊掣或跳动，面黄少华，心跳乏力，短气，自汗，肌肉瘦削，食少，便溏。舌淡，苔白或无苔，脉象濡弱或细微。

（2）处方：防风40 g，苍术、黄芪、当归各30 g，党参、熟地各15 g，熟附子10 g，水蛭粉（冲）、胎盘粉（冲）各6 g。

（3）方法：每日1剂，水煎取汁，分次温服。

（二）内服效方

1 痛风汤

（1）处方：忍冬藤、土茯苓、萆薢、蒲公英各20 g，当归15 g，玄参、黄柏、牛膝、泽泻、丹皮、寻骨风各10 g，甘草5 g。

（2）方法：每日1剂，水煎取汁，分次服用。至疼痛热肿消失后停用。症状缓解期用土茯苓、石韦各20 g，开水浸泡当茶喝；知柏地黄汤6 g口服，每日2次，治疗6个月。

2 平痛汤

（1）处方：麻黄6 g，细辛、制川乌、制草乌、甘草各10 g，生黄芪30 g，当归、熟地黄、白芍、白术各12 g，汉防己15 g。若上肢疼痛者，加桂枝10 g；下肢疼痛者，加怀牛膝12 g；关节肿甚者，加白芥子10 g；腰膝酸软者，加桑寄生30 g.

（2）方法：每日1剂，武火煎开，文火再煎30分钟，水煎2次，每次取汁200 mL，每日2次口服。

3 司爷汤

（1）处方：血见飞、白三七、千金藤各15 g，腹水草、豨莶草、忍冬藤、寻骨风、苍耳子、松针、懒泥巴叶各10 g。局部红肿较甚者，加知母、石膏、姜黄；局部肿胀皮色不变者，加萆薢、薏苡仁、车前子；关节变形或有结节者，加山甲、全蝎、法半夏；上肢痛加羌活、桑枝、连翘；下肢痛加独活、防己、牛膝。

（2）方法：每日1剂，水煎取汁，分次服用。

④ 附红汤

（1）处方：熟附子10 g，桂枝、延胡索各15 g，当归12 g，红花、防风各9 g。湿热者加金银花、连翘、黄柏；肝肾亏虚者加独活、寄生、杜仲；痰湿者加滑石、薏苡仁、白芥子。

（2）方法：每日1剂，水煎取汁，分3次服。熟附子用开水先煎2小时，再下其他药合煎20分钟。

⑤ 九毛汤

（1）处方：毛木通、毛贯众、毛黄连、毛蕊花、毛大丁叶根各15 g，毛稔叶30 g，毛冬瓜、毛冬青各60 g，毛排钱草20 g。

（2）方法：每日1剂，水煎取汁，分早晚2次服，7天为1个疗程。

⑥ 宣痹汤

（1）处方：防己、连翘各12 g，薏苡仁20 g，海桐皮、滑石、桑枝、牛膝、山栀子、丹皮各15 g，晚蚕沙、当归各10 g。湿浊重，苔厚腻者，加苍术10 g，茯苓15 g；血瘀明显，局部皮肤紫暗而红，脉舌或见瘀斑者，加丹参20 g，土鳖虫10 g，红花8 g；痛甚者，加全蝎10 g，蜈蚣3条，延胡索15 g。

（2）方法：每日1剂，水煎取汁，分次服用，7天为1疗程。

⑦ 清痛汤

（1）处方：土茯苓、生薏苡仁各30 g，紫草、虎杖、蒲公英各20 g，川牛膝18 g，赤芍、泽泻、萆薢各15 g，黄柏、山慈菇各12 g，防己9 g，水蛭6 g。

（2）方法：每日1剂，水煎取汁，分次温服，10天为1疗程。

⑧ 痛风散

（1）处方：金钱草、海藻、生薏苡仁各30 g，土茯苓、防己各20 g，地龙、泽兰、苍术、白术各15 g，知母、黄柏、山甲珠、川牛膝、木瓜各10 g。热重者加生石膏25 g；痛甚者加细辛3 g；患病关节部位皮肤颜色暗红者，加紫草15 g。

（2）方法：每日1剂，水煎取汁，分次温服。对缓解期关节酸胀肿痛，皮色不红，皮温正常，步履不坚，甚者不能着硬底鞋者，以金钱草20 g，海藻10 g，每日煎汤频服。

⑨ 痛风煎

（1）处方：防己、石膏、蒲公英各15 g，苍术、知母、连翘、萆薢、金钱草、秦艽、川芎各10 g，薏苡仁30 g，生甘草6 g。红肿热痛甚者，加炒黄芩8 g，制乳香、制没药各10 g；关节肿甚僵硬者，加土鳖虫10 g，蜈蚣1条；上肢关节痛甚者，加桑枝15 g，羌活10 g；下肢关节痛甚者，加川牛膝15 g。

（2）方法：每日1剂，水煎取汁，分早、晚各服1次。

⑩ 痛风饮

（1）处方：虎杖、灯笼草、掉毛草、九空子、苍术、牛膝各15 g，土茯苓、萆薢各20 g，薏苡仁30 g，甘草6 g。热甚者加大虎杖用量，并加黄柏、知母；湿甚者加大萆薢、苍术用量，并加防己；肿甚者加大灯笼草、九空子用量；痛甚者加七叶莲；腹胀、纳差加马蹄香、臭参。

（2）方法：先将诸药用水浸泡30分钟后，加水至300 mL，一煎30分钟取汁150 mL，二煎加水300 mL，煎沸30分钟后取汁150 mL。两煎混合，分2次温服，每日1剂，饭后1小时服，日服2次，10天为1疗程。服药时忌饮茶。

⑪ 痛风宁

（1）处方：苍术、黄柏、防己、当归、车前子、木瓜各10 g，金银花、玄胡、滑石各20 g，赤芍15 g，土茯苓、忍冬藤、薏苡仁各30 g，炙乳香、甘草各6 g。痛风性关节炎急性发作期，加生石膏60 g，知母15 g，三棱、莪术各10 g；并发肾脏尿酸结石，加金钱草30 g，海金沙、石韦各10 g。

（2）方法：每日1剂，水煎取汁，分次温服。

⑫ 定痛方

（1）处方：黄柏、栀子、车前草、汉防己、木瓜、秦艽、昆布、海藻、槟榔各15 g，木通、山慈菇各6 g，僵蚕10 g，全蝎3 g，黄芪20 g，绿茶适量。

（2）方法：每日1剂，水煎取汁300 mL，分2次口服。急性发作者局部外敷金黄膏，2~3日更换1次。

⑬ 神犀丹

（1）处方：浓缩水牛角粉（代犀角）4 g，甘草（代金汁）、黄芩、鲜石菖蒲、豆豉各10 g，鲜生地25 g，鲜金银花、板蓝根各30 g，玄参20 g，连翘、紫草各15 g，天花粉12 g。病兼湿热甚者，合宣痹汤加减。

（2）方法：每日1剂，水煎取汁，分次温服，2周为1疗程。对中期关节肿胀渐消，疼痛有所缓解，皮色暗红者，宜改用凉血和营、祛风通络的药物治疗（生地、连翘、豆豉、玄参、紫草、石菖蒲、当归、赤芍、丹皮、山甲片、炙乳没、鸡血藤、地龙、僵蚕等），连用2周；对后期偶见关节酸痛，劳累时关节不适，用养血祛风、活血通络、健脾益肾之品巩固，服用2~3周。

⑭ 痛风合剂

（1）处方：苍术、羌活、独活、黄柏各10 g，生薏苡仁、土茯苓各30 g，制川乌、制草乌、木通各5 g，金钱草、生地各15 g，车前子（包煎）12 g，生甘草3 g。上肢关节痛甚者加桑枝15 g，姜黄10 g；下肢关节痛甚者加川牛膝15 g，木瓜10 g；病情反复发作者去桑枝，加黄芪15 g，白芍、桂枝各10 g；多个关节受累者加蜈蚣1条，灵仙10 g；缓解期去黄柏、木通，加六味地黄丸10粒。

（2）方法：每日1剂，水煎取汁，分次温服。

⑮ 痛风宁汤

（1）处方：黄柏、苍术、茵陈、白术、云苓、苦参、桂枝、猪苓、泽泻、栀子各10 g。

（2）方法：每日1剂，水煎取汁，分2次服，1周为1疗程。

⑯ 利湿活通汤

（1）处方：土茯苓、萆薢各30 g，川牛膝、苍术、黄柏、威灵仙、地龙、赤芍、生甘草各10 g。湿热痹阻型加忍冬藤30 g，虎杖15 g，汉防己10 g；痰瘀互结型加泽兰、丹参、半夏各10 g，薏苡仁30 g；脾虚湿阻型加生黄芪、薏苡仁各30 g，白术10 g；痛甚者加制乳香、没药各10 g；大便秘结者加生大黄10 g（后下）。

（2）方法：每日1剂，水煎取汁，分次服用，10天为1个疗程。

⑰ 新木防己汤

（1）处方：防己、石膏各30 g，滑石、薏苡仁各20 g，桂枝、通草各10 g，杏仁12 g。疼痛剧烈加姜黄、海桐皮；热重加知母、桑叶；肿甚加萆薢、苍术、甲珠；无汗加羌活、细辛；汗多加黄芪、炙甘草；兼痰饮加半夏、厚朴、广皮。

（2）方法：每日1剂，水煎取汁，分3次服，7天为1疗程。

⑱ 海桐寻骨汤

（1）处方：海桐皮18 g，寻骨风25 g，黄柏、木瓜、车前子、玄参、牡丹皮、生地黄、延胡索、泽泻各10 g，白芍、土茯苓各15 g，川黄连、通草各6 g，薏苡仁30 g。

（2）方法：每日1剂，水煎取汁，分早晚空腹温服，1周为1个疗程。

⑲ 清利通络汤

（1）处方：党参、怀牛膝各20 g，土茯苓30 g，薏苡仁60 g，防己、秦艽、苍术各15 g，黄柏、车前子各12 g，忍冬藤、海桐皮各18 g。肾虚者酌加续断、杜仲、山茱萸、枸杞子；血瘀甚者加赤芍、丹参、泽兰；合并高血压加泽泻、茯苓；高脂血症加山楂、茵陈、三七、虎杖；冠心病加丹参、葛根、蒲黄、郁金；糖尿病加山药、玄参、黄芪、地骨皮。

（2）方法：每日1剂，水煎取汁，分次服用。

⑳ 痛风定痛汤

（1）处方：金钱草、生石膏各30 g，生地、赤芍各15 g，泽泻、车前子、防己、知母、黄柏、地龙各10 g，生甘草5 g。急性期后减石膏、知母，加苍术、薏苡仁、白术；病程长者加海藻。

（2）方法：每日1剂，水煎取汁，分次温服。

㉑ 新加四妙汤

（1）处方：黄柏15 g，苍术18 g，薏苡仁、土茯苓、络石藤各30 g，赤芍、制乳香、制没药各10 g，防风、秦艽、泽泻、黄芩各12 g，金银花、天花粉各20 g，田三七、甘草各6 g。

（2）方法：每日1剂，水煎取汁，分次温服。

㉒ 麻翘小豆汤

（1）处方：炙麻黄6 g，连翘、牛膝各15 g，赤小豆、生地各30 g，地龙10 g，白茅根20 g，甘草5 g。

（2）方法：每日1剂，水煎取汁，分次服用。

㉓ 当归拈痛汤

（1）处方：当归、黄芩、苦参各12 g，羌活、防风、苍术、葛根各10 g，防己、黄柏各15 g，茵陈20 g，泽泻18 g，甘草5 g。痛甚者，加田三七、乳香、没药；大便干结者，加大黄；反复发作者，加黄芪、白芍。

（2）方法：急性期每2天3剂，每剂2煎，分早、中、晚3次服用。缓解后每日1剂，早、晚煎服。

㉔ 石膏土苓汤

（1）处方：生石膏、土茯苓、生薏苡仁各30 g，生地、麦冬、丹皮、威灵仙、秦艽、黄柏各12 g，苍术、牛膝、玄参各9 g。红肿明显加大丁癀、山栀子、车前子等；疼痛剧烈加乳香、没药、玄胡等；腹胀便秘加大黄、厚朴等。

（2）方法：每日1剂，水煎取汁，分次温服。

㉕ 萆薢化毒汤

（1）处方：萆薢30 g，薏苡仁20 g，秦艽、当归尾、丹皮、牛膝、防己、木瓜各10 g。急性期加地龙15 g，忍冬藤30 g，泽兰、泽泻各10 g；缓解期加淫羊藿、菟丝子各10 g，茯苓、猪苓各12 g；关节僵硬畸形者，加炮山甲15 g；以上肢疼痛为主者，去牛膝，加桑枝20 g。

（2）方法：每日1剂，水煎取汁，分次温服。

㉖ 三妙宣痹汤

（1）处方：防己、赤小豆各15 g，黄柏、苍术、怀牛膝、地龙各10 g，连翘8 g，薏苡仁20 g，甘草6 g。关节痛甚者加海桐皮20 g；热甚者加蒲公英15 g；肿甚者加金银花10 g。

（2）方法：每日1剂，水煎取汁，分次温服。

㉗ 泄浊化瘀汤

（1）处方：土茯苓、山慈菇、泽泻、生薏苡仁、车前子（包煎）各30 g，地龙、秦艽、泽兰各15 g，威灵仙、全当归、桃仁、红花各10 g，萆薢12 g。湿浊重者加苍术、蚕沙；血瘀甚者加赤芍、䗪虫、丹参；湿浊蕴热者加汉防己、寒水石、生地、知母、虎杖、忍冬藤、水牛角；兼夹寒痰凝结见关节漫肿、结节质软，则加僵蚕、白芥子、陈胆星、炙川乌、炙草乌、炙附子、川桂枝、细辛、淫羊藿、大熟地；痰瘀交阻，深入骨散，可加蜣螂、僵蚕、蜂房等。

（2）方法：每日1剂，水煎取汁，分次温服。

㉘ 白虎五味汤

（1）处方：生石膏、蒲公英、紫花地丁各30 g，淮山药20 g，金银花、紫背天葵、知母、菊花、苍术、丹参各15 g，丹皮12 g。

（2）方法：每日1剂，水煎取汁500 mL，分3次温服。

㉙ 桂芍知母汤

（1）处方：炙桂枝、知母、生麻黄、熟附子、汉防己各10 g，赤芍、细辛；湿盛肿甚者汉防己增量，加泽泻；热盛者桂枝、麻黄、附子减量，知母增量，加黄柏、秦艽；瘀盛者加丹皮、桃仁；尿结石者加金钱草、鸭跖草；发于下肢加川牛膝；发于上肢加羌活。

（2）方法：每日1剂，水煎取汁，分次温服，1周为1疗程。

㉚ 运脾渗湿汤

（1）处方：萆薢、白术各20 g，土茯苓50 g，猪苓、滑石各15 g，川牛膝、瞿麦、萹蓄、车前子、制大黄各10 g，桂枝5 g，生薏苡仁30 g。急性期，关节红肿热痛者加生石膏、制苍术10 g，生知母、黄柏各15 g；慢性期，关节畸形僵硬，有痛风石者加桃仁15 g，红花、穿山甲、当归各10 g，蜣螂6 g，去车前子、白术；体虚者加党参、黄芪各20 g；伴尿路结石者加石韦、金钱草各20 g。

（2）方法：每日1剂，水煎取汁，分次温服，20天为1疗程。

㉛ 消痛护胃汤

（1）处方：当归、赤芍、丹皮、防风、松节、苍术、枳壳各10 g，川牛膝、萆薢、泽泻、党参各15 g，忍冬藤30 g，桂枝、甘草各5 g。为红肿热甚者，加黄柏、知母；痛剧者加三七、全虫（研末装胶囊吞服）；急性期过后，关节畸形，痛风结节形成者，加炮山甲、浙贝母；间歇期或伴尿路结石者，加薏苡仁、金钱草、鸡内金；伴高血压、冠心病者，加双钩、丹参、郁金；慢性期者川牛膝改怀牛膝，加熟地。

（2）方法：上方药冷水浸泡30~60分钟后，文火煎煮，每日1剂，每剂煎2次，分2次温服，每次取药汁不得少于200 mL。

（三）中药外治

❶ 慈军散

（1）处方：山慈菇、生大黄、水蛭各200 g，玄明粉300 g，甘遂100 g。

（2）方法：上方诸药共研细末，过100目筛网，消毒，混匀，装瓶备用。用时每次3~5 g，以薄荷油调匀外敷患部关节，隔日1次。10天为1疗程，一般治疗1~2个疗程。

❷ 金黄散

（1）处方：大黄、黄柏各20 g，姜黄、白芷、南星各18 g，陈皮、苍术、厚朴、天花粉各15 g，冰片8 g。

（2）方法：以上方药共研细末，水调外敷患处。每日1次，3次为1个疗程。

❸ 四黄散

（1）处方：大黄、栀子各5份，黄柏4份，黄芩3份。

（2）方法：以上方药共研细粉备用。治疗时用冷开水将其调成糊状外敷患处，每日换药1次，连用1周。

❹ 三色散

（1）处方：蔓荆子（炒黑）、紫荆皮（炒黑）各15 g，丹参、赤芍、川牛膝、木瓜、威灵仙、当归各30 g，天花粉、独活、羌活、川芎、秦艽、连翘各12 g。

（2）方法：以上方药共研细末，用蜂蜜或凡士林调匀后敷于患部，每日换药1次，3次为1个疗程。

❺ 消瘀散

（1）处方：蒲公英500 g，没药、土鳖虫各200 g，苏木100 g，泽兰、刘寄奴、当归各250 g，乳香、大黄各220 g，蒲黄、三七、五灵脂各650 g，老鹳草、丹参各300 g。

（2）方法：以上诸药，烘干研粉，过80目筛，装瓶备用。治疗时以冷开水调成糊状外敷患处，每日换药1次，7次为1疗程。

❻ 芙蓉散

（1）处方：鲜芙蓉花叶50 g，黄柏、苦参、山豆根、地骨皮各10 g，冰片6 g，草薢、赤芍、络石藤、薏苡仁各15 g。

（2）方法：上方诸药共为细末备用。用时取适量加适量水调匀，外敷患处。12小时后去敷药，常规消毒后，皮肤针叩刺患处，用火罐拔出少许血液，无菌纱布包扎。隔日1次，7次为1疗程。治疗期间停用其他药物，清淡饮食，忌食辛辣、炙煿之品，多饮开水。

❼ 司爷膏

（1）处方：血见飞、白三七、千金藤各15 g，腹水草、豨莶草、忍冬藤、寻骨风、苍耳子、松针、懒泥巴叶各10 g。

（2）方法：以上方药共放入铁锅内煎1~2小时，去渣，将药汁进一步火煎，浓缩至滴药成珠之时入罐待用；冬天不用加防腐剂，春夏潮湿季节可按比例加入少量防腐剂，不影响疗效。治疗时将药膏视其部位大小直接涂于患处，外加一般白纸覆盖即可。活动大的部位可加用纱布固定。冬天可在涂药处加放热水袋，使局部血管扩张，有利于药物的吸收。

❽ 水晶膏

（1）处方：生大黄粉、生黄柏粉、芒硝、乳香、没药、薄荷、冰片各适量。

（2）方法：取生大黄粉、生黄柏粉各等份，芒硝研细占大黄、黄柏粉之2/3，乳香、没药粉适量，薄荷、冰片、凡士林调匀外敷患处。

❾ 野葛膏

（1）处方：野葛、蛇衔、桔梗、茵芋、防风、川芎、川椒、羌活、川大黄、细辛、当归各60 g，乌头、升麻、附子各30 g，巴豆30枚。

（2）方法：上方共研细末，过100目筛网。另取生姜汁、大蒜汁、食醋各500 mL，混匀后浓煎600~700 mL，离火加上药末，调成糊状。用药时置膏药于夹棉消毒纱布上，厚约0.5 cm，敷于患处，胶布固定。每日换药1次，30天为1疗程。

⑩ 痛风膏

（1）处方：芒硝60 g，青黛20 g，雄黄6 g。

（2）方法：以上方药共研细末，蛋清调敷患处，2小时换药1次。尤适用于急性痛风性关节炎关节肿痛剧烈者。

⑪ 虎杖膏

（1）处方：虎杖、樟脑、医用凡士林按100∶16∶280配方。

（2）方法：先将虎杖打粉过80目筛网，樟脑用适量50%酒精溶化后倒入虎杖粉中。凡士林加热溶化成液状，把虎杖粉倒入，同时不断搅拌均匀，加盖放置冷却成膏状即成。同时依据患关节的大小形态，裁剪合适的敷料，将药膏涂在敷料上约2~3mm厚，敷在患处，纱布绷带包扎，隔日换药1次，直到痊愈。同时可内服降低血尿酸类药物，并节制饮食。

⑫ 镇江膏

（1）处方：镇江膏药1张，四虎散（《医宗金鉴》草乌、狼毒、半夏、南星各等份），加玄明粉、樟脑各5 g，白胡椒3 g。

（2）方法：将诸药研细末，过120目筛。将膏药文火上烤化，以少许药粉均匀撒布在膏药上面，待稍凉后敷贴于患处。12小时后将膏药撕下烤化，再加上少许药粉（依据肿、胀、疼、红的范围来确定膏药与药粉之面积大小，使之能完全覆盖患处）敷贴。

⑬ 青敷膏

（1）处方：青黛、生大黄、生半夏、生南星、生川乌、生草乌各30 g，川月石210 g，风化硝、大贝母各60 g，天花粉90 g。

（2）方法：将上方药物研细末和匀，然后用药末与凡士林以1∶4的比例调匀成膏，存罐备用。治疗时清洁皮肤后，视患部大小，用青敷膏摊涂于纱布或棉垫上，厚度约0.5 cm，敷于患处并固定，每日换药1次。

⑭ 熏蒸方

（1）处方：湿热为主者（关节猝然红肿热痛，口渴，溲黄，舌红，苔黄，脉滑数或沉涩）取苍术、薏苡仁各30 g，川乌、威灵仙各15 g，红花、艾叶、木瓜、牛膝、茯苓各20 g；痰浊为主者（关节肿胀，酸麻疼痛，舌胖，苔腻，脉缓或滑）取苍术、生半夏、制南星、艾叶各20 g，红花15 g，王不留行40 g，大黄、海桐皮各30 g，葱须3根。

（2）方法：取上药使用熏蒸机熏蒸患部，每日2次，疗程为1周。

⑮ 乌附洗剂

（1）处方：生川乌、生草乌、生南星、生半夏、艾叶各30 g，生附子15 g。关节红肿热痛甚者，可加乳香、没药各15 g。

（2）方法：每日1剂，水煎外洗患关节，关节红肿热痛甚者，亦可外敷双柏散。

16 解络洗剂

（1）处方：苦参30 g，当归、乳香、没药、地丁、黄芩各15 g，海桐皮、乌梅、土茯苓各20 g，栀子15~20 g，青矾、白矾各6 g。

（2）方法：每日1剂，水煎冷敷或浸泡患处，每次30分钟，每日3次。

17 温通洗剂

（1）处方：生川乌、生草乌、生半夏各20 g，徐长卿、桑枝、桂枝、艾叶各30 g，生甘草50 g。

（2）方法：上方药加水至2 000~3 000 mL煎汤，先熏后洗患处，每日2~3次。

18 蠲痹洗剂

（1）处方：泽兰叶、片姜黄各20 g，当归、防风、五倍子、黄柏、苦参、土茯苓、白鲜皮、急性子、透骨草、蒲公英、侧柏叶各15 g。

（2）方法：以上方药水煎40分钟，滤出药液800 mL，于35 ℃左右时浴洗疼痛关节，每次1小时，每日3次。

19 中药酊剂

（1）处方：山慈菇250 g，细辛200 g，川芎300 g，泽兰500 g，冰片100 g。

（2）方法：以上5味中药经75%酒精浸泡3个月，滤汁备用。先用浸泡中药酊剂的棉片外敷曲池（双）、太溪（双）、血海（双）、阿是穴。然后再采用多功能微波治疗仪，输出功率0~200 W，可调，输出频率2450±50 MHz，波长12.5 cm，将直径8 cm圆形辐射器置于外敷中药处，辐射距离5 cm，治疗输出功率20 W。每日1次，每次20分钟，5次为1疗程，疗程间休息5天。

20 栀黄芒硝散

（1）处方：生栀子100 g，生黄柏60 g，生大黄、生黄芩、秦艽、独活各50 g，威灵仙、汉防己各30 g。

（2）方法：以上方药共研细末备用。治疗时以水调匀外敷患处，每日换药1次，7次为1疗程。

21 黄柏二活散

（1）处方：黄柏90 g，元胡、血通各30 g，白芷20 g，血竭9 g，木香24 g，独活、羌活各16 g，生大黄、公英各60 g，丹皮40 g。

（2）方法：以上诸药共粉碎研细，过80目筛网备用。用时取适量，加水、蜂蜜各等份，煎煮约4分钟，呈稀粥状，摊纱布上外敷，每日1次。

22 痛灵湿敷贴

（1）处方：独活、苍术、黄柏、丹皮、泽泻各15 g，白芷、郁金、当归、大黄、牛膝各10 g，板蓝根30 g。

（2）方法：上方药按常规制浸膏，用3层无纺布浸渍成湿敷贴，每贴约含生药10 g。外贴患处，绷带包扎，忌用塑料薄膜包裹。每日1次，1周为1疗程。

23 复方蚂蚁膏

（1）处方：蚂蚁、秦皮各100 g，萆薢、虎杖各50 g，六轴子、川芎、赤芍各30 g，桂枝20 g，甘草10 g。

（2）方法：以上方药共研细末，加醋调成糊状，外敷红肿痛处，每日1次。

24 痛风止痛膏

（1）处方：川乌、黄柏、青黛、川芎各100 g，白芷50 g，冰片30 g。

（2）方法：将上方诸药分别研成细末，过100目筛网，备用。先将基质（凡士林500 g，羊毛脂25 g）溶解，再分别加入药末，制成膏剂，罐装备用。治疗时将痛风止痛膏外敷于患处，敷药厚度0.3~0.5 cm，每天更换1次。

25 加味四妙膏

（1）处方：苍术、黄柏、川牛膝、独活、生大黄、当归各15 g，生薏苡仁、丹皮、泽泻、郁金、白芥子各10 g，板蓝根30 g，忍冬藤20 g。

（2）方法：以上方药共研细末，以蜜水各半调拌备用。每次取药适量，摊于绵纸或纱布上，绷带包扎，隔日换药1次，3~5次为1疗程。

（四）针灸治疗

1 毫针法

（1）取穴：急性期取隐白、大敦、太冲、三阴交、太溪、照海、阿是穴；恢复期取太冲、三阴交、太白、太溪、照海、足三里、肝俞、肾俞。

（2）操作：诸穴局部皮肤常规消毒，用28号毫针针刺，得气后，急性期患者施泻法，恢复期患者施平补平泻法。留针15~20分钟，每日1次。

2 温针法

（1）取穴：患者取坐位，在第1跖趾关节处取太冲（或行间）、大都、太白、公孙；在第2跖趾关节处取内庭（或陷谷），以及触痛最敏感点的阿是穴。

（2）操作：常规消毒后，用28号1.5寸不锈钢针灸针针刺上穴。阿是穴以扬刺法针刺。针刺得气后留针，然后在针柄上插入已点燃的长1.5 cm的艾卷，燃烧面朝下，一般灸2~3次后出针。出针时摇大针孔，在针孔处流出黯红色血液。每天治疗1次。同时注意在温针灸时，不要烫伤皮肉；若出针后出血量超过3 mL以上者要止血；针刺部位应严格消毒，以防感染。

3 电针法

（1）取穴：合谷、三阴交、太冲、足三里。配穴随各个关节病变不同而有所改变，踝关节疼痛加照海、丘墟，手及腕关节疼痛加阳池、阳溪、外关，膝关节疼痛加膝眼、鹤顶、血海。

（2）操作：穴位局部常规消毒后，以毫针针刺，主穴以平补平泻法，配穴以泻法，得气后接g6805电针治疗仪，选连续波，频率为200~300次/分钟，强度以患者能耐受为好，留针20~30分钟。每天1次，5次为1疗程。

④ **齐刺法**

（1）取穴：以病变部位为主，第1跖趾关节肿痛以疼痛中心取1穴周转穴，配合太冲、三阴交；膝关节肿痛以疼痛中心取1穴周转穴，配穴足三里、阳陵泉、阴陵泉；上肢关节肿痛以疼痛中心取1穴，周围2穴，配穴曲池、外关。

（2）操作：主穴采用齐刺法，直针刺入，旁二针刺入，得气后留针，每次留针30分钟。隔日1次，10次为1疗程。

⑤ **浮针法**

（1）定位：患者仰卧位，在其病变痛点处作一记号。

（2）操作：常规消毒，采用中号浮针在痛点旁开6~10 cm处与皮肤成15°~25°快速刺入皮下（针尖向痛点），然后运针，单用右手沿皮下向前缓慢推进，可作扫散动作（即以进针点为心，针尖画弧线运动），操作应柔和，不致引起强烈刺激。当痛点疼痛消失或减轻后抽出针芯，用胶布固定皮下的软套管，留至24小时后拔出。隔日1次，5次为1个疗程，疗程间休息2天。

⑥ **耳针法**

（1）取穴：阿是穴。

（2）操作：在耳廓上找到明显的压痛点，严格消毒耳廓，快速捻入进针，得气后，施泻法。每次5~10分钟，每日1~2次。

⑦ **刺络法**

（1）取穴：照海、太冲、丘墟、地五会、足临泣、解溪、委中、阿是穴及足背部瘀阻比较明显的络脉。

（2）操作：皮肤常规消毒，在红肿周围上下寻找上述穴位暴露于皮肤浅表之脉络。每次选2~3穴，用三棱针快速点刺1~2 mm深度，出血5~20 mL，若出血量小于3 mL，针后加拔罐，并留罐15分钟。治疗后的针孔消毒，敷以消毒纱布固定。3天刺络1次，5次为1疗程。如不愈者，休息1周后进行下一疗程。若出血量多，大于30 mL，可用酒精棉球按压止血。

⑧ **梅花针法**

（1）取穴：患者取卧位，选阿是穴（疼痛局部）、五腧穴。

（2）操作：局部以2%碘酊常规消毒，再用75%酒精脱碘。医者右手持消毒好的梅花针，以腕力进行叩刺，直接经过患处的经脉及其表里经脉的五腧穴重点叩刺，至点状出血。同时左手揉按叩刺部位旁侧皮肤，以减轻局部肌肉的痉挛疼痛和促进瘀血的排除。隔日1次，急性期关节红肿热痛主症基本消失后、慢性期和间歇期，1周2次。

⑨ 针刀阻滞法

（1）定位：选择红肿压痛明显处（避开重要神经、血管）作为进针刀点，用龙胆紫标记。

（2）操作：按骨科无菌手术要求消毒铺巾，用0.5%利多卡因作痛点阻滞，每点注射1~2 mL。5分钟后行针刀松解术。用朱氏型4号针刀，针刀体与治疗部位体表垂直，刀口线与神经血管及肌腱走行方向平行。纵行刺切3刀，深达骨面，再纵行剥离1次，横行剥离1次即可。在关节囊处调转刀口90°，横行切开关节囊2~3刀，不进入关节腔。出针后让血液及关节积液自行流出，再对患部作向心性推揉手法，纵向牵拉和推压关节3次，压迫针眼3分钟后，贴创可贴。术后卧床休息12~24小时，垫高患肢45°。5天1次，2次为1个疗程。

⑩ 火针放血法

（1）取穴：行间、太冲、内庭、陷谷。湿热蕴结者加丘墟、大都、太白；瘀热阻滞者加血海、膈俞；痰浊阻滞者加丰隆、脾俞；肝肾阴虚者加太溪、三阴交。均取患侧穴位。

（2）操作：足部腧穴用粗火针，踝关节以上腧穴用细火针。患者取直立位或坐位，双足垂地，在足下垫几层草纸。穴位常规消毒后，将火针在酒精灯上烧至由通红转白亮时对准穴位速刺疾出，深度为0.3~1寸。每穴1~3针，足部腧穴以出血为度。每次治疗总出血量控制在100 mL以内，每周治疗1次。术后嘱患者在48小时内保持针孔清洁干燥。

⑪ 火针围刺法

（1）定位：患者取舒适体位，让病变部位充分暴露。

（2）操作：局部常规消毒，根据病变部位、性别、年龄、体质强弱的不同选用粗细不同的火针，将火针置于酒精灯上烧红至白亮时快速准确地在病变部位进行围刺，然后在病变部位散刺数针，针刺深度视病变部位不同而深浅不一，一般0.3~1寸。隔日1次，10次为1个疗程。针后嘱患者在48小时内保持病变局部清洁干燥，以免局部感染。

⑫ 穴位埋线法

（1）取穴：以局部邻近穴为主。风寒湿痹加风门、曲池、阳陵泉、风市、足三里、阴陵泉；热痹加大椎、合谷、内庭；血瘀痰阻加血海、膈俞、丰隆；久病气血两虚加肝俞、脾俞、肾俞、三阴交、关元、悬钟。在痛风发作部位附近选穴，如跖趾关节选公孙、八风；掌指关节选阳池、八邪；内踝选太溪、照海；外踝选昆仑、丘墟；膝关节选阳陵泉、膝阳关；腕关节选外关、养老；肘关节选肘髎、曲池等。

（2）操作：用注线法。局部常规消毒后用装有1号羊肠线1 cm的9号穿刺针刺于穴内，注入羊肠线，配穴则根据穴位位置，用穿刺针埋入1~2号羊肠线。红肿疼痛局部则用隔姜灸法，每天灸治10分钟。15天埋线1次，5次为1疗程。

⑬ 腹针治疗法

（1）取穴：主穴取引气归元（即中脘、下脘、气海、关元、中极）。急性期加腹四关、水分、上风湿点（双侧），肿胀可加局部刺络放血；慢性期加气旁（双穴）、气穴（双穴）。

足部及踝关节疼痛者，加下风湿下点；膝关节疼痛者，加下风湿点；手指和肘等部分疼痛患者，取上风湿外点。

（2）操作：根据体型胖瘦采用30号1~1.5寸一次性不锈钢毫针针刺，进针后不行针，每日1次，留针30分钟。

⑭ 穴位注射法

（1）药物：抽取当归注射液4 mL，地塞米松5 mg充分混合。

（2）取穴：阳陵泉、太冲配阿是穴。

（3）操作：穴位局部消毒后，用7号针头快速刺入皮下，然后缓慢进针。得气后，回抽无血，即可将药物注入，每穴注射1~2 mL。

⑮ 姜炷灸治法

（1）取穴：以局部取穴为原则，跖趾关节病变取大都、太白、太冲、行间、内庭、足临泣；踝关节病变取太溪、商丘、丘墟、照海、申脉。

（2）操作：将纯净艾绒用手搓捏成1.5~2 cm大小圆锥形艾炷；新鲜生姜切成厚度0.2 cm薄片，面积为2 cm×4 cm左右，中间以针刺数孔。将艾炷置于姜片上，穴区常规消毒后，将姜炷置于穴上，点燃艾炷，急吹其火，待患者灼烫难以忍受时（以不起泡为原则），用镊子持姜炷在病变关节部位缓慢移动，待艾炷熄灭后，易换姜炷，每穴3壮。每日1次，7次为1疗程。

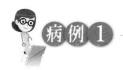

病例 1

肩关节周围炎

一、病例介绍

屠某某，女，55岁。左肩疼痛3月伴活动受限，昼轻夜重，活动不利。

二、检查

患者神清，精神尚可，对答切题。左肩疼痛伴活动受限，昼轻夜重，左肩关节周围广泛压痛，活动受限，被动活动时疼痛明显加重。颈椎无异常。纳可，便干，苔白质暗红，脉细弱。

三、诊断

肩关节周围炎。

四、治疗

活血化瘀，通络止痛。

内外治法：牛蒡子9g，制南星9g，制川乌9g，泽泻30g，片姜黄9g，威灵仙30g，香白芷18g，青桑枝15g，五灵脂12g，大川芎15g，全当归9g，秦艽15g，软柴胡9g，生黄芪15g，生甘草5g，制香附12g。共14帖，水煎服。

2周后复诊，左肩疼痛缓解，加强功能锻炼，现症状明显改善。

内服：黄芪15g，汉防己18g，制南星9g，川桂枝9g，柴胡9g，制川乌9g，五灵脂9g，金雀根15g，车前子30g，炒白术9g，牛蒡子9g，葛根30g，片姜黄9g，威灵仙30g，秦艽18g，莪术30g，生甘草6g，白芍30g，白芥子9g。共14帖，水煎服。

4周后复诊，低头劳作后颈部不适，左肩上举150°，左肩峰处酸痛，苔薄质淡红，脉细。

在原方基础上减去白芥子、莪术，加入青风藤15g，北细辛9g，制没药9g，合欢皮30g。共14帖，水煎服。

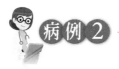

痛风性关节炎

一、病例介绍

王某，男，46岁。患者素体肥胖，患痛风性关节炎2年。昨日因大量饮用啤酒及猪肾、海鲜，当夜左足第一跖趾关节灼痛，自服止痛片，疼痛未缓解。

二、检查

跛行，左足第一跖趾关节皮肤暗红、肿胀，皮温略高，舌苔黄腻，脉弦滑。

实验室检查：血尿酸509μmol/L，白细胞计数8.9×10^9/L。

三、诊断

痛风性关节炎急性发作。

四、治疗

治以清热去毒，化瘀通络。

方药三妙散加减：苍术10g，黄柏10g，土茯苓45g，草薢20g，赤芍15g，金银花20g，蒲公英30g，川牛膝10g，生地黄20g，知母15g。

治疗10天后，局部关节红肿热痛消失，标证已解，缓以图本，在上方基础上加地龙10g，炙僵蚕10g，骨碎补10g，红花12g，去金银花、蒲公英。2个月后复查血尿酸为383μmol/L，并嘱饮食清淡，戒酒。随访2年未复发。

参考文献

[1]邱贵兴.骨科学高级教程[M].北京：中华医学电子音像出版社，2016.

[2]田伟.实用骨科学[M].2版.北京：人民卫生出版社，2016.

[3]侯树勋.骨科学[M].北京：人民卫生出版社，2015.

[4]裴国献.显微骨科学[M].北京：人民卫生出版社，2016.

[5]桂成艳.临床骨科诊治基础与技巧[M].长春：吉林科学技术出版社，2019.

[6]朱定川.实用临床骨科疾病诊疗学[M].沈阳：沈阳出版社，2020.

[7]管廷进.创伤骨科诊疗学[M].天津：天津科学技术出版社，2018.

[8]张华.骨科常见疾病诊断与治疗[M].长春：吉林科学技术出版社，2019.

[9]邱贵兴，戴克戎.脊髓、脊柱和骨盆创伤[M].武汉：湖北科学技术出版社，2016.

[10]任记彬.现代骨科手术学[M].北京：科学技术文献出版社，2017.

[11]屈强.骨伤病症[M].北京：中国医药科技出版社，2016.

[12]马文辉.骨科疾病临床诊疗[M].长春：吉林科学技术出版社，2019.

[13]邱冰.骨与关节运动损伤及康复[M].北京：科学技术文献出版社，2018.

[14]赵高义.新编骨科学[M].长春：吉林科学技术出版社，2019.

[15]樊政炎.临床外科与骨科诊疗[M].长春：吉林科学技术出版社，2019.

[16]海滨.临床骨科手术学[M].长春：吉林科学技术出版社，2019.

[17]陈国华，舍炜.关节炎基础与临床[M].成都：四川大学出版社，2019.

[18]魏清柱.骨与关节临床病理学[M].北京：科学出版社，2019.

[19]宋敬锋.骨科疾病诊断与处理[M].哈尔滨：黑龙江科学技术出版社，2018.

[20]周军杰，陈昆，马平.创伤骨科基础与临床治疗[M].西安：西安交通大学出版社，2015.

[21]张宝峰，孙晓娜，胡敬暖.骨科常见疾病治疗与康复手册[M].北京：中国纺织出版社，2021.

[22]朱国兴，顾羊林，梁海东.实用骨科诊疗及临床应用[M].西安：西安交通大学出版社，2015.